KB270830

당신이 섹스를 오래   즐겼으면 좋겠습니다

당신이 섹스를 오래   즐겼으면 좋겠습니다

당신이 섹스를 오래 즐겼으면 좋겠습니다

섹스IQ를 높이고 자신만의 쾌락을 찾는 방법

초판 1쇄 발행 2024년 3월 11일   지은이 에밀리 모스
                                      옮긴이 박민정

                                      펴낸이 김진규
                                      경영지원 정동윤
                                      책임편집 김정희

펴낸곳 (주)시프 | 출판등록 2021년 2월 15일(제2021-000035호)
주소 경기도 고양시 덕양구 권율대로668 티오피클래식 209-2호
전화 070-7576-1412
팩스 0303-3448-3388
이메일 seepbooks@naver.com

ISBN 979-11-92421-31-5 13190
* 아보카도는 시프 출판사의 시니어 브랜드입니다.

당신이 섹스를 오래 즐겼으면 좋겠습니다

에밀리 모스 지음
박민정 옮김

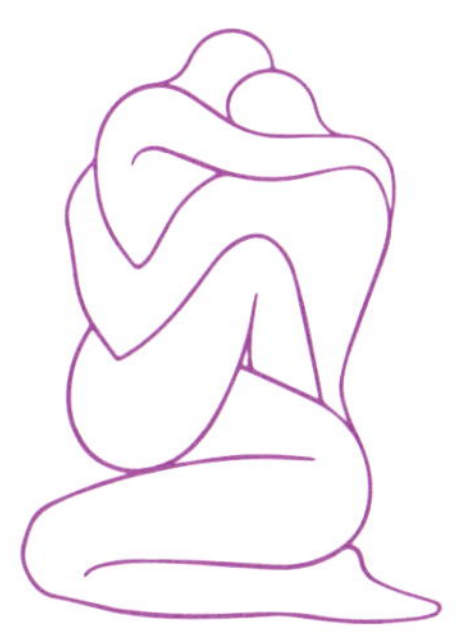

섹스 IQ를
높이고
자신만의
쾌락을 찾는
방법

아보카도

일러두기

• 저자 에밀리 모스 박사가 책과 관련하여 참고하도록 인터넷에 게시해둔 여러 영문 자료
들을 372쪽의 QR코드를 스캔하면 확인할 수 있다.

〈에밀리와 섹스를the Sex with Emily〉 커뮤니티와
충실한 애청자들의 한결같은 지지 없이는 이 책을 쓰지 못했을 것입니다.
이 책을 여러분의 성장과 사랑, 섹스 IQ에 바칩니다.

쾌락 추구도
생산적 활동이다

많은 사람이 서른다섯 살쯤 되면 이제 예전 같은 섹스를 즐기기는 힘들 거라고 생각한다. 그런데 내게 그런 통념과 정확히 반대되는 일이 일어났다.

당시 서른다섯의 에밀리는 또 한 번의 실연을 겪고 있던 참이었다. 누군가와 데이트를 시작하고 사귀고 그러다 헤어지는 일이 자꾸 되풀이되는 삶이 이제 지긋지긋하게 느껴졌다. 나에게 무슨 문제가 있는 것은 아닐까, 혹시 내가 섹스나 이성 관계에서 뭔가 잘못을 저지르고 있는 게 아닐까 하는 의심이 피어올랐다.

물론 그때도 섹스 자체는 괜찮았다. 오히려 훌륭했다. 그러나 누구를 만나든 새로운 관계에서 오는 흥분감이 사라지면 섹스가 더 이상 신나지 않았다. 당시에는 섹스의 작동 원리를 잘 몰랐기에, '허니문 시기'

가 지나면 성적 끌림이 사라지는 일이 일반적이며 심지어 정상적이라는 사실을 미처 알지 못했다. 그래서 섹스가 시들해지면 나는 관계가 효용이 다했다고 생각해 곧 그 관계를 끝냈다.

하지만 마음 깊은 곳에는 계속 이렇게 살 수는 없다는 생각이 있었다. 연애를 시작한 지 일 년이나 이 년만 지나면 뜨거운 섹스는 이제 안녕이라는 사실을 받아들이고 싶지도, 섹스가 미지근해졌다고 다른 사람을 새로 만나고 싶지도 않았다. 두 선택 모두 그다지 내키지 않았다.

그때서야 혹시나 세 번째 선택지는 없을까 진지하게 고민하기 시작했다. 현실에서도 영화처럼 멋진 섹스를 계속 즐길 수는 없을까? 오래된 관계에서도 뜨거운 섹스가 가능한 조건은 무엇일까?

한편으로는 끝내주는 섹스란 과연 어떤 것인지 알고 싶었다. 실제로 내가 그런 섹스를 해본 적이나 있는지도 의심스러웠다. 물론 나도 섹스를 할 때면 기분이 좋았지만, 친구들이 넋이 나갈 만큼 굉장한 섹스를 했다는 이야기를 늘어놓을 때면 억지 미소를 띤 채 고개만 끄덕였다. 나는 그들이 말하는 것을 정확하게 이해할 수 없었다.

그냥 좋은 정도를 넘어서는 '믿을 수 없을 정도로 좋은 섹스'란 무엇일까? 할 때마다 오르가슴을 느끼는 섹스? 멀티 오르가슴을 경험하는 섹스? 아니면 놀라울 정도로 강렬한 오르가슴을 느껴야 하나? 확실히 이런 일들은 내게 일어나지 않았다. 내 파트너들은 거의 매번 오르가슴을 느꼈지만, 나는 그러지 못했다. 그 때문에 나는 혼란스러웠고, 솔직히 말하자면 약간 화가 나기도 했다. 파트너라면 나를 만족시키는 방법을 응당 알고 있어야 한다고 생각했기에, 나의 불만족을 그들의 잘못으로 여겼다.

이제는 당시 내 생각이 틀렸다는 사실을 안다. 진짜 원인은 내가 섹스를 즐기는 방법을 몰랐던 데 있었다. 당사자인 나도 모르는데, 하물며 남들이 어떻게 알겠는가? 게다가 내가 오르가슴을 느끼지 못했다는 사실을 내 파트너가 전혀 몰랐던 것도 상황을 더 악화시켰다. 나는 오르가슴을 느끼지 못했을 때도 마치 느낀 듯이 연기했다. 등을 뒤로 젖히고 신음하고 에로 영화에서 본 동작들을 흉내냈다. 지금 와 돌이켜보니 민망하기 그지없다.

그렇다. 서른다섯 살의 에밀리는 자신의 성性에 대해 무지했고, 파트너와 섹스에 관한 대화를 나눈 적도 없었으며, 당시 경험한 적당히 괜찮은 섹스조차 관계가 오래되면 지속될 수 없다고 여겼다. 만족스러운 성생활을 위한 자격이 충분해 보인다. 농담이다.

하지만 젊은 시절의 나를 탓하고 싶지는 않다. 여태껏 내가 말한 문제는 모두 우리를 둘러싼 문화에서 비롯된 것이지 젊은 에밀리의 잘못이 아니기 때문이다. 우리 문화는 성적 쾌락보다 금욕, 희생, 끊임없는 생산성, 겸손을 우선시한다. 게다가 섹스를 부정적이고 때로는 수치심을 조장하는 관점에서 바라본다.

그 결과, 섹스를 좋아하는 내 친구들조차 대부분은 화끈한 섹스가 자기 인생의 일시적 단계에 지나지 않는다고 보는 듯했다. 그리고 이런 생각은 종종 자기충족적 예언이 되었다. 한때 섹스를 좋아하며 자유롭고 실험적인 성생활을 즐기던 사람들이 장기적인 관계에 정착하고서는 의무적인 성관계를 하는 사람으로 변모했다. 나는 사람들이 "남편의 욕구를 해소해야 해서 2주마다 한 번씩 의무적으로 해요"라든가 "항상 내가 먼저 시도하는데 상대방은 별로 관심이 없어요. 맨날 거절당하는 기분이 들어서 이제 애초에 시작조차 안 해요"라고 하는 말을 많이 들었다.

결론을 미리 말하자면, 꼭 이렇게 살 필요는 없다. 확신은 못 했지만, 그때도 내가 섹스에 대해 다 아는 것은 아니라는 느낌이 어렴풋하게나마 있었다. 친한 친구들하고도 툭 터놓고 섹스 이야기를 못 하는 상황에서, 어떻게 다 알 수 있었겠는가?

섹스에 대한 진솔한 대화와 더 많은 성 지식을 원한다면, 이제 질문을 시작할 때였다.

가장 친하고 솔직한 친구와 마주앉아 즐거웠던 성적 경험에 관해 물어보았다. 앞으로 수천 번은 하게 될, 나의 첫 번째 섹스 인터뷰였다. 나는 그녀에게 평소 궁금했던 질문을 던졌다. 오르가슴은 어떤 느낌인가? 어떤 체위가 가장 잘 느껴지는가? 끝내주는 섹스 동안 있었던 행동을 하나하나 자세하게 말해줄 수 있는가?

그 대화가 시발점이 되었다. 즉흥적으로 한 일대일 섹스 인터뷰가 발전해, 샌프란시스코의 내 아파트에서 그룹 토론을 벌이기에 이르렀다. 나는 섹스와 관계에 대해 솔직한 이야기를 나누고 싶은 사람들과 친구들을 점점 더 많이 초대했다. 지금도 그렇지만, 당시 내 목적은 섹스에 관한 대화를 자유롭게 나누는 것이었다.

토론은 재미있었고, 사람들은 허심탄회하게 이야기를 나누었다. 그리고 나는 엄청나게 많이 배웠다! 그 지식을 더 많은 사람과 나누고 싶었다. 참석자들의 허락을 받아 나는 대화를 녹음하기 시작했고, 마침내 팟캐스트 방송을 시작했다.

내가 〈에밀리와 섹스를〉이라는 팟캐스트를 시작한 2005년만 해도, 이 '팟캐스트'라는 것이 별로 알려져 있지 않았다. 희망에 가득 차 시작하기는 했지만 큰 기대를 하지는 않았다. 아무도 내 방송을 듣지 않을 줄 알았는데, 듣는 사람들이 있었다. 심지어 엄청나게 많은 사람이 들었다. 방송 초기부터 내 메일함은 특정 행위, 성적 환상, 파트너와의 문제, 충족되지 않는 욕망, 혼란스러운 마음, 욕구 부족 등에 관해 물어보는 이메일로 가득 찼다. 나는 섹스 이야기가 부끄럽지만 질문할 것은 너무나 많은 사람들과 이야기했다. 그런 사람들이 아주 많았으나 그들은 어디에서 해답을 찾아야 할지 몰랐다. 그래서 그들은 나에게로 왔다. 섹스에 관한 모든 것을 알아내려 애쓰는 동료 탐구자인 나에게로 말이다.

나는 강박적으로 섹스에 대해 최대한 많은 것을 배우고 그 지식을 애청자들과 나누었다. 내 조언이 실제로 그들의 애정 관계와 성생활을 나아지게 했다는 이메일을 받았을 때는 믿을 수 없을 만큼 기뻤다. 천직을 찾은 듯했다.

더 많은 것을 배우기 위해, 나는 인간의 성을 연구하는 박사과정을 밟기로 결정했다. 쾌락을 내 삶의 핵심가치로 두려는 중대한 결심이었다. 나는 섹스에 대해 질문하는 위치에서 대답하는 위치로 발전했다. 그리고 마침내, 끝내주는 섹스도 직접 경험하기 시작했다. 만세!

그 과정에서 내가 배운 지식과 정보로 이 책을 채웠다. 내가 가장 강조하고 싶은 점은 우리 **모두** 섹스와 쾌락에 대해 재교육을 받아야 한다는 것이다.

여기 학교에서 받은 성교육을 기억하는 사람이 혹시 있을까? 여러분이 받은 교육이 어땠는지는 모르지만, 내 경우에는 중학교 시절 어느 날 한 시간짜리 수업을 받은 것이 전부였다. 그때 나는 섹스를 위한 의사소통이나 동의에 대해 배우는 대신, 혹은 중학생에게는 물론 당치도 않은 성적 쾌락에 대해 배우는 대신, 섹스를 피해야 하는 이유를, 적어도 결혼 전에는 하면 안 되는 이유를 배웠다. 그날 나는 섹스를 하면 성병에 걸리거나 임신을 하거나, 아니면 적어도 나쁜 사람이 된다고 믿으며 교문을 나섰다. 꽤나 성욕을 자극하는 시간이었다!

그리고 당연하게도 우리 가운데 너무 많은 사람이 이런 혼란과 두려움을 성인이 되어서까지 지닌 채 섹스를 어색하고 부끄럽게 여긴다. 특히 짝이 없는 사람에게 이런 일이 흔하다. 그들은 자신들이 바랄 수 있는 최고의 섹스는 낯선 이와의 하룻밤 동침이나 주변 사람과의 가벼운 섹스, 혹은 섹스 파트너와의 섹스처럼 감정이 결여되고 한심해 보이는 일회성 섹스 밖에 없다는 생각을 하게 된다. 나도 그런 말을 믿었기에, 가벼운 섹스를 즐기는 대신 차라리 짧은 연애를 반복했다. 그러나 지금의 나는 누구든 원하는 바를 알고 최선을 다한다면, 일회용 만남일지라도 환상적이고 만족스러운 섹스를 경험할 수 있다는 사실을 안다.

그렇다. 내가 가진 섹스 문제는 내 탓이 아니었다. 게다가 그 문제의 원인은 실제로 성적인 것과 관련이 있지도 않았다. 모든 문제의 원인은 우리 문화가 쾌락을 소홀히 대하는 태도였다. 쾌락은 우리를 기분 좋게 하는 모든 것을 의미하며, 그 가운데 성적 쾌락도 있는 것이다.

쾌락은 습관이자 훈련의 결과로 우리의 감각을 자극한다. 아름다운 자연의 모습, 친구의 웃음소리, 가장 좋아하는 향초의 냄새, 따뜻한 브라우니의 진한 맛, 마사지를 받을 때 느껴지는 부드러운 손놀림 같은 것을 생각해보라. 이렇듯 감각은 우리가 살아 있음을 일깨워준다.

많은 사람이 현재 자신이 얼마나 적은 쾌락만을 누리는지 모르고 살아간다. 우리는 쾌락을 굳이 피해가며, 그것에 굶주린 채 살아가는 삶을 택한다. 자신을 속이면서 '성장의 극대화'를 위해 싫어하는 일을 하며 산다. 그날의 계획을 완수해 자신이 생산적이라고 느껴지면, 괜찮은 하루였다고 여긴다.

확실히 쾌락이 주는 이득은 돈으로 환산되지 않으며 우리 사회도 그 가치를 인정하지 않는다. 우리는 모든 일을 해내는 엄마를 '슈퍼 영웅'이라며 칭송한다. 엄마들은 가장 열심히 일하고 가장 많이 희생하는 사람이어야 하지, 대낮에 숲속을 산책하며 한가롭게 지내거나 좋아하는 간식을 즐기고 오르가슴을 만끽하는 사람이어서는 안 된다고 생각한다. 게다가 쾌락만을 위한 시간을 보내면 우리는 스스로를 이기적이라고 여기며 죄책감마저 느낀다(참고로 나는 **여전히** 이런 어려움을 겪고 있다).

그리고 현대에는 이런 수치심을 주는 문화에 또 하나의 메시지가 추가되었다. 쾌락을 누릴 자격이 있는 몸은 따로 있다는 메시지 말이다. 최근 들어 이런 흐름이 바뀌기 시작했지만, 이 책이 나오기 전 성인이 된 우리 대부분은 자라면서 쾌락을 누릴 자격이 있다고 여겨지는 사람들의 이미지를 끊임없이 주입받았다. 대개는 젊고 날씬한 이성애자 백인의 이미지였다.

뭐, 그것에는 그냥 이렇게만 대꾸하고 싶다. 다 꺼져. 이 책을 통해 쾌락을 추구하는 행동이 특별한 사람들에게만 허락된다거나 뼛속깊이 이기적인 행동이라는 생각에서 자유로워지기를 바란다. 오히려 침대에서 진짜로 이기적이기를 바란다! 여러분이 누구나 쾌락을 즐길 자격이 있다는 생각을 받아들이기를 바란다. 내가 하고 싶은 말이 벌써 끝난 듯하다.

한 마디만 더 하자면, 쾌락을 경험하는 일은 자신과 세상에 대한 의

무이다. 이제 생산적이라는 말의 의미를 재정의할 때이다. 목표를 이루기 위해 의도적으로 택하는 행동이 바로 생산적인 행동이다. 여러분의 인생 목표가 행복하고 만족스러우며 충실하고 기쁨이 가득한 삶을 사는 것이라면, 쾌락을 추구하는 행동은 그 목표를 향해 한 걸음씩 발걸음을 내딛는 생산적인 활동이다.

즐거움과 짜릿함, 기쁨이 없는 삶을 원한다면 성적 쾌락을 추구하는 삶에 작별인사를 해도 좋다. 일단 우리가 쾌락과 건강한 관계를 맺으면, 우리는 언제 자신이 만족스럽고 언제 불만스러운지 알 수 있다. 걱정이나 비판, 두려움 같은 부정적 감정 없이 쾌락에 몰입할 때 쾌락을 얻을 수 있다. 그리고 이렇게 계속 노력하는 동안 욕구와 충족에 대한 직관력이 길러진다. 이는 성적 쾌락을 얻는 데 꼭 필요한 능력이다.

쾌락은 아주 건강한 것이기에, 죄책감이 따라와서는 안 된다. 지금은 이 쾌락이라는 것이 왠지 미심쩍게 느껴져도(내가 예전에 그랬듯), 이 책을 다 읽을 무렵에는 삶에 쾌락을 되찾는 일이 우리의 타고난 권리라는 사실을 확신할 것이다.

다만 오해해서는 안 된다. 연달아 몇 시간씩 TV를 보거나 삼시 세끼를 다 아이스크림으로 먹거나 하루에도 스무 번씩 자위하는 생활처럼 지나친 향락주의에 빠진 삶을 살자는 말이 아니다. 쉬운 이해를 위해 많이 과장해 말하기는 했지만, 삶의 존재로서 느끼는 쾌락과 현실을 마비시켜서 느끼는 쾌락에는 뚜렷한 차이가 있다.

오르가슴을 느끼거나 좋아하는 악기를 연주할 때처럼 몸과 마음의 감각을 알아차리고 충족시키는 쾌락의 순간, 우리는 몰입 상태로 들어가 살아 있다는 감각을 온몸으로 느낀다. 이는 소셜미디어를 몇 시간씩 둘러보거나 술을 지나치게 마시거나 부족한 돈을 낭비하는 등 우리의 몸과 마음을 무시하는 행동과는 질적으로 다르다. 우리는 살아 있는 존재로서의 쾌락을 추구해야 한다. 무감각한 삶에서 벗어나, 이런 쾌락을 더 많이 느껴야 한다.

그래서 나는 이 책을 썼다(마침내!). 여러분은 더 많은 쾌락, 특히 성적 쾌락을 원했기에 이 책을 골랐을 것이다. 마음 한 구석에서는 자신에게 그럴 자격이 있다는 사실도 알고 있다. 그렇다면 머뭇거리는 이유는 무엇인가?

여러분은 섹스에서 뭔가 잘못 '하고' 있는 것은 아닌지 걱정하는 사람일 수도 있고, 현재 관계의 사그라진 성적인 불꽃을 절실하게 되찾고 싶은 사람일 수도 있다. 어쩌면 섹스 도중 신체적 고통이나 불편함을 겪거나, 너무 빨리 절정에 도달하거나, 또는 오르가슴을 전혀 느끼지 못하는 상황에 처해 있을지도 모르겠다. 혹은 더 나은 연인이 되고 싶은데 그 방법을 모르는 경우일 수도 있다. 또는 성적 모험과 만족을 위해, 단지 몇 가지 비법을 더 배우고 싶어 하는 사람일지도 모른다.

한 가지 확실하게 말하고 싶은 점은 섹스를 둘러싼 여러분의 궁금증, 문제, 고민을 해결하도록 내가 도와줄 거라는 사실이다. 여러분은 전적으로 만족스러운 성생활을 위한 가장 중요한 자질, 바로 성적인 호기심을 이미 지니고 있다. 끝내주는 구강성교 방법을 배우고 싶은 사람, 특이한 성행위에 도전해보고 싶은 사람, 단순히 섹스에 대한 솔직한 이야기를 나누고 싶은 사람 모두 호기심을 가지고 성을 탐구하고 배우고 싶은 사람들이다. 열린 마음과 호기심이 있다면, 꿈꿔온 섹스를 경험하기 위해 필요한 자격은 다 갖췄다고 할 수 있다.

평소에는 사람들의 전화나 이메일 질문에 답하는 데 단 몇 분밖에 쓸 수 없다. 하지만 질문자들과 마주 앉아 하루 종일 이야기를 나누고 싶을 때가 있다. 사람에 따라 다른 문제의 미묘한 차이를 알아내고, 좀 더 깊이 있는 관점에서 그 문제를 다루고 싶었다. 그러다 이 책이 마침내 내게 그런 기회를 주었다.

이 책에서 우리는 제약 없이 섹스에 대한 모든 것을 배우며 함께 시간을 보낼 것이다. 나는 여러분에게 종일토록 성적 기교에 대한 좋은 팁을 줄 수 있다. 또 여러분은 자신의 성생활을 개선하고 새로운 기교를 개발하는 방법을 아주 많이 찾아낼 수 있을 것이다. 무엇보다 신나는 일은 내가 쾌락의 심리적 구조와 쾌락을 가로막는 장애물, 그리고 더 효과적으로 파트너와 섹스에 관한 대화를 나누는 방법에 대해 깊은 이야기를 펼칠 기회를 얻은 것이다.

이 책 전체에 녹아 있는 쾌락을 향한 나의 철학이 여러분에게 영향을 끼치기를 바란다. 쾌락이 어깨 위에서 우리를 타락시키려 속삭이는 악마가 아니라면? 쾌락을 추구한다고 해서 우리가 죄를 범하거나, 이기적이고 게으르며 탐욕스러운 인간이 되거나, 도덕적으로 실패한 인생을 살게 되는 것이 아니라면?

쾌락이 사실은 천사였다면?

그렇다면 우리는 이 천사를 어떻게 대해야 할까? 대답을 듣기 전에 먼저 안전벨트를 매고 윤활제를 챙기고 가능한 넓게 마음을 열어라. 이제 여러분은 나와 함께 쾌락을 위한 여행을 떠날 것이며, 그 여행 동안 다음의 내용을 만나게 될 것이다.

처음 나오는 중요한 1장의 내용은 성적 존재로서의 자신을 이해하고 똑똑한 섹스를 즐기기 위해 필요한 새롭고 급진적인 패러다임인 '섹스 IQ'에 대한 것이다. 섹스 IQ를 이루는 다섯 가지 영역은 '몸 알아차림' '건강' '협력' '자기 이해' '자기 수용'이다. 여러분의 섹스 IQ가 높아질수록 더 많은 쾌락을 얻고, 남에게도 베풀 수 있을 것이다.

2장에서는 섹스를 온전히 즐기는 것을 방해하는 쾌락 도둑에 대한 설명과 여러분 안에 존재하는 최악의 쾌락 도둑을 찾아내는 방법이 나올 것이다. 더 나은 섹스를 더 많이 경험하기 위해 우리는 먼저 우리의 쾌락을 훔쳐가는 도둑의 정체를 찾아내 영원히 없애버려야 한다.

초심자든 숙련된 전문가든 상관없이 여러분은 혼자만의 섹스, 즉 자위행위를 하는 참신한 방법을 3장에서 배우게 될 것이다. 마음챙김 자위를 통해 여러분은 쾌락으로 향하는 새로운 길을 발견할 것이다. 이 길은 파트너와 함께 걸을 수도 있고, 혼자 유유자적 걸을 수도 있다.

4장에서는 대화가 지니는 윤활 기능을 알게 될 것이다. 상담자의 문제 해결법으로 나는 자주 대화를 처방한다. 대화는 뜨거운 성생활을 위해 매우 중요한 요소이기 때문이다. 소재가 소재이니 만큼 섹스에 대한 여러분의 욕망과 요구사항, 피드백을 입 밖으로 내기가 겁이 날 수도 있다. 이해한다. 섹스 대화는 관계를 망치거나 성생활을 한 단계 발전시키거나, 둘 중 하나이다. 후자가 되도록 노력해보자.

그리고 여러분은 5장에서 오르가슴을 만날 것이다. 그렇다. 여러분이 기다려온 순간이다. 현재 오르가슴을 어떻게 느끼고 있든 아니면 한번도 경험한 적이 없든 상관없이, 나의 목표는 여러분이 오르가슴을 더 자주 더 강렬하게 느끼도록 만드는 것이다. 음부 소유자와 음경 소유자 모두에게 오르가슴이 어떻게 작용하는지 설명하고 오르가슴의 강도를 높이기 위해 흥분 상태를 길게 늘이는 방법에 대해 썼다.

6장에서는 구강성교를 깊숙이 맛보고(말장난을 하지 않기가 너무 힘들다), 성기가 쾌감을 느끼게 하는 최고의 기술을 배우게 될 것이다. 많은 사람이 구강성교에 어려움을 겪고 있는 만큼, 여러분이 할 때도 받을 때도 모두 능숙할 수 있도록 도울 것이다.

7장에서는 몇 가지 고전적인 섹스 체위에서 더 강렬한 쾌락을 얻어내는 방법을 살펴볼 것이다. 아마도 그쯤은 이미 다 안다고 여길지도 모르지만, 약속건대 무시하던 체위가 재평가되고 평소 즐기던 체위도 새롭게 느껴지는 작지만 엄청난 변화를 경험하게 될 것이다.

8장에서는 쾌락의 식당에 한 가지 메뉴를 더 추가해볼 것이다. 내게 던져진 수많은 질문의 주제이자 금기시되는 성행위인 항문성교이다. 위생, 관련된 섹스 토이들, 항문 오르가슴(진짜다), 그리고 초보자든 아니든 상관없이 이 신비스러운 행위를 즐겁게 탐구하는 방법에 대해 이야기할 것이다.

9장은 섹스를 탐구하고 즐기는 특별한 방법에 대한 내용이다. 쾌락에는 한 가지 맛만, 평범한 바닐라 맛만 존재하지 않는다. 따라서 이 장에서는 특이한 성적 행위와 BDSM(이 말이 무슨 의미인지부터 시작해서), 지배-피지배 섹스, 여러분이 염두에 둔 적 있거나 혹은 꿈에도 생각해본 적 없는 온갖 성적 유희를 어떠한 편견도 없이 탐구해볼 것이다.

마지막 10장에서는 점점 더 인기를 얻고 있는 대안적 관계에 대해 논의할 것이다. 이런 종류의 관계에 끌리지 않더라도 최종 판단을 내리기 전에 가능한 모든 선택사항을 들여다보고 충분한 정보를 살펴보는 데는 시간을 투자할 가치가 있다.

이제까지 언급한 내용을 이 책에서 앞으로 다룰 것이다. 여러분이 이 책을 끝까지 읽고 어떠한 상황에서든, 즉 혼자만의 시간이든, 20년을 함께 지낸 파트너와의 섹스이든, 일회성 정사이든 (자기 의심이 아니라) 새로이 얻게 된 자신감을 가지고 당당하게 헤쳐나갈 수 있기를 바란다. (불안이 아니라) 성적인 긴장을, (안일한 자세보다는) 발견하려는 자세를, (무심함이 아니라) 호기심을, 그리고 죄책감과 수치심과 편견을 뒤로하고 여러분이 갈 수 있는 모든 에로틱한 장소에 대한 확장된 상상력을 가지기를 바란다.

이 책에서는 여성과 남성이라는 말 대신 "음부 소유자"와 "음경 소유자"라는 용어를 사용할 것이다. 소외되었다고 느끼는 이가 없기를 바라기에, 나는 모든 매체에서 이 말을 사용한다. 내 조언의 기준은 성 정체성이나 겉모습이 아니라 성기이다. 이 책이 아무도 비난하거나 판단하지 않는 장소, 모든 사람이 환영받는 장소가 되기를 희망한다.

덧붙여, 가능한 모든 종류의 관계를 염두에 두고 예시를 들기 위해 최선을 다했다. 이는 내가 정말로 중시하는 부분이다. 하지만 내가 받는 질문의 대다수가 이성애자 커플의 질문이기에 이성애자의 경험이 책에 조금 더 반영되었을 것이다.

여러분이 어떤 사람이든, 여러분의 삶에 쾌락을 다시 되찾기를 바란다. 쾌락과 만족을 누릴 자격이 있다고 믿기를 바란다. 그래서 자신의 몸이 기분 좋아지는 방법을 탐구해 찾아내기를, 그런 일에 무수히 도전하기를 기대한다.

끝으로 이 책이 섹스와 관련된 새로운 마음챙김 수행에 도움이 되어, 여러분이 자신만의 독특한 쾌락을 더 많이 이끌어내는 방법을 발견하기를 진심으로 바란다. 연애나 결혼 여부와 관계없이 누구나 삶에 더 많은 쾌락을 초대할 수 있다. 성적 쾌락을 포함해서 말이다. 보장컨대 여러분의 성적 자각이 커질수록 자신감도 커질 것이다. 이제 여러분은 당연히 누려야 할 쾌락으로 가득한 삶의 문을 열었다. 바로 이 책 안에서 그 삶이 여러분을 기다리고 있었다!

관능이 여러분을 부르고 있다. 이제 그 부름에 답해보자.

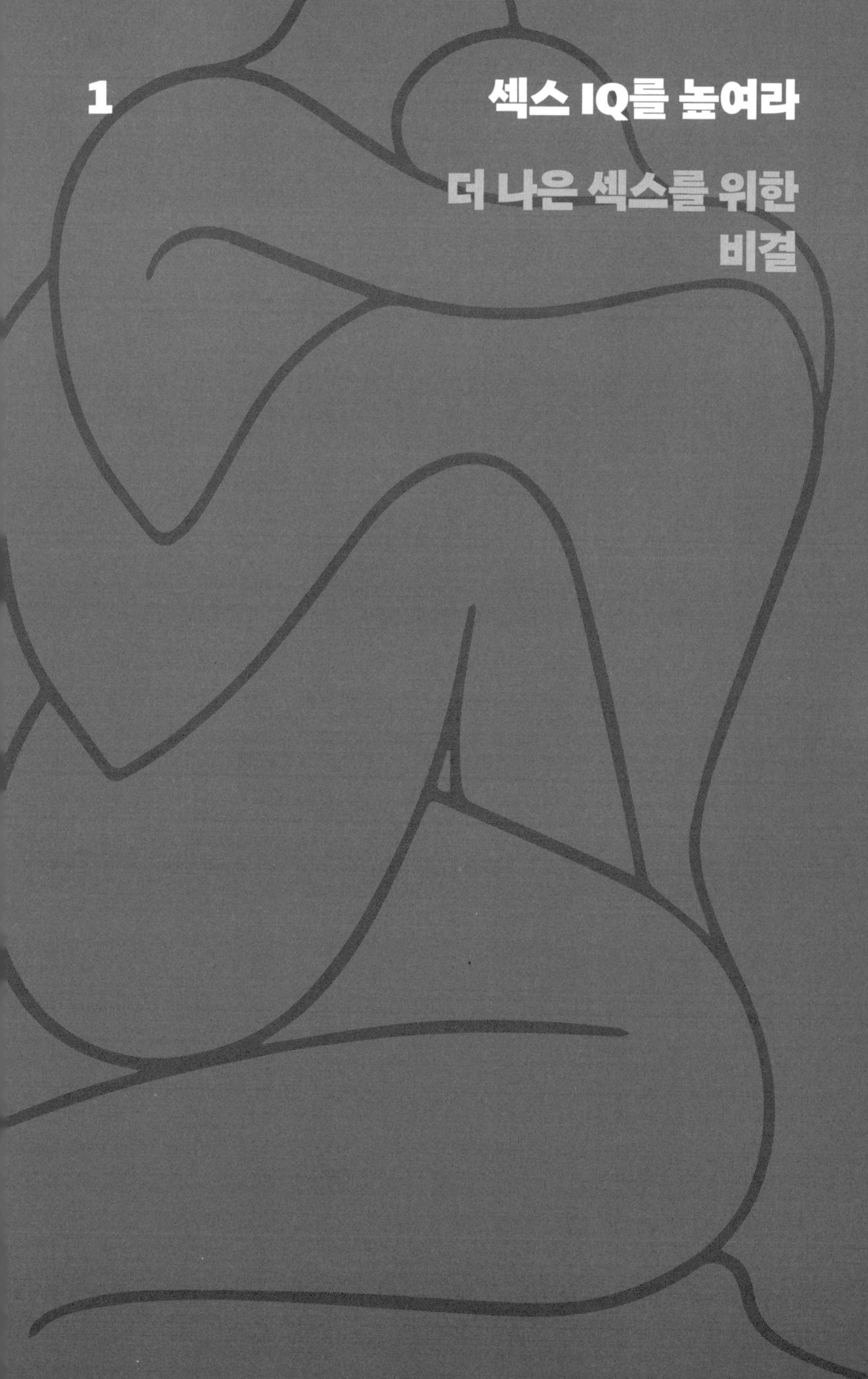

1
섹스 IQ를 높여라
더 나은 섹스를 위한
비결

섹스IQ를 발달시키면, 자신의 몸에서 현재 일어나고 있는 일과 그 이유에 항상 귀를 기울이게 되며 자신의 성생활을 이해하고 더 주체적으로 행동한다. 그 결과 보다 자신감 있는 존재가 되어, 더 많은 쾌락을 즐길 수 있다.

세상이 흔들리고 정신이 날아갈 정도로 멋진 섹스를 하는 비밀이 여러분의 몸과는 아무 상관이 없다고, 중요한 것은 여러분의 마음 자세라고 내가 말한다면 여러분은 뭐라고 하겠는가? 섹스에 더 똑똑하게 다가가며 특별한 성적 존재로서의 자신을 발견하기 위해 새로운 형태의 지능을 개발해야 한다고 말한다면 또 뭐라고 대답하겠는가? 놀랍게도 이 말은 모두 사실이다. 그래서 나는 더 깊고 전반적인 관점에서 우리를 성적으로 이해하기 위한 새로운 패러다임, 즉 '섹스 IQ'를 개발했다.

감정 지능(Emotional Intelligence, EQ)이라는 개념을 통해 우리가 공감이나 정서 조절과 같은 자질 또한 일종의 지능이라는 사실을 깨달은 것과 마찬가지로, 섹스 IQ의 개념을 이해하게 되면 상대방에게는 물론 스스로에게도 좋은 연인이 되는 일이 또 다른 지능의 형태라는 사실을 알게 된다.

자신의 섹스 IQ를 이해함으로써 여러분은 섹스와 친밀한 관계에 대해 새로운 사고방식을 갖게 되고, 이는 삶의 모든 면에 영향을 끼친다.

섹스 IQ를 발달시키면, 자신의 몸에서 현재 일어나고 있는 일과 그 이유에 항상 귀를 기울이게 되며 자신의 성생활을 이해하고 더 주체적으로 행동한다. 그 결과 보다 자신감 있는 존재가 되어, 더 많은 쾌락을 즐길 수 있다.

섹스에 관한 지식이 많다거나 침대에서 능숙하다고 해서 섹스 IQ가 올라가지는 않는다. 사실 섹스 IQ는 숫자로 나타낼 수 있는 것이 아니다. 여러분이 특정 시점에 성적으로 어떠한지를 이해하고, 사는 동안 변화하는 모습을 추적하는 방법이다. 이 과정에서 여러분은 자신과 파트너 모두에게 더 나은 연인이 된다.

나는 긴 시간 수천 명과 상담하며 그들 대부분이 쉽고 빠른 해결책을 원한다는 사실을 깨달았고, 그리하여 이 섹스 IQ라는 패러다임을 개발해냈다. 대개 상담자들은 그들의 성욕이 낮은 이유나 오르가슴을 느끼지 못하는 이유, 또는 발기를 유지하지 못하는 이유를 물었다. 때로는 자신이 원하는 특이한 행위나 성적 환상을 충족시켜줄 행위에 파트너가 함께하도록 어떻게 요청해야 할지 알고 싶어 했다. 그리고 이런 질문을 했다는 것만으로 만족하며 성욕 증진을 위한 영양제나 오르가슴을 위한 진동 기구, 발기부전 치료제, 파트너와의 대화를 위한 대본 따위를 추천해달라고 부탁했다. 그러고는 흡족한 마음으로 내 진료실을 떠났다.

이 사람들을 비난하자는 이야기가 아니다. 이런 상황은 우리가 성을 탐구하라는 가르침을 받은 적이 없고, 우리 문화 또한 건강한 성적 모델을 보여주지 않은 탓에 일어난 것이니까. 게다가 앞서 말한 간단한 해결책들이 실제로 도움이 되기도 한다. 다만 이런 해결책은 말썽거리나 고민을 일시적으로 누그러뜨리는 임시방편일 뿐이며 오히려 문제의 뿌리를 숨긴다. 예를 들어, 상담자는 내가 추천한 진동 기구 덕분에 새로 더 많은 오르가슴을 느끼게 될 수도 있다. 멋진 일이다! 그러나 실제 파트너와의 성관계에서 오르가슴에 도달하기 위해 필요한 것이 무엇인지는 여전히 모를 것이다.

섹스와 관련된 문제에서 그 원인을 알기 위해서는 손쉬운 해결책 이상의 것이 항상 필요하다. 왜냐하면 섹스와 관련된 의문이나 골칫거리의 경우, 대부분의 문제는 섹스를 넘어선 더 깊은 곳에 원인이 있기 때문이다. 기계적인 해결책은 소용이 없다. 이들 문제는 대개 심리적이고 감정적인 원인을 갖는다. 물론 신체적인 이유일 때도 있다. 따라서 내게 완전히 똑같은 질문을 한다고 해도, 상담자는 각자의 원인에 따라 전혀 다른 대답을 듣게 된다.

거의 모든 유형의 복잡한 개인적인 문제가 그렇지 않은가. 예를 들어, '불안'을 생각해보자. 사람은 모두 불안을 어느 정도 갖고 있지만, 불안의 원인과 근본적인 문제는 사람마다 다르다. 따라서 불안을 이겨내기 위한 방법도 사람마다 다를 수밖에 없다. 불안의 원인을 알기 위해 깊게 파고 들어가보면, 그 이유는 업무 스트레스나 정서 조절 장애, 트라우마, 인생의 큰 변화 등일 수 있다. 그리고 그 구체적인 이유가 불안을 치료하는 열쇠가 된다. 명상이 해결책이 되는 사람이 있는가 하면, 카페인 섭취를 줄이거나 해로운 인간관계를 끝내는 것이 해결책이 되는 사람도 있다.

섹스와 관련된 문제에도 같은 식으로 접근해야 한다. 그러나 지금까지 우리는 이 문제에 대해 이야기하거나 이해할 수 있는 방법이 없었다. 성적으로 우리가 어떠한지 측정할 만한 시스템도, 성적인 문제에 대한 만족스러운 해결책을 알아낼 확실한 기법도 없었다.

새롭고도 재미있는 섹스 체위나 파트너에게 오르가슴을 선사하는 방법을 배우고자 이 책을 집어 들었기에 지금쯤 맥이 빠진 독자가 있을지도 모르겠다. 약속건대 그런 내용도 다 나올 것이다. 다만, 먼저 섹스 IQ를 높이는 것이 중요하다. 여러분이 섹스에서 무엇을 원하는지 그리고 **왜 원하는지**를 모른다면, 내가 제공하는 세계 최고의 섹스 팁을 갖고서도 숨겨져 있는 진정한 쾌락을 발견하지 못할 것이다.

그리고 더 명심해야 할 사실은 인터넷에서 섹스에 대해 검색할 경우, 토막 지식만을 얻거나 심하면 해로운 이야기와 마주칠 수도 있다는 것이다. 인터넷에 있는 부정확하고 완전치 않은 정보에 의존하다 보면 우리는 종종 섹스에 관한 잘못된 속설을 믿게 된다. 50세에 이르면 성생활을 하지 않게 된다거나, 작은 페니스는 바람직하지 않다거나, 한 가지 방법으로만 오르가슴을 느끼거나 혹은 전혀 느끼지 못한다면 어딘가 잘못된 거라는 속설 말이다. 섹스 IQ를 높임으로써 우리는 틀린 정보를 분별하고, 잘못된 속설을 바로잡고, 우리가 가진 섹스에 대한 고정관념을 변화시킬 수 있다.

여러분의 목적은 섹스 IQ에서 만점을 받고, 할 일 목록에서 이 단어를 지워버리는 것이 아니다. 그런 일은 있을 수 없다. 섹스 IQ는 지금 여러분이 성적으로 어떠한지를 이해한 다음 계속해서 발전하고 진화하며 쾌락을 늘리기 위해 필요한 변화를 실천하는 습관이다.

섹스 IQ의 각 영역을 높이려면 꾸준한 노력이 필요하다. 그 과정에서 현재와 미래의 더 큰 성적 쾌락, 파트너를 향한 더 깊은 친밀감과 유대감, 더 건강해진 몸, 파트너와의 더 의미 있는 관계, 심지어는 자기 자신을 더 사랑하게 되는 일 등 여러 가지 즉각적인 보상도 따라온다.

섹스 IQ는 파트너 유무나 결혼 여부, 성적 지향성과는 아무 상관이 없다. 또한 능숙한 혀 놀림이나 특정 체위에 통달하는 일, 지스폿G-spot의 위치를 아는 것과도 상관이 없다. 똑똑한 섹스와 관련해 이런 것들은 단지 표면상의 문제일 뿐이다. 핵심에 도달하기 위해 우리는 성적으로 지적인 존재가 되어야 하며, 모든 성적 접촉에서 이 독특한 지적 능력을 발휘해야 한다.

욕망은 정신적인 문제다

섹스 IQ의 구성 영역과 각 영역이 우리의 욕망에 어떻게 영향을 끼치는지를 알아보기 전에, 욕망의 실체가 무엇인지 먼저 이해할 필요가 있다.

아마도 여러분은 삶에서 더 많은 즐거움을 찾고 있기에, 그중에서도 성적 쾌락을 얻고 싶기에 이 책을 읽고 있을 것이다. 문제가 무엇이든 나는 여러분이 원하는 만큼 성적 쾌락을 얻지 못하는 원인이 여러분의 성기가 아니라는 사실만은 대체로 확신할 수 있다. 원인은 여러분의 뇌다.

뇌는 사실상 가장 거대한 성적 기관이다. 이곳에서 우리의 욕망과 성적 흥분이 태어난다. 아니면 죽어버리거나. 많은 사람이 욕망과 흥분이 다르다는 사실을 알지 못한다. 물론 두 가지 다 성적 쾌락을 경험하기 위한 필수 요소이다. 차이점은 욕망이 무언가를 원하는 감정이라면, 흥분은 정신적 혹은 감정적 자극으로 인해 나타난 신체적 반응이다. 육체가 성적으로 흥분하면 혈압과 심박수, 호흡수, 체온이 모두 올라간다. 음부 소유자라면 음순과 클리토리스에 혈액이 몰리며 성기의 감각이 더 예민해지고, 음경 소유자라면 음경에 혈액이 몰려들며 성기가 더 단단해지고 결과적으로 발기 상태가 된다. 엄밀히 말해, 먼저 욕망이 마음속에 생겨나고 다음으로 그 결과물인 성적 흥분이 몸 안에서 일어난다.

그러므로 성적 쾌락은 성 경험을 원하는 욕망, 즉 성욕에서부터 시작된다. 다른 길은 없다.

사람들은 내게 왜 젊은 시절처럼 수시로 성욕이 일어나지 않는지, 이에 대해 파트너가 따로 할 일이 있는지, 혹은 어떻게 하면 영화처럼 되는지를 자주 묻곤 한다. 어떤 상담자들은 파트너를 보고도 신체적으로 준비가 되지 않아 자신의 부족한 성욕에 대해 죄책감을 느끼기도 한다. 이런 경우 성욕이 더 큰 파트너는 불안감이나 좌절감을 겪을 수도 있다. 그 결과 헤쳐나가기 어려운 상황에 부닥쳐 관계가 끝장날 수도 있다.

이런 혼란의 주된 이유는 욕망의 본성을 최근에 와서 알기 시작했기 때문이다. 1960년대 성 과학자 윌리엄 마스터스William Masters와 버지니아 존슨Virginia Johnson은 인간의 성 반응 주기를 흥분기, 고조기, 절정기, 쇠퇴기의 4단계로 나눴다. 나중에 헬렌 캐플런 싱어Helen Kaplan Singer는 이 이론을 토대로 성욕이 섹스를 유발하는 요소이며, 성욕 없이는 신체적 흥분이 절대로 나타나지 않는다고 주장했다. 그러나 최근 들어 로즈메리 배슨Rosemary Basson 박사가 성욕에는 자동적 욕망spontaneous desire과 반응적 욕망responsive desire의 두 종류가 있다고 주장하며 싱어의 이론을 반박했다.

자동적 욕망은 관계의 초기에 자주 나타나며 시간이 지날수록 감소한다(관계가 오래될 때는 물론이고 나이가 들어도 감소한다). 저절로 생겨나는 자동적 욕망과 달리 반응적 욕망은 성욕을 일으키기 위한 적당한 성적 자극, 즉 성적 흥분 상태를 일으키는 요소가 필요하다. 성적 흥분 상태에 쉽게 들어서는 사람도 있지만, 좀 더 긴 시간이 필요한 사람도 있다. 로리 민츠Laurie Mintz 박사는 수용적 욕망receptive desire이라는 개념을 들고 와 이를 "생물학적 욕망(성호르몬에 의한 성적 충동)을 넘어 욕망의 관계적·사회적·문화적·맥락적 측면이 반영된" 욕망이라고 설명한다. 애정과 로맨스, 유대감과 친밀감은 야한 대화나 신체적 접촉, 여러 형태의 유혹만큼이나 수용적 욕망을 불러일으킨다.

자동적 욕망의 소유자가 거의 저절로 성욕을 느끼는 데 반해, 수용적 욕망의 소유자는 섹스에 비교적 무덤덤하기에 성욕이 일어나기 위해서는 적당한 자극이 필요하다. 음경 소유자는 파트너를 보면 쉽게 발기한다. 음부 소유자는 저절로 흥분할 때도 있지만, 보통은 흥분 상태에 도달하기 위해 거쳐야 할 길이 좀 더 멀다. 신체적 접촉, 애정, 유대감, 야한 대화, 낭만적 상황이 성욕을 불러온다. 일반적으로 음부 소유자는 반응적 욕망을, 음경 소유자는 자동적 욕망을 더 자주 경험한다.

때로 욕망은 내부에서 생겨나며 자신에게 초점을 맞춘다. 사람들은 자신이 섹시하게 느껴지는 속옷을 입거나 야한 소설을 읽거나 엄청나게 뜨거웠던 최근의 경험을 떠올리기를 좋아한다. 욕망이 항상 타인과의 섹스와 관련될 필요는 없다. 혼자서도 욕망을 느끼고 즐길 수 있다. 다시 한번 말하지만, 여러분은 파트너의 유무와 상관없이 성적 쾌락을 누릴 자격이 있는 준비된 성적 존재이다.

다만 대다수의 사람과는 달리 세상에는 성적 흥분이 생기지 않는 무성애자도 존재한다는 사실을 잊지 말아야 한다.

이제 욕망과 흥분에 대해 이해했으니, 똑똑한 섹스를 위해 섹스 IQ를 높이는 작업을 시작하자.

영역 1.
몸 알아차림

몸이 원하는 것을 마음이 무시했을 때를 기억하는가? 어느 날 점심에 허기를 느끼고도 참고 일에 집중하다가 오후 4시에 불현듯 여태껏 아무것도 안 먹었다는 사실을 깨달았던 날이 있을 것이다. 아니면 화장실에 가야 하는데 정신을 다른 곳에 팔다가 결국 사고 치지 않고서는 움직일 수 없는 상황에 빠진 적은 없는가?

우리의 몸은 항상 우리에게 무언가를 전하기 위해 애쓴다. 아픔이라든가(그리고 그 이유도), 어떤 움직임은 특별한 추억을 불러온다든가(그리고 그 이유도), 이렇게 저렇게 만져질 필요가 있다든가(그리고 그 이유도) 하는 것들 말이다. 불행하게도 우리는 너무 자주 이런 신호를 무시한다. 설상가상으로 우리 문화는 이렇게 외면하는 것을 정상이라고 여긴다. 몸이 하는 조언을 듣지 않고 머릿속의 생각과 아이디어에 더 큰 가치를 둔다. 그 결과 우리 대부분은 몸의 감각과 단절된 채 머릿속의 생각에 집중하며 살아간다.

최근 들어 '몸과 마음이 연결'되어 있다는 사실이 알려졌지만, 연결에만 방점을 찍을 뿐 몸과 마음이 하나의 전체로 기능한다는 사실은 여전히 간과한다. 실제로 마음과 몸은 별개가 아니며, 단순히 연결만 되어 있는 것도 아니다. 둘이 합쳐져 하나의 전체를 이룬다.

몸을 알아차린다는 말은 몸에 대한 새로운 의식을 발달시켜 몸이 보내는 신호를 잡아내는 것을 뜻한다. 몸 안에서 뇌가 혼자 활동하는 느낌을 받는 대신, 몸과 뇌가 하나가 되어 끊임없이 서로 대화하게 해야 한다. 요컨대 우리의 뇌는 몸의 말을 들을 필요가 있다! 이는 숨어 있는 쾌락을 찾기 위해 필수적인 단계다.

몸에 의식을 집중할수록 우리가 지금 흥분하고 있다는 사실이나 무언가 기분 좋게 느껴진다는 사실 또는 무언가 잘못되었다는 사실에 더 깊이 주의를 기울일 수 있다. 이런 미묘한 신호를 포착하는 방법을 모른다면 온전한 쾌락을 느끼는 경험은 불가능하다.

많은 사람이 섹스를 단지 '머리로만' 느끼느라 몸에서 일어나는 일을 거의 알아채지 못하며, 그 일을 좋아하는지 어떤지도 신경 쓰지 않는다. 생각하느라 너무 바빠 느끼지 못하는 것이다. 마음속이 섹스 중 자신의 모습과 소리, 냄새에 대한 걱정, 혹은 나중에 해야 할 일들이나 그날 저녁 파트너와 나눴던 대화에 대한 생각으로 어수선하다.

그래서 쾌감을 느끼기 위해 파트너와 함께 벌거벗고 있으면서도, 우리가 하는 일이라고는 자신이 내는 소리가 너무 시끄럽지는 않은지, 이런 각도에서는 몸이 어떻게 보일지 걱정하는 것뿐이다. 심지어 파트너가 애초에 자신과의 섹스를 진짜 원했을까 하는 걱정을 사서 하기도 한다.

이런 쓸데없는 생각을 하느라 우리는 몸의 감각을 온전히 받아들이지 못한다. 어떤 체위가 고통스러워도 억지로 웃으며 참는다. 불만을 말하고 싶지 않기에, 혹은 원인이 자기한테 있다고 생각하기에 그렇게 행동한다. 그렇다고 쾌락이 느껴질 때 완전히 누리지도 못한다. 단순히 동작만을 반복하며 쾌락에 몰입하지 않고 딴 생각을 한다. 세상에서 가장 즐거울 수도 있는 일을 하고 있으면서, 자신이나 파트너의 오르가슴을 위해 스스로에게 부담을 준다. 이런 상황에서 어떻게 참된 성적 연결을 위한 여유가 생겨나겠는가?

섹스 도중 몸 알아차림에 좀 더 집중하면, 완전히 다른 세상이 펼쳐진다. 갑자기 몸이 경험하는 모든 것과 교감이 가능해진다. 파트너의 어깨 피부가 너무나 부드럽다는 사실을 깨닫고 계속해서 만진다든가, 파트너가 손끝으로 자신의 허벅지 안쪽을 쓸어올리는 쾌감에 몸을 떨게 된다. 숨결을 따라 감각이 온몸에 퍼진다.

이런 몸과 마음의 조화는 섹스할 때뿐만이 아니라 섹스와 관련된 모든 순간마다 한껏 강렬한 쾌락을 선물한다. 이를 위해서는 매일매일 몸의 감각에 집중하는 습관을 들여야 한다. 파트너가 키스를 시작하면 자신이 흥분 상태로 들어가기 시작한다는 사실을 알아차려야 한다. 또는 너무 빨리 섹스를 시작했을 때는 완전히 정신이 나갈 만큼 흥분하기까지 속도를 늦출 필요가 있다는 생각을 할 수 있어야 한다.

몸 알아차림은 가능이나 불가능 중 하나를 택해야 하는 이분법적인 개념이 아니다. 몸 알아차림은 그 상태를 딱 잘라 나눌 수 없으며, 영구적인 완전함에 도달할 수 있는 일도 아니다. 그러나 몸 알아차림을 연습하는 일이야말로 쾌락을 증진하는 일이다. 이 연습의 좋은 점은 몸 알아차림에 실패했을 때가 언제인지 아는 것도 몸 알아차림이라는 점이다. 이상하게 들리겠지만, 몸의 감각을 알아차리지 못했다는 사실을 더 자주 알아차릴수록 몸의 감각을 알아차리는 능력이 더 좋아진다. 그 결과 몸에서 더 많은 것을 느끼고 파트너와 더 깊게 연결될 수 있다.

몸 알아차림이 구체적으로 어떤 모습인지 알고 싶다면 아이들이 놀이터에서 노는 모습을 잠시 관찰해보길 권한다. 신나게 뛰고 달리며 오르락내리락 돌아다닐 때 아이들의 몸과 마음은 전혀 따로 떨어져 있지 않다.

아이들이 자신의 신체 감각에 극도로 예민한 것은 우연이 아니다. 상처가 생겨도 기분이 좋아도 아이들은 바로 말로 내뱉는다. 아이들은 자신의 몸이 보내는 모든 신호에 귀를 기울이기 때문이다.

우리도 원래는 그랬다. 성장하면서 몸의 신호로부터 멀어졌을 뿐이다. 보통 사춘기에 들어서며 퇴화하기 시작한다. 어깨를 구부리고 고개를 숙인 채 자신의 느낌보다 타인의 의견을 우선시하기 시작한다. 그리고 대부분의 사람이 다시는 원래대로 되돌아가지 못한다. 몸은 우리에게 하고 싶은 말이 많다. 성인으로서 우리는 몸과의 대화를 다시 시작할 필요가 있다.

감각 마비하기:
 몸 알아차림과 어긋나는 습관

우리 문화에는 몸과 마음이 보내는 메시지를 무시하는 관행이 널리 퍼져 있다. 이는 우리가 겪는 많은 고통과 괴로움의 원인이다. '감각 마비하기'란 우리가 느끼는 진실한 감정을 외면하게 만드는 모든 일을 의미한다. 다시 말해 몸과 마음이 조화로운 상태로 현재를 살아가는 대신, 삶의 소중한 순간에서 도망치는 행동들이다.

몸에 해로운 음식을 먹거나 온라인 쇼핑을 하거나 멍하니 소셜미디어를 스크롤하거나 과음하거나 마약에 취하거나 포르노를 지나치게 보는 행동을 하며 자신을 마비시키는 것은 모두 외면하고 싶은 감정으로부터 자신을 떼어놓는 행동들이다. 기분 전환을 위한 이런 행동은 잠시 동안은 효과가 있다. 뇌의 '보상 중추'에 중요한 역할을 하는 화학물질인 도파민을 빠르게 방출시키기 때문이다.

도파민은 우리를 순식간에 '기분 좋게' 만들지만 그 효과는 금방 사라지며, 우리는 빠르게 원래 상태로 되돌아간다. 그리고 우리는 그때의 쾌감이 진정한 쾌락이라고 생각하는 실수를 저지른다. 설상가상으로 동기부여에도 중요한 역할을 하는 도파민은 우리가 단지 도파민을 얻기 위해 아무 일이나 하도록, 즉 진정한 기쁨이나 성취감을 주지 않는 일을 추구하도록 시시때때 부추긴다.

'즉시 구매' 버튼을 눌렀을 때의 기분을 생각해보라. 뇌에서 도파민이 급격히 분비되어 기분이 좋아졌을 것이다. 물건을 사서 행복했을 것이다. 그러나 곧 원래 기분상태로 되돌아가 진정으로 만족스럽지는 않다는 사실을 깨닫고 다시 다른 쇼핑 사이트를 방문해 필요하지도 않은 물건을 더 많이 장바구니에 넣기 시작했을 것이다. 익숙한 광경이지 않은가?

감각의 마비는 섹스 IQ를 떨어트려, 몸 알아차림을 방해하고 파트너가 느끼는 감정에 주의를 기울이는 일을 어렵게 만든다. 우리가 자신을 더 많이 마비시킬수록 마비 근육이 더 강해진다. 그리하여 시간이 지날수록 현재에 집중하는 삶도 몸 알아차림도 점점 더 어려워진다. 이는 쾌락을 경험하기 위한 필수 요소인데 말이다.

좋은 소식은 섹스 IQ를 높이면 몸이 보내는 메시지를 마비시키는 욕구를 낮출 수 있다는 것이다. 몸 알아차림을 도와주는 세 가지 필수적인 연습으로는 마음챙김 운동, 명상, 호흡법 등이 있다.

마음챙김 운동

몸과 몸의 모든 감각에 주의를 기울이는 마음챙김 운동은 우리가 더 능숙히 몸의 감각을 알아차리고 몸과 뇌 사이의 대화가 다시 시작되도록 돕는다. 이것은 섹스 IQ의 두 번째 영역인 '건강'에서 중요하게 다룰, 개인적 목표 달성을 위한 기계적인 신체 운동이 아니라 우리 몸이 느끼는 감각에 집중하는 운동이다. 이 운동은 우리가 긴장을 누그러뜨리고 몸이 보내는 신호에 주의를 기울이는 것을 돕는다.

마음챙김 운동에는 요가, 춤, 무술, 암벽 등반, 휴대전화 없이 모든 감각에 주의를 기울이며 느리게 걷기 등이 있다. 그 순간 몸의 감각에 몰입하도록 만드는 운동이라면 무엇이든 여기에 속한다. 이런 활동을 할 때는 몸이 느끼고 경험하는 것에 정신을 집중해야 한다. 어떤 느낌이 좋고 어떤 느낌이 나쁜지 주의를 기울이자. 이 운동은 몸의 감각을 더욱 깊숙이 알아차리도록, 섹스를 포함해 삶에서 만나는 모든 쾌락을 온전히 즐기도록 도와준다.

명상

마음챙김을 통해 우리는 완전히 그 순간에 몰입해 마음의 감각에 집중한다. 몸 알아차림의 본질도 이와 같다. 명상은 우리가 이런 강력한 상태에 다가가도록 돕는다. 아무 생각에도 사로잡히지 않고 단순히 존재하는 연습이기 때문이다. 물론 명상을 할 때면 이런저런 생각이 떠오른다. 그러나 마음이 한 생각에 쏠리지 않고 스쳐가도록 연습함으로써 우리는 마음속의 생각과는 상관없이 몸의 감각에 몰입할 수 있는 능력을 얻는다.

성적인 순간에도 이 방법을 활용할 수 있다. 마음챙김 명상을 연습하여, 완전한 집중에 도달해 현재를 즐기는 것을 방해하는 잡생각을 쫓아보낼 수 있게 된다. 섹스 도중 성가신 생각이 떠오를 때도 그때 느껴지는 것에 주의를 기울이면 더 많은 쾌감을 경험할 수 있을 것이다.

나는 아침 명상으로 하루를 시작하고 저녁 명상으로 하루를 마무리 지으려 노력한다. 한 번밖에 명상을 못 하거나 아침 명상을 짧게 끝내더라도 명상의 효과는 여전히 어마어마하다. 2분밖에 명상을 못 하더라도 아예 안 하는 것보다는 낫다. 어쨌든 계획한 대로 하루를 시작하는 것은 성공적인 습관으로 가는 지름길이다.

명상의 종류는 어느 것이든 상관없으며 휴대전화 앱이나 다른 유용한 도구의 도움을 받아도 괜찮다. 이 책의 뒤편에 내가 실어둔 무수한 추천 자료를 참조해도 좋다. 매일 마음과 몸이 연결되는 몇 분이 몸의 감각을 더 잘 알아차리고 쾌감을 더 많이 느끼도록 도와줄 것이다.

호흡법

호흡은 말 그대로 우리 생명력의 원천이다. 우리는 호흡 덕분에 살아갈 뿐만 아니라, 호흡을 통해 스트레스 상태에 들어가기도 하고 벗어나기도 한다. 호흡은 우리의 의식 상태를 변화시키며, 심지어 오르가슴을 불러오기도 한다(이에 대해서는 나중에 설명하겠다). 호흡의 또 다른 흥미로운 점은 우리는 의식하지 않고 저절로 호흡하지만, 그 호흡을 또한 통제할 수 있다는 사실이다. 호흡의 통제를 통해 우리는 믿기 힘들 만큼 놀라운 일들을 해낼 수 있다. 그중 하나는 우리 몸의 모든 부분과 연결되는 일이다.

어떤 느낌을 피하고 싶거나 압박을 느낄 때 우리는 무의식적으로 숨을 참는다. 그러나 몸 알아차림을 위해서는 **더 많이** 느껴야 하고, 여기에 호흡을 이용할 수 있다. 호흡법을 통해 매우 효과적으로 신경을 안정시키고 불안을 완화할 수 있다.

몸 알아차림을 위해 호흡을 활용할 때는 오로지 '더 깊고 더 길게' 숨을 쉬는 데만 집중하면 된다. 섹스 이야기를 할 때 내가 애용하는 단어가 여기서도 쓸모가 있다니. 몇 초 동안 숨을 들이마실 수 있는지 세어보거나, 들이마실 때보다 더 길게 숨을 내쉬어보자. 이렇게 호흡하면 기분이 차분해지고, 살아 있다는 감각을 더 많이 느끼는 데도 도움이 된다.

계속 호흡을 하며, 숨이 골반 깊숙한 곳까지 내려간다고 상상한다. 그리고 호흡을 들이마실 때 골반저 근육을 살짝 수축시키고, 안녕이라고 인사하자! 이 움직임은 많은 사람에게 막혀 있는 성적 에너지의 흐름을 뚫어줄 것이다.

몸 알아차림을 연습해야 한다는 사실을 다시 한번 말하고 싶다. 항상 몸의 모든 감각을 알아차리며 걸어다니는 사람은 없다. 그러나 우리가 몸에 주의를 더 기울이는 연습을 할수록 섹스 중에도 이 기술을 더 쉽게 불러올 수 있다. 집중력이 흩어질 때 몸의 감각에 다시 정신을 쏟아 더 민감하게 느낄 수 있다. 또 자신의 호흡이 짧다는 사실을 알게 되면 더 많은 쾌락을 위해 더 길게 호흡할 수도 있다. 일반적으로 신체 감각을 더 잘 알아차리면 더 많은 쾌감을 느낄 수 있는 능력이 따라온다. 이것이 바로 몸 알아차림이 섹스 IQ를 높이기 위해 그토록 중요한 이유이다.

몸 훑기 명상

몸 훑기 명상은 몸과 마음을 다시 연결시키고 몸의 느낌에 주의를 기울이는 데 아주 좋은 방법이다. 연습을 시작하기 위해 우선 편안히 앉거나 누운 자세로 눈을 감는다. 잠시 몸의 느낌을 점검해본다. 바닥에 닿아 있는 부분을 느낄 수 있는가?

이제 호흡에 집중해본다. 숨은 코로 들어와 폐를 가득 채우고 아랫배로 내려간다. 숨을 들이마실 때마다 몸통이 확장되고, 내쉴 때마다 몸통이 수축된다고 상상해본다. 마음이 방황하더라도 신경 쓰지 말고, 다시 마음을 호흡으로 가져온다.

몇 분간 호흡에 집중한 다음에는 발에 정신을 집중한다. 무언가 느껴지는가? 뜨거운가? 차가운가? 아니면 중간인가? 양말의 촉감이나 발뒤꿈치 아래의 바닥이 느껴지는가? 이제 정신을 종아리로 옮겨본다. 피부가 땅기거나 따끔거리는 느낌이 드는가? 근육이나 뼈가 느껴지는가? 어떤 느낌이라도 괜찮다. 느낌에는 옳고 그른 게 없다.

이제 허벅지로 정신을 옮겨 간다. 허벅지의 느낌에 주목한다. 긴장이 느껴진다면 부드럽게 풀어본다. 못하겠다면 그냥 그 느낌을 받아들이고 넘어간다. 이제 골반으로 갈 차례이다. 엉덩이와 궁둥이, 사타구니의 감각에 집중한다. 긴장을 풀고 골반 깊숙한 곳에 정신을 집중한다.

호흡을 이어가며 정신을 배, 가슴, 등, 팔, 손목, 손, 목, 어깨 순으로 옮긴다. 마지막으로 의식을 얼굴로 옮긴다. 혹시 턱을 악물고 있는가? 관자놀이가 긴장되지는 않았는가? 얼굴의 긴장을 풀어본다.

그 상태로 몇 분 더 호흡한다. 그리고 몸과 다시 연결되기 위해 노력한 자신을 칭찬한다. 이제 눈을 뜨면, 몸이 더 편안하게 느껴질 것이다.

이 명상법은 몸과 마음을 바로 연결하고 긴장된 부위를 알아내는 최고의 방법 중 하나다. 불안하거나 스트레스를 받을 때마다 시도하거나 하루 일과에 포함하면 좋다. 짧고 빠르게 모든 과정을 끝내도 좋고, 20분 이상 길게 해도 좋다. 명상 중에 감정이 요동치더라도, 이는 정상적인 과정이다. 육체적·정신적으로 느껴지는 모든 것에 주의를 기울인다. 이는 몸 알아차림 연습의 일부다.

몸에서 긴장이 느껴지는 부위를 알아차리는 기술을 발전시켜 나중에 섹스에 활용할 수 있다. 그 기술을 습관적으로 쓸 수 있으면, 섹스 도중 쾌감이나 아픔을 더 쉽게 알아차린다. 기분 좋게 느껴지는 것과 아닌 것에 좀 더 주의를 기울여 파트너에게 알려줄 수 있고, 결과적으로 더 많은 쾌감을 느낄 수 있다.

4-7-8 호흡법

먼저 한 손은 배 위에, 다른 손은 가슴 위에 둔다. 배를 부풀리며 천천히 깊게 숨을 들이마시며 마음속으로 넷을 센다. 그리고 숨을 참으며 일곱을 센다. 여덟을 셀 동안 숨을 내쉰다. 폐에서 모든 공기를 내보내려 노력한다. 3번에서 7번 정도 반복하거나 마음이 안정될 때까지 한다. 끝난 뒤에는 몇 분 동안 앉아 몸과 마음의 감각을 느껴본다. 그리고 일상으로 돌아간다.

발을 바닥에 대고 등받이가 있는 의자에 편안하게 기대어 앉는다. 눈을 감고 코로 숨을 들이마시며 천천히 넷을 센다. 공기가 폐로 들어오는 것을 느껴본다. 그다음에는 숨을 참고 천천히 넷을 센다. 이때 입이나 코에 힘을 주지 않는다. 넷을 다 센 후에는 4초 동안 천천히 숨을 내쉰다. 이 과정을 적어도 3회 이상 반복해야 한다.

하루에 여러 번 몇 분간 호흡한다. 지금 이 순간 살아 있다는 감각을 느낄 수 있어 마음챙김, 몸과 마음의 합일에 도움이 될 것이다. 시간이 지남에 따라 일과 중 호흡이 얕아지는 순간을 알아차려 스스로 바로잡을 수 있게 된다. 이러한 자각은 더 능숙한 몸 알아차림으로 나아가는 힘찬 발걸음이 된다. 섹스 도중에도 불안함이나 산만함이 느껴지면 잠시 멈춰 깊게 호흡한다. 이 행동은 곧바로 정신을 현재로 불러오고 몸의 감각을 느낄 수 있도록 돕는다.

영역 2.
건강

내가 말하는 '건강'은 갈라진 복근이나 멋있는 몸매를 의미하는 것이 아니다. 신체가 가진 생명력, 즉 혈관을 통해 혈액이 원활하게 흐르는 정도, 호르몬의 섬세한 균형, 세포와 장기의 순조로운 기능, 균형을 이루는 장내 미생물 군집을 뜻한다. 이 모든 요소가 성적인 경험에 영향을 미친다. 여러분이 모르는 방식으로 말이다. 음식에서 의약품까지 몸속에 집어넣는 모든 것은 어떤 방식으로든 건강에 영향을 미치며 쾌락에도 직접적으로 영향을 끼친다.

이를 확실하게 이해하기 위해, 우선 건강 검진을 하고 치과에도 들러보기를 추천한다. 그렇다. 치아와 잇몸의 건강도 쾌감에 영향을 준다. 잇몸에 생긴 염증이 치은염이나 치주염 같은 병으로 악화되면 충치, 심장 관련 질환, 뇌졸중과 더불어 여러 가지 암의 발생 가능성이 높아진다. 그리고 이런 병은 성 건강에 직접적인 영향을 끼친다. 이보다 더 치실을 사용해야 할 좋은 이유는 아마 없을 것이다.

좋은 건강을 유지하기 위해 꼭 지켜야 할 것으로는 적절한 영양 섭취, 운동(유산소와 근력 운동), 충분한 수면, 자연 속에서 보내는 시간, 양질의 사회적 관계 등이 있다. 이런 모든 요소가 성생활에 영향을 미친다. 이를테면 포화지방이 많은 음식을 지나치게 먹고 잘 움직이지 않으면 혈액의 흐름이 원활하지 않아 흥분 상태로 들어가기가 어려워진다. 건강이 좋지 않다고 느낄 때 우리는 종종 둔하고 피곤한 느낌에 휩싸인다. 이런 기분은 자신감과 활력을 빼앗아 섹스를 하고 싶은 마음을 쫓아버린다.

정신 건강, 즉 심리적·정서적 안정도 쾌락에 접근하는 능력에서 큰 역할을 한다. 예를 들어 평소 불안에 시달린다면 침실에서도 마찬가지로 불안을 겪을 것이다. 우울증은 성욕에 직접적인 영향을 미친다. 트라우마 또한 즐거운 섹스를 방해하는 요소이다. 트라우마에 대해서는 나중에 더 자세히 설명할 것이다. 가능한 쾌감을 모두 느끼기 위해서는 정신 건강을 추적 관찰하고 필요한 경우 조치를 취해야 한다. 상담 및 약물의 도움을 받거나 자신을 돌보는 시간을 갖기를 추천한다. 별로 내키지 않더라도 즐거운 성생활을 위해 한번 노력해보시길!

섹스 IQ의 영역들은 다 함께 작동한다. 자신의 몸에 주의를 기울일

수록 건강을 돌보고 싶은 마음이 더욱 커진다는 사실을 알게 될 것이다. 이것은 몸 알아차림의 아주 훌륭한 부수적 효과이다. 몸이 보내는 신호에 마음을 쏟기 시작하면 통증의 근본 원인을 찾아내 치료하기가 더욱 쉬워진다.

섹스와 건강에 대한 이야기에서 성관계로 인한 염증이나 성병을 빠뜨릴 수 없다. 대부분의 성행위는 성관계로 인한 염증과 성병에 걸릴 위험성을 항상 내포하고 있다. 이를 완전히 피할 유일한 방법은 금욕이지만, 그것은 이 책의 주제가 아니다. 그래서 나는 안전하고 똑똑한 섹스를 권한다. 콘돔이나 덴탈 댐dental dam*을 사용하자. 또 정기적으로 검사를 받고 파트너도 검사를 받고 있는지 확인하자. 그리고 신뢰할 수 있는 파트너와만 성행위를 갖도록 하자.

성 매개 감염 질환은 매우 흔하며, 감염되었다고 해서 성생활이 끝났다고 생각할 필요는 없다. 다만 파트너에게 솔직히 이야기하고, 안전한 섹스를 위해 세심한 주의를 기울여야 한다. 또 증상을 관리하는 방법을 익혀 다른 사람에게 퍼뜨리지 않도록 해야 한다.

이런 질환 외에 성 건강에 매우 큰 영양을 미치는 건강 요소가 세 가지 더 있다. 호르몬과 약물, 장 건강이다.

호르몬

호르몬은 주로 월경이나 임신과 관련되어 있다고 생각하기 쉽지만, 성욕과 성적 흥분에도 많은 면에서 영양을 미친다. 음부 소유자의 호르몬

---

* 구강성교를 할 때 질 또는 항문 위에 붙이는 라텍스나 폴리우레탄 재질의 얇은 덮개.

은 한 달 내내 변동하며, 그 결과 성욕도 끊임없이 변화한다. 성 건강과 관련해 호르몬은 음부 소유자와 음경 소유자 모두에게 매우 중요하다. 호르몬 수치에 주의를 기울인다면 성적 흥분과 쾌감을 더 잘 통제할 수 있다.

다양한 호르몬은 섬세한 균형 상태에서 함께 작용하기에 특정 호르몬 수치가 조금만 변해도 건강, 특히 성 건강에 막대한 영향을 미칠 수 있다. 좋은 소식은 호르몬 수치를 상당 부분 조절할 수 있다는 것이다. 즉 스스로 자신의 호르몬 수치를 필요한 만큼 변화시킬 수 있다.

호르몬 균형을 맞추는 가장 좋은 방법 중 한 가지는 영양과 수면, 운동에 신경 쓰는 것이다. 적절한 영양 섭취를 위해 적당량의 단백질을 먹고 설탕 섭취를 줄인다. 잠은 충분히 자며, 규칙적으로 운동해야 한다. 이런 노력을 하다 보면, 곧 성 건강이 좋은 쪽으로 달라지기 시작할 것이다.

사실상 모든 호르몬이 성 건강에 영향을 끼치지만 지금은 일반적으로 떠오르는 호르몬, 소위 성호르몬이라고 불리는 에스트로겐, 프로게스테론, 테스토스테론에 대해 자세히 알아볼 것이다.

에스트로겐 에스트로겐은 음부 소유자에게 대표적인 성호르몬으로 난소에서 생성된다. 사춘기가 시작되고 완경기完鏡期에 들어설 때까지 에스트로겐은 생리 주기를 조절하고 요로 기관, 심혈관계, 근골격계, 뼈, 유방, 피부, 머리카락, 점막, 골반 근육, 뇌 등에 큰 영향을 끼친다. 매우 중요한 호르몬이라고 할 수 있다.

음부 소유자의 에스트로겐 수치는 생리 주기에 따라 변한다. 에스트로겐 수치에 따라 질 윤활액과 성욕의 정도도 변한다. 한 달 내내 기분과 몸 상태가 똑같지 않은 것도 당연하다. 섹스가 내키지 않거나 윤활액이 충분히 나오지 않는다 해도, 이는 완전히 정상적인 상황이니 안심해도 좋다. 여러분 탓이 아니라 에스트로겐 때문이니까!

하지만 슬프게도 몸의 소리를 잘 듣지 않는 우리 문화에서는 많은 음부 소유자가 자신의 생리 주기와 궤를 같이하지 않는다. 몸이 들려주는 자연의 지혜와 다시 연결되어 자신의 생리 주기에 친숙한 생활을 되찾는 일은 성 건강에 매우 큰 도움이 된다. 이런 노력을 통해 성적 욕망과 흥분에 대한 귀중한 정보를 많이 배울 수 있을 것이다.

주기에 따라 변동하는 호르몬 때문에 종종 음부 소유자는 배란기(생리 주기의 중반) 즈음에 성욕이 높아진다. 일부는 이때 더 만족스러운 오르가슴을 경험한다. 배란기가 끝나면 대부분의 음부 소유자는 성욕이 감소한다. 물론 모든 사람이 그런 것은 아니다. 생리를 하는 경우, 생리 주기에 따른 성욕을 추적 관찰하고 호르몬이 자신에게 어떤 영향을 미치는지를 알아내는 것이 매우 유용하다.

음부 소유자는 완경이 가까워지면 에스트로겐 수치가 자연적으로 감소한다. 많은 경우에 이로 인한 성욕 부진과 질 건조로 어려움을 겪는다. 그러나 이 길만이 다가 아니라는 사실을 알아야 한다. 갱년기와 완경기에도 뜨겁고 만족스러운 성생활이 가능하다.

이 시기에는 욕망의 정신적 측면이 더욱 중요해진다. 이 정신적인 욕망(물론 충분한 윤활제도 같이)은 큰 도움이 된다. 또한 여성 건강 전문의를 찾아 호르몬 대체 요법이나 도움이 되는 다른 적절한 치료법에 대해 상담하기를 권한다. 이런 치료는 부진한 성욕뿐만 아니라 완경의 다른 많은 불쾌한 증상에도 도움이 될 수 있다.

음경 소유자의 몸 안에도 에스트로겐이 있다는 사실을 아는가? 이들은 고환과 뇌에서 에스트로겐을 생성한다. 음경 소유자가 에스트로겐을 너무 많이 생성하면 정자 생산이 느려지고 발기 부전이 생길 수 있다. 재미있는 사실은 에스트로겐을 너무 적게 생성해도 같은 증상이 생길 수 있다는 것이다.

오늘날에는 음부 소유자와 음경 소유자 모두에게 에스트로겐 수치가 높은 경우가 흔하다. 몸 안에서 에스트로겐을 모방하는 환경호르몬인 제노에스트로겐에 노출되는 일이 많아졌기 때문이다. 제노에스트로겐의 종류에는 비스페놀 A(BPA)와 프탈레이트가 있는데, 두 환경호르몬 모두 특정 종류의 플라스틱에 존재한다. 프탈레이트는 또한 비누나 로션, 샴푸에 이르기까지 우리 몸에 사용하는 화학물질에서도 많이 검출된다. 그러니 제품을 구입하기 전 성분을 살펴보는 것은 물론, 이런 제품을 가능한 적게 사용하는 편이 좋다. 호르몬의 균형을 지키기 위한 방법 중 하나이다.

프로게스테론 음부 소유자의 경우, 프로게스테론은 배란기가 끝난 후 생성되며 수정란의 착상과 임신 유지에 중요한 역할을 한다. 수정란의 착상이 일어나지 않으면, 프로게스테론은 그 수치가 낮아지며 생리를 유도한다. 착상이 된 경우에는 임신을 유지하기 위해 신체가 계속 프로게스테론을 생성한다. 이 호르몬은 또한 출산 후 수유를 위해 유선을 발달시킨다.

성욕과 프로게스테론 수치와의 관계는 흑백논리로 설명되지 않는다. 일부 연구에 따르면 프로게스테론 수치가 높을수록 성욕도 증가하는데, 이와 반대되는 결과를 보이는 연구도 존재한다. 이는 아마 사람마다 호르몬에 대한 신체 민감도가 다르기 때문일 것이다. 혹은 가장 중요한 요소인 프로게스테론과 에스트로겐 사이의 균형을 고려하지 않았기 때문일 수도 있다.

프로게스테론은 그 수치 자체보다 에스트로겐 수치와의 균형이 더 중요하다. 사람들 대부분은 에스트로겐과 프로게스테론의 비율이 이상적일 때 가장 강한 성욕을 느낀다. 두 호르몬이 불균형을 이루면 성욕 감소 외에 불규칙한 월경, 불임, 체중 증가, 피로, 불안, 우울증 등을 겪을 수 있다. 만일 이런 증상을 겪고 있다면, 단순히 심리적인 증상이라고 말하는 사람들을 무시하라! 당장 호르몬 수치를 검사하고 호르몬 간의 균형을 맞추기 위해 노력해야 한다.

음경 소유자도 물론 프로게스테론을 갖고 있다. 프로게스테론은 테스토스테론의 전구물질 중 하나이다. 음부 소유자와 마찬가지로 이들에게도 에스트로겐과 프로게스테론의 알맞은 균형이 중요하다. 이 균형이 깨지면 불안, 발기부전, 피로, 전립선 비대, 전립선암의 위험 증가, 성욕 저하 등을 겪을 수 있다.

테스토스테론이 부분적으로는 프로게스테론에서 만들어지므로, 프로게스테론 수치가 낮으면 이제 마지막으로 설명할, 아마도 가장 중요한 성호르몬일 테스토스테론의 수치 또한 낮아진다.

테스토스테론 테스토스테론은 음경 소유자의 대표 성호르몬이지만, 음부 소유자에게도 존재한다. 음부 소유자의 신체는 테스토스테론을 사용해 에스트로겐을 만든다. 테스토스테론은 성별과 상관없이 성욕에 큰 영향을 미치며, 뼈와 근육 건강, 기분에도 관여한다.

음부 소유자의 경우, 에스트로겐처럼 테스토스테론 수치 또한 완경기에 들어서면 크게 감소한다. 이는 성욕 저하와 질 건조증을 불러올 수 있다. 음경 소유자의 경우, 낮은 테스토스테론 수치는 성욕 저하뿐만 아니라 발기부전과 정자 수의 감소로도 이어진다. 다시 한번 말하지만, 이런 문제가 있다면 호르몬 대체 요법에 관해 의사와 상담하기를 권한다.

생활 방식의 변화가 건강에 큰 영향을 끼칠 수 있다는 사실을 명심해야 한다. 심각한 문제가 없다면, 호르몬 균형을 맞추는 최선의 방법은 건강한 식단을 유지하며 운동하고 스트레스를 줄이고 충분히 잠을 자는 것이다. 지금보다 더 건강하게 먹기 시작하면 발기력이 회복되는 것을 바로 느낄 수 있을 것이다. 그리고 더 많이 자면 질 윤활액이 더 늘어날 것이다. 다만 건강한 생활 양식을 따르더라도 여전히 호르몬이 불균형할 수 있다. 그럴 경우에는 다음 내용을 눈여겨보자.

약 복용하기

건강을 위해 약을 복용해야 하는 경우도 물론 있다. 이때 많은 종류의 약이 성 건강에 영향을 미칠 수 있다는 사실을 알아야 한다. 성적인 측면에 끼치는 약의 흔한 부작용으로는 성욕이나 발기 유지 능력의 저하, 질 윤활액 감소가 있으며, 심지어 어떤 약은 오르가슴에 도달하는 것을 방해하기도 한다. 약을 처방하는 의사들은 이런 부작용을 간단하게만 언급하는 경우가 많다. 혹은 모르고 있다가 복용하는 약의 설명서에 길게 나열된 부작용 목록에서 이런 내용을 우연히 발견하기도 한다. 우리는 이런 부작용에 좀 더 주의를 기울여야 한다.

필요한 약을 복용하지 말라는 이야기가 결코 아니다. 다만 복용 중인 약과 그로 인해 겪을 수 있는 성적인 측면의 부작용에 대해 의사와 상의할 필요가 있다는 말이다. 많은 경우 이런 부작용에 여러 방법으로 대응할 수 있다.

성적인 부작용을 자주 유발하는 약물 중 하나로는 항우울제가 있다. 특히 선택적 세로토닌 재흡수제SSRI는 일반적으로 오르가슴을 지연시키거나 방해하기 때문에 복용자가 오르가슴을 느끼는 데 아주 오랜 시간이 걸리거나 전혀 느끼지 못할 수도 있다. 약 덕분에 겨우 다시 성욕을 느끼기 시작했음에도 오르가슴에 도달하는 데 실패하는 사람들에게 이런 상황은 매우 절망스럽다. 그러나 실망할 필요는 없다. 시중에는 다른 대체 약품이 매우 많으며, 세로토닌 재흡수제의 종류에 따라 이런 부작용을 경험하지 않기도 한다. 그러니 다른 종류의 세로토닌 재흡수제로 바꾸어 복용하는 것도 다시 오르가슴을 느끼는 데 도움이 될 수 있다.

심장약과 혈압약, 아편성 진통제, 콜레스테롤 저하제인 스타틴 계열 약물 또한 성적인 부작용을 불러올 수 있다. 특히 스타틴의 부작용은 참 흥미롭다. 테스토스테론은 콜레스테롤로 만들어지므로, 스타틴 때문에 콜레스테롤 수치가 낮아지면 테스토스테론 수치 또한 낮아진다. 이렇듯 우리 몸의 모든 것은 연결되어 있다!

마지막으로 피임약(IUD와 같은 자궁 내에 삽입하는 호르몬 장치도 포함한다. 구리 IUD는 호르몬 장치가 아니다)은 다른 어떠한 약물보다 성 건강에 많은 영향을 미친다. 대부분의 피임약은 배란에서 생리로 이어지는 과정을 방해하기 위해 합성 에스트로겐과 프로게스테론을 함유하고 있다.

그 결과 임신을 피할 수 있게 돼 음부 소유자가 자신의 몸을 통제할 수 있으니 참 다행스러운 일이다.

'그러나'를 덧붙여야 한다는 것이 안타깝다. 그러나 불행하게도, 합성호르몬을 이용해 생식 기관을 통제하면 신체의 주요 호르몬을 교란하는 큰 대가를 치러야 한다. 게다가 피임약은 테스토스테론 수치를 낮춰 성욕도 떨어뜨린다. 가장 끔찍한 점은 피임약 복용을 중단한 후에도 그 수치가 회복되지 않는다는 것이다. 장기적으로 테스토스테론이 감소하면 근육과 뼈가 약해지고 지속적으로 성적인 부작용을 겪는 등 다양한 문제가 생길 수 있다.

피임약은 또한 신경전달물질 수치에도 영향을 미칠 수 있는데, 특히 세로토닌 수치에 영향을 준다. 세로토닌은 기분을 조절하고 행복감을 불러오는 신경전달물질로 성욕이 생기는 데도 큰 역할을 한다. 맙소사! 그래서 피임약을 먹는 음부 소유자는 세로토닌 재흡수제를 복용할 가능성이 높으며, 그 결과 더 나쁜 상황을 맞게 된다. 즉 피임약 때문에 성욕이 낮아지고 우울해져서 나아지기 위해 세로토닌 재흡수제를 복용하지만, 성욕은 더 크게 떨어지고 오르가슴도 느끼지 못하게 된다. 만족스러운 성생활을 위한 바람직한 처방은 아니다.

그런데 에스트로겐에는 흥미로운 점이 하나 있다. 연구에 의하면, 에스트로겐은 성욕과 성적 흥분만이 아니라 파트너를 선택하는 데도 큰 영향을 끼친다고 한다.

정상적인 생리 주기 동안 에스트로겐 수치가 올라가면 음부 소유자의 성욕이 증가한다. 그러나 아무에게나 성욕을 느끼는 것은 아니고, 테스토스테론 수치가 높아 자녀에게 건강한 유전 물질을 제공할 수 있는 파트너를 선호하게 된다(이는 신체와 성별 정체성이 일치하는 이성애자 커플을 대상으로 한 연구이다. 더 많은 연구를 통해, 다양한 성 정체성을 지닌 커플에게서 에스트로겐이 성욕과 파트너 선택에 어떤 영향을 미치는지 알아보는 일도 흥미로울 듯하다).

하지만 피임약은 신체 내 에스트로겐 수치를 꾸준히 낮은 수준으로 유지시킨다. 연구에 따르면, 이는 피임약 복용자가 누구에게 성적으로 끌리고 누구를 파트너로 선택할지에 직접적인 영향을 미친다.

그렇다면, 궁금해진다. 피임약 복용을 중단하면 어떻게 될까?

연구자들은 음부 소유자들을 만나 그들 관계의 질적 수준에 대해 물어보았다. 첫 번째 그룹의 파트너는 피임약을 먹을 때 선택된 사람들이었고, 두 번째 그룹의 파트너는 약을 먹지 않았을 때 선택된 사람들이었다. 피임약 복용 중에 파트너를 선택한 첫 번째 그룹은 이제 파트너에게 성적으로 덜 끌린다고 답했다! 또 두 번째 그룹보다 파트너에게 성적으로 덜 흥분하며 파트너와 새로운 성적 실험을 하려는 욕구도 낮았다. 다른 연구도 비슷한 결과를 보여준다.

물론 모든 사람이 이런 문제를 겪지는 않는다. 확신컨대 피임약을 복용하는 음부 소유자들 중 많은 사람이 전적으로 만족스러운 관계와 성생활을 누리고 있을 것이다. 그러나 여전히 많은 이들이 피임약의 부작용에 대해 무지한 것은 사실이다. 만약 성 건강 측면에서 조금이라도 어려움을 겪고 있다면 복용 중인 모든 약을 다시 살펴보길 권한다. 어떤 부작용이 있는지 알아보고 대안을 찾아보아야 한다. 이렇게 모든 상황을 고려하고 행동하다 보면 섹스IQ도 높아질 것이다.

장

호르몬처럼 장도 오늘날 새롭게 떠오르는 연구 분야이며, 내가 집착하고 있는 주제이기도 하다. 앞으로 몇 년 내에 장내 박테리아가 건강과 웰빙의 다양한 측면에 미치는 영향에 대해 지금보다 많은 것을 알게 될 듯하다.

지금은 장이 성호르몬에 미치는 영향에 초점을 맞춰보겠다. 여러분은 장내 박테리아의 존재를 알고 있었는가? 장내 박테리아와 그것들이 생산하는 물질은 실제로 몸 안의 성호르몬 수치에 영향을 미친다. 동시에 호르몬은 장내 세균총의 다양성, 즉 장내 박테리아의 종류와 수를 조절한다. 다양한 종류의 박테리아로 구성된 장내 세균총은 건강의 주요 지표이다.

다시 말해 호르몬과 장내 세균총은 서로 영향을 주고받는다. 연구에 따르면, 발기부전으로 고통 받는 남성은 발기부전이 없는 남성보다 장내 미생물의 다양성이 부족하다고 한다. 그래서 일부 과학자는 발기부전 치료를 위해 프로바이오틱스[*]를 연구하기도 한다.

건강하고 다양한 장내 세균총을 지니기 위해 가장 좋은 방법은 운동과 알맞은 식단이다. 섬유질이 풍부한 식물성 식품을 다양하게 먹고 항생제 복용을 가능한 피해야 한다. 이미 1980년대에 항생제가 일부 장내 박테리아를 죽이고, 그 결과 에스트로겐 수치가 변한다는 사실이 알려졌다. 식이섬유를 더 많이 먹거나 고품질의 프로바이오틱 제제를 섭취하면, 더 높아진 성욕과 성적 흥분을 경험할 수 있을 것이다. 한번쯤 시도해볼 만하다.

피임약은 장 건강에도 영향을 미친다. 자연요법 의사인 졸린 브라이튼Jolene Brighten 박사는 피임약이 장 누수(장 점막이 손상되어 단백질이나 기타 유해물질이 체내로 새어나오는 증상)와 효모균 과잉 증식, 장내 미생물의 다양성 감소, 장운동 이상을 불러올 수 있다고 설명한다. 최악의 경우, 소장 세균 과증식증SIBO[*]으로 이어질 수도 있다. 이런 모든 증상이 성호르몬에 큰 피해를 주고, 성욕과 발기 능력, 질 윤활 능력에 영향을 끼친다.

호르몬에 영향을 주지 않는 피임 방법으로는 콘돔, 구리 IUD, 피임 스펀지,[**] 생리주기를 이용하는 방법 등이 있다.

모든 훌륭한 섹스는 장에서 시작된다고 말한 사람이 히포크라테스였던가? 내가 지어낸 말이긴 하지만, 장이 건강하면 성호르몬의 균형이 잡히고 몸은 더 건강해진다. 그러면 더 나은 섹스를 즐기고 섹스 IQ를 높일 수 있다. 건강한 식생활과 규칙적인 운동을 통해 성생활의 수준을 한 단계 높여보자.

[*]　소장에 정상적으로 존재하는 미생물의 수가 비정상적으로 증가하여 소화 장애나 설사, 복통 등을 유발하는 질환.

[**]　섹스시 질 속에 삽입하는, 살정제를 적신 일회용 폴리우레탄 스펀지.

영역 3.
협력

인간의 성적 자아 중 일부는 파트너와 어떻게 관계를 맺고 협력하여 의미 있고 만족스러운 친밀한 성 경험을 만들어나가는지에 달려 있다. 많은 상담자가 파트너로부터 단순히 섹스만이 아니라 친밀감과 유대감을 원한다. 그리고 이 두 감정을 공유하는 관계를 맺으려면 의도적인 협력이 필요하다.

많은 사람이 섹스를 할 때 자신들은 이미 협력하고 있다고 생각한다. 어쨌거나, 탱고를 추려면 두 사람이 필요하니까 말이다. 그러나 많은 경우 성생활에 관한 대화 없이도 파트너가 자신의 기분을 좋게 하는 방법을 알고 있어야 한다고 여기고, 상대방을 기쁘게 하기 위해 서로 노력하지 않는다. 그들은 곧 관계보다 일이나 자녀를 더 우선시하는 함정에 빠진다. 그리고 자신에게 쾌감을 주지 않는 파트너에게 실망하기 시작한다. 정서적으로 단절된 채 상대방을 소홀히 대하다가 서로 못마땅한 감정이 쌓이고 성생활은 악화일로를 걷는다. 관계의 이런 악순환은 흔하나, 의도적 협력을 통해 이런 굴레를 피할 수 있다.

먼저 협력을 위한 가장 중요하고 효과적인 도구는 꾸준하고 솔직한 의사소통이다. 대화는 윤활제와 같다고 내가 항상 주장하듯, 성적 만족도를 높이는 데 절대적으로 필요한 요소이다. 어찌나 중요한지, 이 책의 뒷부분에 별도로 한 장을 차지할 정도이다. 4장에서 섹스에 관한 대화를 하기 적절한 때와 단어, 말투를 알아내는 비결과 좋은 대화의 예시를 만날 수 있다. 여기서는 종종 무시되는 성적 협력의 두 가지 측면, 성 에너지와 성적 극성sexual polarity에 초점을 맞출 것이다.

성 에너지

섹스와 관계 모두 정서적 연결이 중요하다. 누군가와 감정적으로 친밀하게 연결되어 있을 때 침실 안팎에서 관계가 뿜어내는 에너지는 매우 귀중한 것이다. 모든 것에는 에너지가 존재한다.《미묘한 몸》*The Subtle Body*의 저자 신디 데일Cyndi Dale은 "인간의 몸은 수백 개의 하위 에너지 시스템으로 구성된 복잡한 에너지 시스템이다"라고 말했다.

에너지는 눈에 보이지 않지만 느껴진다. 우리 몸이 흥분 상태로 들어갈 때는 성적인 에너지가 느껴진다. 물론 몸 알아차림을 더 잘하게 되면 자신의 성 에너지를 더 잘 이해하게 될 것이다.

깊이 연결된 관계에서는 파트너의 성 에너지도 느낄 수 있다. 이를 위한 가장 좋은 방법은 깊은 호흡과 함께 서로를 만지며 눈을 바라보는 것이다. 파트너의 눈을 바라볼 때 자신의 느낌에 주의를 기울이면 상대방의 에너지와 연결될 수 있다. 이런 에너지의 연결은 친밀감을 형성하는 데 큰 역할을 한다.

많은 관계에서 갈등은 상대방이 자신에게 시간을 쏟지 않는다고 느낄 때 시작된다. 그러나 이런 상황의 진짜 문제는 두 사람이 연결되어 있다고 느끼지 못하는 데 있다. 파트너와 연결된 에너지가 끊어지면 섹스와 전반적인 관계가 정말로 악화된다.

물론 파트너와 함께 보내는 시간은 관계 유지에 매우 중요한 요소지만, 관계를 유지하는 데 항상 많은 시간이 필요치는 않다. 같이 지낼 시간이 부족하다면, 매일 단 몇 분이라도 파트너의 에너지와 연결되는 시간을 가지길 추천한다.

한 여성이 파트너와 섹스를 충분히 하지 못한다고 불평하며 상대와 단절된 느낌이라고 털어놓았을 때, 나는 그녀에게 파트너와 함께 호흡법을 연습하라고 조언했다. 매일 퇴근 후 그녀는 몇 분 동안 파트너와 서로 눈을 응시하며 조용히 깊은 호흡을 했다. 이 방법이 너무 힘들게 느껴지거나 파트너의 눈을 가만히 바라보는 일을 상상하기 어렵다면, 30초 동안 포옹하는 간단하면서도 강력한 방법도 있다. 이 커플은 호흡법 연습을 통해 서로의 에너지가 연결되어 있다는 감정과 함께 더욱 강한 친밀감을 느끼게 되었다. 곧 이런 에너지의 연결은 침실로도 옮겨갔고, 둘은 서로의 언어적·비언어적 신호에 더 예민하게 주의를 기울이게 되었다.

성적 극성

우리 몸은 자신과 상호 보완적인 에너지를 지닌 파트너를 바란다. 최대한 뜨거운 섹스를 위해 서로 상반되고 대립되는 에너지, 즉 반대 에너지가 필요하다는 뜻이다. 극성極性이란 극과 극이 서로 끌리는 것을 의미한다. 한쪽은 양극이고 반대쪽은 음극인 건전지를 생각해보라. 양극과 음극을 연결하면 전기가 흐른다.

특히 성적인 연결을 강화하고자 할 때 이 반대 에너지를 이해하는 것이 중요하다. 이는 또한 자신의 성적 흥분을 이해하는 데도 도움이 될 수 있다. 더 많은 자력과 전기가 흐르는 화끈한 섹스를 위해서는 반대 에너지를 극도로 높여야 한다. 상대방의 에너지와 더 강하게 대립할수록 더 많은 끌림을 느낄 것이다.

성적 극성의 양 끝에는 남성적 에너지와 여성적 에너지가 있다. 이는 성별 이분법에 의한 분류가 아니며, 사람은 보통 두 유형의 에너지를 모두 지니고 있다. 혼동되기 쉬운 개념이지만, 성 에너지를 이해하는 데는 도움이 된다. 이 주제로 존 와인랜드John Wineland 코치와 방송한 팟캐스트는 그해에 가장 높은 청취 횟수를 기록했다. 문제는 많은 사람이 (당연하게도) 남성적이라거나 여성적이라는 말에 연연한다는 점이다. 일반적으로 남성성과 여성성에 관한 이야기는 성별 또는 성적 지향성과 연관되곤 한다. 그러나 지금은 우리 안에 이 두 에너지가 모두 존재한다고 인식하기를 바란다. 동성애 관계에서도 남성적 에너지와 여성적 에너지가 존재한다. 이런 시각으로 관계를 바라보면, 이 두 에너지를 파트너와의 관계에서 일어나는 끌림과 흥분을 이해하는 데 도움을 주는 도구로 사용할 수 있다. 물론 이는 과학이기라기보다는 의견에 가깝다. 왜냐하면 내 목표는 여러분이 에너지와 욕망에 대해 다른 방식으로 생각하도록 돕는 것이기 때문이다.

앞서 말했듯, 모든 사람이 남성적 에너지와 여성적 에너지를 가지고 있다. 다만 그 조합이 다를 뿐이다. 이 에너지 조합을 고려하면 성별의 전체 스펙트럼을 더 잘 이해할 수 있다. '남성적' '여성적'이라는 용어가 마음에 들지 않는다면, 대립되면서도 서로 연결되는 힘을 상징하는 '음'과 '양'이라는 단어로 대체할 수도 있다.

남성적 성 에너지는 임무 지향적이고 과감하며 주도적이고 계획적인 반면, 여성적 성 에너지는 더 자유롭고 개방적이며 직관적이고 창조적이다. 일반적으로 성적인 접촉 중에는 한 가지 성향의 에너지를 발산하는 것이 선호되지만, 사람에 따라 두 에너지 사이를 오가는 것을 더 좋아할 수도 있다. 남성적 에너지가 더 강할 때도 있고, 여성적 에너지가 더 강할 때도 있다. 이 또한 참 멋진 일이다. 그리고 바로 이때가 파트너와의 협력이 필요한 때이다. 두 사람은 자신들의 다른 면을 보여주며 즐길 수 있다. 평소와는 반대되는 에너지에 기대어 자신의 성 에너지를 증가시킬 수 있다.

섹스와 관련해 남성적 에너지가 보통 주도적으로 이끌어가는 편이라면, 여성적 에너지는 보다 수용적인 편이다. 남성적 에너지를 가진 파트너는 계획을 세워 그날 저녁 일정을 정하고 상대방에게 이를 알려준다. 이때 상대방에게 최선이 되도록 항상 신경 쓴다. 여성적 에너지를 가진 파트너는 기본적으로 상대방의 의견에 순응해 그 계획을 받아들이고 따른다. 즉 한쪽이 이끌면 다른 쪽은 이를 따른다.

나는 내가 흥분하려면 여성적 에너지에 몸을 맡겨야 한다는 사실을 깨달았다. 여성적 에너지가 흐를 때 섹스에 불이 붙었다! 일을 하는 낮에는 보통 남성적 에너지가 나를 지배했다. 일에 집중하고 회의에 참석하며 하루를 보낸 후 그날 저녁 파트너와 섹스를 하고 싶다는 생각이 들면 의식적으로 에너지를 전환하기 위해 그라운딩grounding 명상*과 스트레칭을 하고 호흡법을 연습했다. 우리의 에너지 시스템은 서로 연결되어 있었기에, 내 파트너에게서는 남성적인 에너지가 증대되었다. 내가 뿜어내는 에너지는 일반적으로 파트너에게서 반대되는 에너지를 불러온다.

남성적 에너지 속에 있을 때의 내 파트너는 책임감 있고 시원하며 유능하고 안정적인 사람이 되어 책임지고 계획을 세워 일을 추진했다.

---

* 땅의 에너지를 받아들여 몸과 마음을 안정시키고 스트레스와 불안을 해소하기 위한 명상의 한 종류.

그러면 나는 내 여성적 에너지를 더 많이 느꼈다. 그가 "목요일 7시에 우리가 제일 좋아하는 초밥 집에 예약해놨어. 데리러 갈게"라고 할 때면, 그가 보여주는 단호함, 계획성, 자신감 덕분에 내 속에서 저녁에 대한 기대감과 더불어 그를 돌봐주고 싶은 마음과 우리 사이의 연결감이 생겨났다. 긴장이 사라지고, 지금 살아 있다는 기분과 내 몸의 감각을 생생하게 느꼈다. 수용적인 여성적 에너지는 호기심과 가벼운 기분을 선사했다. 아름다운 저녁노을을 알아차리고 손짓하거나, 조금 유치한 소리 같지만 잠시 멈춰 서서 장미 냄새를 맡을 수 있게 해주었다.

보통 여성적 에너지에 집중하지 않을 때의 나는 더 딱딱한 분위기를 풍기며 대장처럼 군다. 수용적인 기분이 아니기에 파트너의 손길에 덜 반응한다. 아주 미묘한 차이지만, 이런 순간이면 우리 사이가 삐걱거린다는 느낌이 들었다. 둘 다 에너지가 닳아버린 건전지와 같은 상태인 것이다.

동성 사이의 관계에서도 같은 원리가 적용된다. 누군가는 남성적 에너지로 이끌어야 하고 누군가는 여성적 에너지로 받아들여야 한다. 그리고 세상에는 앞으로 나아가 주도권을 잡는 것을 좋아하는 음부 소유자들도 많다. 내가 말하는 남성성과 여성성은 성기에 따라 나뉘는 것이 아니다. 이것은 성적 극성의 순환하는 성질 때문이며, 이 성질을 이해하면 끌어당김과 욕망의 본질을 알고 이 둘을 향상시킬 수 있다.

성 에너지가 비슷한 커플의 관계는 성적 긴장 없이 보다 플라토닉한 성질을 띤다. 보통 이런 상황은 오래된 관계의 두 사람이 새롭지도 놀랍지도 않은 뻔한 활동을 하며 계속 시간을 보낼 때 자주 생긴다. 성적으로 짜릿한 감정을 계속 누리고 싶으면, 함께 노력해 의식적으로 극성을 유지하는 것이 중요하다.

평소와 다르게 섹스를 먼저 시작하지 않던 파트너가 남성적 에너지를 불러들여 주도권을 가지고 행동해보면 재미있을 것이다. 이 사람이 섹스는 물론 그날 저녁 전체의 계획을 세워보면 훨씬 더 좋을 것이다. 이런 행동은 상대방에게 여성적 에너지를 탐색할 기회를 선사한다.

나는 젠과 도리라는 커플을 상담했다. 그들은 주도적 태도와 수용적 태도를 서로 번갈아 취하기를 좋아했다. 어느 때는 젠이 지배당하거나 지시받고 싶어 했고, 또 다른 때는 도리가 편안히 누워 통제권을 내려놓고 모든 것을 받아들였다. 두 사람 모두 다른 성별의 옷을 입고 권위적인 인물을 연기하는 역할 놀이를 즐겼다. 이런 행동을 통해 자신들의 음양 에너지를 다양한 방식으로 나타냈다.

이렇듯 반대 에너지 사이의 대립은 무수히 많은 방식으로 만들어낼 수 있다. 다만 분명한 목적과 새로운 것을 기꺼이 받아들이려는 마음이 필요하다.

남성적 에너지나 여성적 에너지에 빠져 있을 때 주의를 기울여보면, 하는 일에 따라 하루의 에너지가 조금씩 바뀐다는 사실을 알 수 있다. 이때는 그냥 어떤 에너지가 흐르고 있는지를 느끼면 된다. 그러면 파트너와 함께 있을 때 둘 사이에 더 강렬한 극성을 만들어내는 에너지가 생겨난다.

극성을 탐색하고 싶다면, 파트너와 번갈아 섹스의 주도권을 잡으면 된다. 아마 일주일이나 한 달에 한 번 정도면 적당할 것이다. '남성적 에너지'를 택한 파트너가 날짜를 정해 계획을 세우고 침실을 지배하면 된다. 다른 쪽은 상대방의 계획에 따라야 하며, 자신이 직접 나서거나 상대방이 정한 계획에서 벗어나고 싶은 충동을 따르지 않도록 주의해야 한다. 통제권을 포기하고 파트너가 이끌도록 내버려두면, 편안한 감정 속에서 더 많은 여성적 에너지를 받아들일 수 있다.

호흡은 성적 에너지를 연결하고 교환하는 강력한 방법이다. 탄트라 호흡법은 오르가슴을 하루 종일 지속시키기 위한 것이 아니라, 파트너 간의 성 에너지를 활성화하고 친밀감과 서로 끌어당기는 힘을 키우기 위한 방법이다.

연습을 위해 서로 마주 보고 앉는다. 이상적인 자세는 한 명이 상대방의 무릎 위에 앉아 다리로 그 사람의 허리를 감싸는 것이다. '아래' 있는 사람이 이 연습과 그 후의 행동에서 남성적 에너지를 가지고 이끄는 역할이다. 이 사람은 토대를 제공한다. 위에 있는 사람은 받아들이는 여성적 에너지를 지닌다. 앉은 위치를 바꿔, 반대되는 성적 에너지도 한번 느껴보도록 한다.

자세가 안정되면, 서로의 눈을 바라보며 호흡한다. 몇 분이 지나면 두 사람의 호흡이 저절로 동기화될 것이다. 여기서 멈춰도 상대방과 깊게 이어져 있는 느낌을 맛볼 수 있다. 그러나 한 걸음 더 나아가 함께 움직여본다. 엉덩이를 좌우로 흔들며 같이 리듬을 찾아본다. 아래 있는 사람이 위에 있는 사람에게 에너지를 주는 이 행동은 성 에너지를 활성화한다. 둘 사이를 오가는 에너지의 강력한 느낌에 아마도 충격을 받을 것이다.

이것은 성 에너지의 교환에 호기심을 가진 커플에게 좋은 연습이다. 또한 과거의 불꽃 튀던 관계가 그리운 커플에게도 많은 도움이 된다. 몇 분 만에 상당한 효과를 얻을 수 있을 것이다.

영역 4.
자기 이해

앞에서 우리는 욕망의 정의와 성적 흥분 상태에서 그 욕망이 어떻게 드러나는지를 살펴보았다. 그러나 사실 욕망은 침실로 들어가기 훨씬 전부터 만들어진다(아닐 때도 있지만). 심지어는 파트너를 보기도 전에 생기기도 한다. 무수히 많은 환경적·신체적·심리적 요인이 욕망의 도우미가 되거나 방해꾼이 된다.

자신이 어떤 존재인지 알고 있는가?

섹스의 관점에서 자기 이해란 자신의 흥분 패턴과 욕망을 느끼기 위해 정확히 무엇이 필요한지를 이해하는 것이다. 수년에 걸쳐, 나는 내가 섹스를 하고 싶은 기분이 들려면 무엇이 필요한지 알아냈다. 우선 파트너와 연결되어 있다는 느낌이 필요했으므로, 대화가 최우선이었다. 또 안전하다는 느낌도 중요했기에 내 욕구에 주의를 기울이는 파트너와 함께 했다. 조금 더 주의를 기울여 자신이 원하는 것을 알기만 해도 성생활을 확실하고 솔직하게 탐색하는 데 도움이 되었다.

주변에 존재하는 쾌락의 도움 요소와 방해 요소를 알아내야 한다. 에밀리 내고스키Emily Nagoski는 《원래의 모습으로 가다》*Come as You Are*라는 저서에서 성적 욕망을 느끼는 능력에 상황과 환경이 영향을 미치는 현상을 '맥락적 성적 욕망'contextual sexual desire이라는 개념으로 설명한다. 에어컨을 너무 세게 틀어 피가 얼어붙을 듯 추운 곳에서는 자신의 성 에너지가 체온을 유지하느라 전부 고갈된 것처럼 느껴진다. 비슷하게, 욕망의 흔한 방해 요소로는 옆방의 아이들 소리나 시끄러운 TV 소리, 과식, 어수선한 침실 등이 있다.

자신에게 도움이 되는 요소와 그렇지 않은 요소를 알면, 마음과 몸이 쾌락을 위해 대비하도록 환경과 일정을 조정할 수 있다. 그러면 필요한 때에 욕망을 느끼고 흥분 상태로 들어가기가 더 쉬워진다.

그 때문에 나는 종종 섹스를 위한 시간을 미리 정하라고 조언한다. 너무나 많은 사람이 때를 정해서 하는 섹스는 지루하다거나 서글프다고, 혹은 성생활이 시들어가는 신호라고 생각한다. 그러나 욕망을 구축하기에 이상적인 환경을 만들 여유가 주어지기에, 실제로는 화끈한 섹스를 경험하게 된다. 이상적인 환경은 두뇌와 몸에 작용하여 욕망에 시동을 걸고 흥분 상태로 빠르게 돌입하도록 도와준다.

여러분과 파트너가 토요일 밤의 섹스를 계획했다고 가정해보자. 분위기를 조성하기 위해 필요한 모든 것을 미리 준비할 수 있다. 주말에 섹스를 한다는 사실과 그 쾌감을 떠올리기만 해도 욕망에 불을 붙이는 데 도움이 된다. 그래도 부채질을 좀 더 해보자(말하자면 말이다). 아이들이 그날 밤에 할머니 집에서 자고 오도록 계획할 수도 있다. 촛불과 부드러운 새 이불, 멋진 음악으로 분위기를 잡을 수도 있다. 섹시한 분위기를 낼 수 있는 것이라면 무엇이든 효과가 있을 것이다.

그날 일찍 시간을 내어 긴장을 풀고 다른 종류의 쾌락에 취해보는 것도 좋다. 거품 목욕을 하거나 낮잠을 자거나 샤워를 하고 로션으로 천천히 호사스러운 마사지를 하는 것이다. 누가 알겠는가? 데이트 전에 포르노를 보며 흥분하는 게 도움이 될지.

요점은 무엇이 여러분의 욕망을 부추기는지를 정확히 알고 있어야 쾌락을 극대화하는 이상적인 환경을 의도적으로 만들 수 있다는 것이다. 쾌락은 더할수록 커지며 주고받기도 더 쉬워진다. 쾌락은 쾌락을 낳는다!

의도적으로 욕망을 일으키는 행동은 쾌락 추구에 있어 매우 중요한 요소지만, 많은 사람들이 자신의 욕망을 자극하는 원인과 방해하는 원인을 전혀 모른다. 다만 언제 욕망을 느끼며 언제 그렇지 않은지만을 알 뿐이다. 이 연습은 개인마다 고유한 욕망의 자물쇠를 여는 열쇠가 무엇인지 찾아내도록 도와줄 것이다.

아래의 질문에 자신의 욕망을 일으키는 데 얼마나 중요한 요소인지에 따라 1에서 10까지의 점수로 답해보자. 1은 '전혀 중요하지 않음'을, 10은 '매우 중요함'을 나타낸다. 항목의 순위를 정하기보다는 각 항목에 점수를 매겨라.

파트너와 섹스할 때 흥분하기 위해, 다음의 항목이 얼마나 중요한가?

- 파트너와 정서적으로 연결되기. 섹스 전에 함께 시간을 보내고 대화를 나누어야 한다. (　　　점)
- 재미있는 일을 함께하기. 섹스 전에 맛있는 식사나 재미있는 영화, 신체적 활동을 같이 즐겨야 한다. (　　　점)
- 파트너가 나를 유혹하기. 섹스 전 흥분하기 위해 필요하다. (　　　점)
- 파트너가 멋지게 보이기. 성적으로 흥분하려면 파트너가 시간을 들여 자신을 꾸미고 멋지게 차려입어야 한다. (　　　점)

- 자신이 멋지게 보이기. 멋지게 차려입어 스스로의 외모에 자신감을 가진 상태여야 한다. (점)
- 포르노나 야한 영화 등 성인물 시청하기. (점)
- 파트너를 안전하고 편안하게 느끼기. (점)
- 섹스 전에 선물(예를 들어 꽃이나 속옷, 성인 장난감 등) 주고받기. (점)
- 파트너와 깜짝 데이트 하기. (점)

이제 점수를 살펴보고, 5점 이상 받은 항목을 특별히 눈여겨보자. 미래의 섹스를 위해 이 항목들을 잘 활용해야 한다.

예를 들어, 가장 높은 점수를 받은 항목이 '섹스 전에 재미있는 일을 함께하기'라고 가정해보자. 저녁에 소파에 누워 뒹굴거리며 TV나 보면서 에로틱한 욕망이 생기길 기대해서는 안 된다! 그러는 대신 자신의 욕망을 크게 자극하려면 어떤 종류의 활동을 해야 할지 자문해보라.

답을 알아내기 위해서는 가장 흥분했던 때를 떠올려본다. 어쩌면 운동 직후에 항상 섹스에 대한 욕구가 커졌을지도 모른다. 둘 다 땀에 젖고 혈액순환이 활발해져 매우 흥분될 수 있었던 때였으므로 굉장한 섹스를 경험했을 것이다. 멋진 일이다! 욕망을 더 키우기 위해 함께 할 수 있는 새로운 신체 활동을 찾아보자. 이런 상황은 생물학적으로도 설명이 가능하다. 운동을 하면 기분을 좋게 하는 호르몬이 체내에서 분비되어 혈류를 자극하고 흥분 상태에 쉽게 이르도록 돕는다.

이런 논리를 알고, 앞으로 섹스를 할 때는 높은 점수를 받은 항목들을 잘 활용해야 한다.

앞서 나온 항목 가운데 시도해본 적 없는 것이 있다면, 지금이 바로 실험해보고 그 효과를 알아볼 때이다. 파트너가 있다면, 점수 결과를 파트너와 공유하면 좋다. 파트너도 같은 질문에 답하게 하고 결과를 비교해보면 더 좋다. 이를 통해 서로를 더 잘 이해할 수 있으며, 두 사람 모두 흥분하기 수월한 상황을 만드는 데 도움이 될 수 있다.

미래의 파트너와 대화하거나 혼자 하는 섹스를 개선하는 데에도 좋은 정보가 될 것이다. 혼자 하는 섹스에 대해서는 뒤에서 자세히 설명할 것이다. 높은 점수를 받은 항목들이라고 해서 섹스를 할 때마다 전부 하려고 들 필요는 없다. 자신의 욕망을 자극하는 요소를 알기만 해도 쾌감을 높이는 데 도움이 된다.

핵심 욕망

한 걸음 더 나아가, 자신의 '핵심 욕망'을 알아냄으로써 자기 이해를 더 튼튼하게 할 수 있다. 나는 이 단어를 에로티시즘 전문가 잭 모린Jack Morin의 연구를 바탕으로 성교육자인 셀레스트 허슈먼Celeste Hirschman과 대니얼 해럴Danielle Harel이 함께 쓴 책《함께 가기》*Coming Together*에서 배웠다. 핵심 욕망은 섹스 중에 경험하고 싶은 특별한 감정이다.

핵심 욕망은 일반적으로 선택의 결과가 아니라 어린 시절의 생생한 경험에서 비롯된다. 전문가들은 이 욕망을 어린 시절의 상처를 치유하려는 뇌의 시도로 본다. 완벽해 보였을지라도 상처 없는 어린 시절은 존재하지 않는다. 모두들 알겠지만 말이다. 대표적 저서《에로틱한 마음》*The Erotic Mind*에서 잭 모린은 누구나 어린 시절의 어느 시점에 좋든 나쁘든 성적 반응을 불러일으키는 경험을 하게 되고, 그 경험이 성적 존재로서 가지는 특별한 감정의 토대가 된다고 주장했다. 이 감정이 바로 핵심 욕망이다.

때로 우리의 핵심 욕망은 충족되지 않은 어린 시절의 욕구에서 태어나기도 한다. 혹은 어린 시절 우리가 경험하고 싶었지만 하지 못한 감정이나 느낌일 수도 있다. 이 핵심 욕망은 성인이 되어 섹스 중에 우리가 가장 경험하고 싶은 느낌으로 나타난다. 사랑이나 숭배를 받고 싶다, 누군가가 자신을 욕망했으면 좋겠다, 짓궂게 굴고 싶다, 상대의 관심을 끌고 싶다 등. 구체적인 상황을 원한다기보다는 어떤 느낌을 바라는 것이다. 이렇듯 성적 흥분을 불러오고 고조시키는 감정의 목록은 끝이 없다.

자신의 핵심 욕망을 파악하기 전까지는 성적으로 온전히 만족하기 어렵다. 알지 못하면 해소할 수 없는 성적 갈증이라고 생각하면 이해하기 쉬울 것이다. 자신의 핵심 욕망을 잘 알게 되면, 정확히 어떤 감정이 가장 크고 충실한 성적 쾌감을 불러오는지 알기에 언제나 원하는 바를 이룰 수 있다.

대부분의 사람은 자신의 핵심 욕망에 대해 생각해본 적이 없으므로 새로운 성적 상황이란 모두 우연의 결과이다. '괜찮으면 좋겠다! 두고 보면 알겠지'라고 생각하며 새로운 상황에 뛰어든다. 또는 익숙하지만 만족스럽지는 않은 성적 상황을 맞이해 다소 체념하기도 한다. '오, 또 이런 식이군.' 그러나 사실 여러분도 이 판에서 발언권이 있다. 핵심 욕망과 해결하고 싶은 문제를 알아내기만 하면, 나머지는 쉽게 풀어낼 수 있다. 자신이 원하는 성적인 상황을 연기함으로써 가장 느끼고 싶은 감정을 경험해볼 수 있다.

오르가슴에 도달하는 것과는 다른 이야기이다. 성 경험에서 진정한 만족감을 느끼고 충족되기 위해서는 먼저 성적 존재로서의 자신을 깊이 이해해야 한다.

스스로 이런 질문을 던져보라. 자신이 가장 섹시했던 과거의 순간이나 섹시하게 보일 것 같은 상상의 순간을 생각하면 무엇이 떠오르는가? 상황을 지나치게 자세히 떠올리거나 정교한 환상을 그려낼 필요는 없다. 아주 작고 사소해 보이는 흥분 요소에서도 많은 것을 알아낼 수 있다. 특히 떠올린 순간들에서 어떤 패턴을 찾아낼 수 있다면 더욱 좋다. 이런 패턴은 핵심 욕망을 찾아내기 위한 단서이다.

그런 순간을 알아냈다면, 조금 더 깊이 들어가 스스로에게 다시 한 번 물어보자. 그런 실제 또는 상상의 순간에 느낀 감정은 무엇인가? 사랑받는다고 느꼈는가? 혹은 자신감이 강하게 느껴졌는가? 아니면 수치심이나 굴욕감을 느껴 깜짝 놀랐는가? 사람의 핵심 욕망은 자신을 성적으로 가장 흥분시키는 이런 감정을 통해 찾아낼 수 있다. 성적 환상 속 또는 가장 흥분되는 실제 상황이 핵심 욕망을 경험하는 순간이다.

평소의 성적 환상과 핵심 욕망이 어떻게 연결되는지에 대한 이해를 돕기 위해 몇 가지 예를 들어보겠다.

공공장소에서 섹스를 한다는 생각에 흥분하는 사람이 있다면, 이 사람의 핵심 욕망은 파트너가 언제 어디서든 조금도 기다릴 수 없을 정도로 자신을 원하기를 바라는 것일 수도 있다. 혹은 윤리적으로 잘못된 행동을 함으로써 자신을 다소 음란하다거나 무법자처럼 느끼고 싶은 것일 수도 있다.

좋아하는 고급 레스토랑에서의 호화로운 식사 초대 같은 깜짝 데이트를 선사하는 파트너를 꿈꾸는 사람은 보살핌을 받고 싶거나 남들에게 소중한 상대로 여겨지고 싶은 핵심 욕망을 가진 것이다. 파트너가 애써 멋진 저녁을 계획했고, 또 자신이 좋아하는 식당을 알고 있다는 사실 때문에 사랑과 예쁨을 받고 있다는 느낌을 얻는 것이다. 혹은 누군가가 자신에게 구애하기 위해 애쓰는 모습을 통해 소중한 사람으로 대해지고 싶다는 핵심 욕망이 드러나는 것일 수도 있다.

파트너의 얼굴에 사정하는 생각으로 매우 흥분하는 음경 소유자의 핵심 욕망은 파트너가 자신의 모든 것을 받아들여주기를 바라는 것일지도 모른다. 얼굴에 정액을 맞아주는 파트너라면 자신의 어떤 행동이라도 용납해주리라 믿는 것이다. 혹은 다소 추잡한 행동을 하고 싶은 핵심 욕망이나, 파트너를 절대적으로 통제하고 싶은 욕망에서 나온 행동일 수도 있다.

핵심 욕망의 옳고 그름을 따져서는 안 된다. 욕망은 단지 욕망일 뿐이다. 그리고 자신의 핵심 욕망을 알게 되면, 섹스 IQ와 성적 만족도가 극적으로 올라갈 것이다.

자기 이해에는 섹스 IQ의 다른 영역을 발달시키며 알게 된 자신에 관한 모든 사실이 포함된다. 여러분은 한동안 운동을 하지 않은 탓에 섹스가 내키지 않았다는 사실이나 복용하는 약 때문에 흥분되지 않는다거나 성적 극성이 부족해져 관계의 불꽃이 사라졌다는 사실을 깨달을지도 모른다. 이런 인식은 성적 존재로서 자신의 현재 위치를 이해하기 위한 중요한 디딤돌이 된다. 그렇게 얻은 지식은 해결책을 찾기 위한 첫 걸음이 되며, 출발점이 어디든 그때보다 더 나은 섹스를 경험할 수 있다.

삶에서 자신과의 관계보다 중요한 것은 거의 없으며, 이 관계를 개선하기 위해서는 자기 이해가 필요하다. 이 책이 소개하는 마음챙김 자위나 파트너와의 열린 대화, 핵심 욕망을 철저히 탐구하는 행동을 통해 자기 이해를 눈에 띄게 키울 수 있을 것이다.

이 작업을 시작하기 전까지 나는 파트너에게 내가 어떤 대우를 받고 싶은지, 무엇이 나를 흥분시키는지 말할 수 없었다. 무엇을 원하는지 몰랐기 때문이다! 그러니 지금 여러분이 그런 상태라고 해도 걱정할 필요는 없다. 이 책의 목표가 바로 여러분이 고유한 쾌락을 소유한 독특한 성적 존재로서의 자신을 더 잘 알아차리도록 돕는 것이기 때문이다.

자, 자신이 어떤 사람인지 알아낸 다음에도 중요한 단계가 하나 더 남아 있다. 이제 섹스 IQ의 마지막 영역으로 넘어가보자.

영역 5.
자기 수용

진정한 쾌락을 경험하려면, 자신의 모든 면을 받아들이고 사랑하며 자신감을 가져야 한다. 여기에는 과거의 실수나 성 경험, 현재 자기 외모나 욕구, 연인으로서의 능력, 성적 여정에서의 지금 위치는 물론 자신만의 고유한 결핍이나 욕망까지 포함된다. 또한 다른 영역을 탐구하며 알아낸 자신에 대한 모든 진실도 받아들여야 한다. 우리는 이 중 많은 것을 통제할 수 있을 뿐만 아니라, 일단 그것을 받아들여야 변화를 일으키는 데 필요한 단계를 밟을 수 있다.

자신을 있는 그대로 받아들이는 일은 많은 사람들에게 가장 힘든 일 중 하나이다. 미디어가 묘사하는 미의 기준과 소셜미디어에 올라오는 보정된 사진을 보며, 자신을 다른 사람보다 부족하다고 느끼는 일이 매우 흔하다. 있는 그대로의 자신을 받아들이고 사랑하는 법을 배우려면 꾸준한 노력이 필요하다.

불행히도 섹스에 대한 자신감 부족도 매우 흔하다. 이 글을 읽는 사람 중 성적으로 모든 면에서 자신 있는 사람은 없을 것이다. 세상에서 가장 섹시한 사람이라는 명성을 가진 이들조차 이런 불안감을 느낀다. 그러니 안심하길 바란다.

삶의 다른 영역에 대한 자신감 또는 자신감 부족이 성적인 자신감에도 영향을 미친다. 성적인 측면에서 자신을 진정으로 받아들인다는 말은 자기 삶의 모든 부분을 받아들인다는 것을 의미한다.

종종 자기 이해의 영역이 발달하면 있는 그대로의 자신을 받아들이기가 쉬워진다. 나이가 들며 성적으로 자신감을 갖게 된 음부 소유자에게서 이런 모습을 자주 본다. 연륜이 쌓이며 그들은 자신이 어떤 사람인지 깨닫고 자신이 무엇을 좋아하는지 알게 된다. 비록 몸은 노화해 예전과 달라졌지만, 대신 소중한 지혜와 경험을 얻은 것이다.

그렇다고 해서 갑자기 자신의 모든 것이 완벽하다고 믿으라는 말은 아니다. 다만 자기 연민self-compassion을 실천하면 있는 그대로의 자신을 받아들이는 험난한 여정을 가는 데 도움이 된다. 자신에게서 가장 마음에 들지 않는 부분조차 여전히 사랑스럽고 소중하며 쾌락을 누릴 자격이 있다는 점을 스스로에게 상기시켜야 한다.

자기 연민을 실천할 때의 필수 요소는 스스로에게 하는 말, 즉 머릿속에서 끊임없이 자신을 비판하는 문장을 걸러내는 것이다. 많은 사람이 무의식적으로 하루에도 수백 번씩 마음속에서 자신을 원망하고 비난한다. 스스로에게 부정적인 말을 되풀이하는 사람이 타인에게 친밀감을 느끼고 그를 받아들이기란 쉽지 않다.

이를 고치기 위해서는 먼저 자신의 이런 행동을 인식하는 것이 중요하다. 그리고 이런 부정적인 생각을 의식적으로 바로잡아야 한다. 자신에 대한 부정적인 생각이 떠오를 때마다 긍정적인 말로 물리쳐라. 예를 들어, "나는 내 몸을 있는 그대로 사랑한다. 내 몸은 쾌락을 누리고 사랑을 받을 자격이 있다"고 말하면 된다. 여러 문장을 실험해보고, 자신에게 힘을 북돋워주는 진실어린 말을 찾아보자.

우리 몸에 감사하는 연습을 해보는 것도 좋다. 몸이 나를 위해 하는 모든 일을 생각해보자. 특히 자신 없는 신체 부분이 하는 일을 떠올리고 그 부위에 감사를 표하라. "허벅지야 계단을 올라갈 수 있게 해줘서 고마워"처럼 말이다. 마음에 안 드는 신체 부분의 기능에 고마운 마음을 가질 때, 우리는 그 부위를 받아들이는 법을 배우게 된다.

사람들 대부분이 깨닫지 못하는 사실이 있다. 성적 자신감이란 완벽함이나 많은 성 경험, 사회가 섹시하다고 여기는 외모에서 비롯되는 게 아니라는 점이다. 커다란 페니스도, 30초 만에 파트너를 오르가슴에 도달시키는 방법을 아는 것과도 상관이 없다. 성적 자신감은 자기 자신을 긍정적으로도 부정적으로도 보지 않는 중립적인 판단력에서 생겨난다. 자기 자신과 조화롭게 살면 된다. 이것이 바로 자기 수용이다.

섹스할 기분이 들지 않거나 침실에서 무언가가 거슬릴 때, 문제를 정확히 집어내기 위해 나는 섹스 IQ의 다섯 영역을 마음속으로 훑는다. 그리고 깨닫는다. "아하! 한동안 운동을 안 했구나"라든가 "최근 마음이 불안했네. 마음챙김을 안 했어"라든가, "지금 파트너와의 사이에 생긴 문제를 해결해야 다시 그 사람이랑 하고 싶을 것 같아"라고 말이다. 여러분도 성생활에 이 다섯 영역을 활용해 성적 통제력을 되찾고 원하는 쾌락을 얻기를 바란다.

잠시 독서를 멈추고 섹스 IQ의 다섯 영역, 즉 몸 알아차림, 건강, 협력, 자기 이해, 자기 수용을 떠올려보자. 지금 자신이 어떤 상태인지, 다섯 영역 중 어느 부분에 집중하고 싶은지를 찬찬히 생각해보자. 이 책에 나온 조언이 직접적으로는 관련 없어 보일지라도 차근차근 따라가다 보면 모든 영역의 섹스 IQ가 높아져 더 끝내주고 더 똑똑한 섹스를 경험할 수 있을 것이다.

책의 다음 부분에서는 자위나 체위, 다양한 성행위를 통해 쾌감을 높이는 구체적인 방법이 나올 것이다. 책을 읽는 동안 이런 행동을 섹스 IQ의 맥락에서 생각해보길 권한다. 그러다 보면 이제 자신이 섹스에 대해 더 똑똑해지는 길에 제대로 서 있음을 깨닫게 될 것이다.

2

쾌락 도둑을 물리쳐라

섹스를 방해하는 감정들

궁극적으로 쾌락 도둑은 우리를 현재에 집중하지 못하게 함으로써 쾌락을 훔쳐 간다. 쾌락은 스쳐 지나가는 존재이기에, 출렁이는 뱃살, 셀룰라이트, 더러운 접시로 가득 찬 싱크대, 고통스러운 성관계에 대한 두려움 같은 것들이 섹스를 온전히 경험하고 즐기는 것을 방해할 것이다.

섹스에 대해 다시 배우고 나 자신의 쾌락을 우선시하기 전, 나는 A 성격 유형*의 바쁜 일 중독자였다. 누군가와 연애라도 할라 치면, 금요일 저녁마다 서둘러 차를 몰고 직장에서 집으로 돌아와 재빨리 옷을 갈아입고 데이트를 위해 화장을 고쳤다. 그러는 동안 내내 매우 큰 스트레스를 받았다.

대체로 미리 계획한 그날의 할 일을 다 완수하지 못한 상태로 머릿속의 생각 '꼭지'가 수백만 개는 열려 있었다. '엄마가 6번이나 부재중 전화를 남겼는데, 아직 전화를 못 걸었어……'라거나 '내일 중요한 미팅이 있는데 아직 준비가 다 안 됐어……' 하고 끊임없이 딴생각을 했다. 그러면서도 남자친구도 보고 싶었다. 그래서 일하는 자아는 애써 벗어두고, 여자친구에 알맞은 자아와 옷을 입고 그를 만나러 갔다.

애인을 만나 감정을 교류하고 친밀감을 느끼기를 일주일 내내 무

---

* A 성격 유형은 시간 압박에 민감하고 완벽주의적인 기질을 가진 사람을 말한다.

척 기대하고 있었기에 대개는 곧장 침실로 향했다. 하지만 막상 침실에서 나는 섹스에 빠져들 수가 없었다. 에로틱하거나 섹시한 느낌도 유대감도 아무것도 느낄 수 없었다. 욕망이 깨어나지 않았다. 몸은 침대 위에 있었지만 마음은 여전히 일터를 서성거렸다. 당시 사귀는 중이었던, 누가 봐도 섹시한 남자가 아무리 애를 써도 흥분이 되지 않았다. 그도 나의 스트레스와 불안감, 산만함에는 대적하지 못했다. 곧 나는 그런 상황에 수치심을 느꼈고, 내 마음은 업무 생각을 하느라 긴장을 풀고 즐기지 못한다는 자책감으로 가득 찼다.

나만 그랬을까? 혹시 비슷한 경험을 한 적은 없는가?

스트레스, 트라우마, 수치심

이제 성적 잠재력을 좀먹을 가능성이 가장 높은 심리적 요인, 소위 '쾌락 도둑'을 살펴볼 참이다. 침실에서 슬그머니 흉한 얼굴을 들이미는 쾌락 도둑 패거리가 우리 모두를 따라다닌다. 어떤 도둑일지는 각자의 양육 환경과 성에 관련된 경험에 따라 다르다. 과거를 돌아보고 이런 나쁜 놈들을 발굴해내기란 쉽지 않다. 때로는 고통스럽기까지 하다. 그러나 진정으로 찾아낼 만한 가치가 있다. 자신에게 가장 빈번히 나타나는 도둑이 무엇인지, 어떤 모습으로 침실에 나타나는지를 아는 것만으로도 도둑맞은 쾌락을 되찾을 가능성이 높아진다. 쾌락을 실컷 즐기는 섹시한 자신으로 더 쉽게 꽃필 수 있도록, 각 도둑에 알맞은 퇴치 도구를 알려주겠다.

가장 흔한 쾌락 도둑 세 가지는 스트레스Stress, 트라우마Trauma, 수치심Shame이다. 나는 이 셋을 줄여서 STS라고 부른다. 이 도둑들은 사람마다 조금씩 그 모습을 달리하여 나타난다. 이를테면 수치심을 느꼈을 때 여러분과 나는 완전히 다르게 반응할지도 모른다. 그렇지만 많은 성적인 문제가 실제로는 섹스와는 관련이 없으며, 이 세 도둑 때문에 일어난다는 사실을 절대로 잊지 말아야 한다.

누군가가 "구강성교를 더 잘하려면 어떻게 해야 하나요?" 같은 간단한 질문을 했을 때 몇 분 동안만 이야기를 나눠보면, 그 사람이 어린 시절 성기는 "더럽다"는 말을 듣고 수치심을 깊이 내면화했다는 사실을 분명히 알 수 있었다. 이런 경우가 너무도 흔했다. 이는 신체적인 문제가 아니라 심리적인 문제였다. 앞서 말했듯, 가장 큰 성적 기관은 뇌이다.

이제 이 세 도둑에 대한 설명을 들으며, 어떤 도둑이 가장 마음을 울리는지 생각해보라. 이는 섹스 IQ의 네 번째 영역인 자기 이해를 발달시키는 중요한 방법이다. 안타깝게도 최고의 섹스를 방해하는 도둑은 하나가 아니다. 다만 좋은 소식은 이 도둑들과 싸워 그들에게 도둑맞은 쾌락을 되찾기 위해 지금 노력할 수 있다는 것이다.

쾌락 도둑 1.
스트레스

스트레스는 현재 우리 문화에서 공기 같은 존재지만, 그렇다고 해서 항상 스트레스를 받는 상태가 정상이라고 여겨서는 안 된다. 정상적인 것과 보편적인 것에는 큰 차이가 있다. 사람들이 스트레스를 생활의 일부분으로 받아들이거나 심지어 자랑스레 여기는 상황이 놀랄 만큼 일상적이다. 그러나 이런 현상은 건강하지 않으며, 절대로 표준이 되어서는 안 된다. 스트레스는 쾌락이 충만한 삶을 방해하는 일등 공신이다.

삶에서 스트레스를 완전히 없애기란 불가능하지만, 관리는 가능하다. 다시 한번 말하지만, 모든 해결책은 문제를 인식하는 데서 시작된다. 일단 스트레스를 가져오는 요인과 스트레스가 성생활에 어떤 영향을 끼치는지를 알게 되면 스트레스 관리를 시작할 힘도 따라올 것이다. 삶 전체가 더 즐거워지고, 그 뒤로 성적 쾌락이 따라올 가능성이 훨씬 더 높아진다. 이런 삶이 내가 여러분에게 바라는 새로운 표준이다.

그러나 약간 현실적인 이야기를 하자면, 하룻밤 사이에 수년간 받던 스트레스와 불안감을 없앨 수는 없다. 며칠이 더 주어져도 마찬가지다. 게다가 앞서 말했듯 약간의 스트레스는 정상적이며 심지어 건강에도 좋다. 무섭거나 위협적인 일이 생겼을 때는 스트레스를 느껴야 한다. 우리 몸은 이런 순간에 스트레스 반응이 나타나도록 만들어져 있다. 다만 만성적으로 끊임없이 받는 스트레스는 문제가 된다. 만성적 스트레스는 각양각색의 방식으로 쾌락을 훔쳐 간다.

간단히 말해, 스트레스와 쾌락은 물과 기름이다. 우리는 동시에 둘 다를 경험할 수 없다. 우리 몸이 그렇게 설계되지 않았기 때문이다. 몸에는 두 개의 자율(무의식적) 신경계가 있다. 활성화되었을 때 투쟁이나 도피, 혹은 동결 반응(일명 스트레스 반응)을 보이는 교감신경과 휴식과 소화 또는 안전 및 사회적 반응을 맡고 있는 부교감신경이다.

두 시스템은 한 번에 하나만 활성화된다. 생물학적으로나 진화론적으로 둘 다 중요한 신경계지만, 쾌감은 부교감신경이 활성화되었을 때만 느낄 수 있다. 그리고 정신적이든 감정적이든 육체적이든 간에, 스트레스는 교감신경을 활성화한다.

이런 반응은 진화론적 관점에서 보면 충분히 이해가 간다. 포식자에게 쫓기는 경우, 교감신경이 활성화되어야만 우리 몸의 모든 자원을 도망치거나 맞서 싸우는 데 쓸 수 있을 것이다. 이런 경우에는 생존이 우리의 최우선 과제가 된다. 이런 순간에 신체가 부교감신경을 깨우느라 에너지를 낭비할까? 낭비하지 않는다. 우리 몸은 그렇게 설계되어 있다. 이러한 설계는 오늘날 스트레스 상태에서 욕망이 일어나지 않는 상황을 불러온다. 실제로 생존이 위태롭든 아니든.

스트레스를 받는 느낌은 기분 좋은 느낌과는 상반되는 기분이다. 스트레스란 머릿속에만 머무는 것 아닌가 싶을지도 모르겠다. 그러나 시작되는 곳은 머릿속이어도 그 영향은 몸 전체에 미친다. 스트레스는 코르티솔 호르몬을 증가시킨다. 코르티솔은 교감신경을 자극하고, 그 결과 기분을 좋게 하는 호르몬인 세로토닌이나 옥시토신 등이 감소한다. 이들 호르몬이 감소하면 사실상 섹스하고 싶은 욕구가 사라진다. 만성적인 스트레스는 불안과 우울증의 위험을 증가시켜 의욕이나 성욕을 꺼트린다.

스트레스를 받을 때, 특히 오랜 기간 계속해서 스트레스를 받을 때 이런 일이 일어난다. 우리 몸은 섹스가 아니라 생존을 위해 몸의 자원을 쓰도록 만들어져 있기 때문이다. 차분하고 편안한 기분을 느낄 때, 모든 것이 다 잘 되어갈 때 우리 몸과 뇌는 쾌락을 우선시한다. 여러분의 파트너가 길고 바쁜 하루를 보낸 날에는 섹스를 하고 싶어 하지 않는 이유이다. 여러분 때문이 아니라, 상대방의 몸에 돌아다니는 스트레스 호르몬 때문인 것이다! 설거지나 쓰레기 버리기, 혹은 파트너의 스트레스를 줄이는 데 도움이 되는 다른 일을 해주어 요가 등 긴장을 풀 다른 활동을 할 여유를 주면 어떨까? 파트너의 부교감신경이 활성화되면 에로틱한 욕망을 느낄 가능성이 더 높아지니 말이다.

이게 다가 아니라 스트레스와 쾌락의 관계는 훨씬 더 복잡하다. 실제로 일부 사람들에게 섹스는 강력한 스트레스 해소제이다. 오르가슴을 느끼면 기분을 좋게 하는 호르몬인 세로토닌과 옥시토신이 증가하는 것도 사실이다. 이것이 오르가슴이 건강에 좋은 이유 중 하나이다. 여기에 대해서는 나중에 더 자세히 다룰 것이다.

오르가슴을 느끼는 것이 스트레스를 줄일 수 있는데, 왜 나는 스트레스와 쾌락이 서로 상극이라고 말하는 것일까? 왜냐하면 오르가슴은 스트레스를 줄이는 미봉책에 불과하기 때문이다. 스트레스의 근본 원인을 처리하지 않으면 좋은 호르몬은 재빨리 사라지고 다시 원래의 스트레스 상태로 돌아간다.

강한 만성 스트레스는 일반적으로 성욕을 저해한다. 스트레스에 오래 노출되면 스트레스 호르몬인 코르티솔을 생성하는 부신이 과중한 부담을 받아 제 기능을 할 수 없게 된다. 이는 갖가지 다른 문제를 불러올 수 있으며, 성욕에도 엄청난 타격을 입힌다.

여러분이 하고 싶은 말은 잘 안다. 여러분은 많은 것을 성취하고자 하는 생산적인 사람이다. 여러분에게 다른 사람이 되라고 하는 게 아니다. 다만 나는 생산적인 멀티태스커라는 껍데기를 벗어던지고 스트레스를 줄이고 쾌락을 우선시하는 법을 배웠을 때 내 일도 더 잘할 수 있었다. 나는 항상 일 중독자였고 지금도 그러하다. 변한 점은 쾌락을 우선시하도록 하루 일정을 짜게 되었다는 것이다.

쾌락을 위한 시간(아침 등산, 친구들과의 점심식사, 자위행위를 즐기는 시간)을 일정에 끼워넣은 후 나는 엄청난 변화를 경험했다. 쾌락을 더 많이 누릴수록 나는 더 생산적인 사람이 되었다. 게다가 일이 더 즐거워졌고, 분노와 번아웃을 덜 겪게 되었다. 쾌락이 내 생산성의 연료였다. 쾌락이야말로 생산성을 높인다는 사실을 잊지 말아야 한다.

그렇지만 오해는 말기를. 나는 아직도 스트레스가 너무 심해 즐거움이라고는 통 느끼지 못하는 날도 많다. 다만 이제 스트레스를 내버려두면 무슨 일이 일어나는지 안다. 파트너와의 섹스도 싫어지고 삶이 불안으로 가득 찬다. 인생의 어디에서도 낙을 찾지 못한다.

습관적으로 자신에게 스트레스를 관리하고 쾌락을 우선시할 수 있는 지식과 능력이 있다는 사실을 계속 상기시켜야 한다. 일부러라도 즐거운 활동에 시간을 더 많이 쓰면, 초과 근무로 지친 부신이 회복되기 시작한다. 이렇듯 쾌락은 생산적일 뿐만 아니라 섹스에 준비된 몸이 되도록 도와주는 약이자 윤활제이다. 내가 저 깊은 곳에 숨어 있는 성적 쾌락을 경험하려면 먼저 쾌락을 대하는 평소의 태도를 고쳐야 한다고 말하는 이유이다. 그 일환 중 하나가 스트레스 관리법을 배우는 것이다.

하루 중 쾌락을 위한 시간은 얼마나 되는가? 깨어 있는 시간 중 즐거움을 위한 활동을 하는 시간의 비율을 '쾌락 백분율'이라고 한다. 성적 쾌락을 위한 시간만을 뜻하는 것이 아니다. 기분을 좋게 하고 자신이 살아 있다고 느끼는 모든 활동을 의미한다.

놀랍겠지만, 깨어 있는 시간의 25퍼센트를 쾌락에 투자하기를 추천한다. 8시간 정도 잔다고 가정하면, 대략 하루에 4시간 꼴이다(참고로 충분히 잠을 자지 않으면 스트레스 수치가 올라가므로, 밤 동안 8시간 수면을 목표로 하길 바란다).

지금 당장은 25퍼센트라는 숫자가 터무니없어 보일 것이다. 이해한다. 처음 내가 이 연습을 시작했을 때 내가 쾌락에 쓰는 시간은 6퍼센트였다. 25퍼센트까지 높이는 데 몇 년이 걸렸다. 그리고 특별히 바쁜 시기에는 다시 떨어지기도 한다.

그러나 이제 나는 적어도 이 습관이 얼마나 중요한지 안다. 즐거운 기분일 때 부교감신경이 활성화된다. 즉 편안하고 차분하며 현재에 집중하는 상태가 된다. 이런 상태로 많은 시간을 보낼수록 교감신경이 지나치게 활성화되는 일이 줄어들어 사소한 스트레스 요인에 과도하게 반응하지 않게 된다. 그 결과 전반적으로 건강과 삶의 질이 좋아지며 놀라운 섹스가 더 쉽게 찾아온다.

이런 습관이 어떤 특권이라는 사실도 잘 안다. 깨어 있는 시간의 4분의 1을 즐거움을 찾는 데 보내는 생활이란 많은 이들에게 달성하기 힘든 조건이다. 그러나 우리는 모두 쾌락과 행복으로 가득한 삶을 누릴 자격이 있기에, 일부에게만 이런 일이 가능한 상황은 잘못되었다고밖에 할 수 없다.

이 습관을 시작하기 위한 첫 번째 단계는 현재 상태에 대한 자각이다. 이 일은 언제나 중요한 요소이기에 계속해서 언급하게 된다. 현 위치와 출발점이 어디인지 먼저 알아내어 거기서부터 시작하면 된다.

이 연습 자체를 즐거운 경험으로 만들어보는 것은 어떨까? 일기를 써야 한다면, 따뜻한 차나 커피, 아니면 좋아하는 음료를 한 잔 준비해 제일 마음에 드는 의자에 앉아 멋진 일기장을 펼치면 된다. 담요를 덮거나 촛불을 켜도 좋다. 그리고 이 시간을 일일 쾌락 백분율에 포함하라! 다른 일과를 수행할 때도 이 방법을 적용할 수 있을지 생각해보자.

1단계

잠깐 시간을 내어 삶 속에서 즐거운 기분이 느껴지는 활동을 생각해보고 종류에 상관없이 모두 적어본다. 물론 섹스나 자위행위도 괜찮다. 아침 커피, 반려동물이나 자녀, 파트너와의 포옹, 낮잠, 목욕, 독서, 글쓰기, 취미 활동, 친구들과의 시간, 웃음을 주는 활동, 자연 속에서 혹은 사랑하는 사람들과 보내는 시간, 심지어는 일하는 시간 — 일에서도 진정으로 즐기는 측면이 하나쯤은 있을 테니 말이다 — 도 포함하자. 기분을 좋게 하는 것이라면 무엇이든 상관없다.

2단계

지난주를 떠올려보자. 이런 활동을 하는 데 얼마나 많은 시간(분으로 환산해)을 썼는가? 물론 어느 날은 평소보다 바빠서 즐거움을 위한 시간을 보내지 못했을 수도 있다. 이 때문에 한 주 단위로 살펴보는 것이 좋다. 기억이 잘 나지 않는다면 달력이나 다이어리를 참조하면 된다.

예를 들어 토요일에 30분간 낮잠을 잤다면 이번 주 낮잠 시간으로 30을 적으면 된다. 아침마다 맛있는 커피를 마시며 10분 동안 일기를 썼다면 일기와 커피 시간으로 70을 적는다. 이제 이해가 갈 것이다. 1분 단위까지 강박적으로 적을 필요는 없다. 대략 비슷하게만 쓰면 된다.

3단계

모든 활동의 시간을 더한 다음, 총계를 960으로 나눈다(깨어 있는 16시간을 분으로 환산한 숫자이다). 이제 결과에 100을 곱해보자. 최종 숫자가 현재 여러분의 하루 중 쾌락을 위한 시간이 차지하는 비율이다.

더 나은 이해를 위해, 아래의 예를 보자.

한 주 동안 즐거움을 위한 시간의 총합으로 120분이 나왔다면, 계산식은 다음과 같다.

1) 120 ÷ 960 = 0.125

2) 0.125 × 100 = **12.5**

아마 여러분의 백분율은 25퍼센트보다 낮을 가능성이 클 것이다. 어쩌면 아주 아주 낮을 것이다. 괜찮다! 지금부터라도 각자에게 가능한 시간만큼, 의식적으로 더 많은 시간을 즐거움을 위한 시간으로 할애하면 된다. 작게나마 하루에 몇분 만이라도 더 투자하면 총합은 상당히 달라질 것이다. 몇 주 뒤 쾌락 백분율을 다시 계산해 얼마나 증가했는지 확인해보자. 그리고 스트레스가 적고 즐겁고 균형 잡힌 삶을 향해 계속 나아가자.

스트레스 깨부수기

스트레스 관리법에 대한 글은 이미 많기에, 이 부분은 간단하게만 언급하겠다. 그러나 스트레스를 줄이는 효과적인 방법과 그 방법들이 섹스와 어떤 직접적인 연관이 있는지를 살펴보는 일은 중요하다.

운동

몸을 움직이면 기분이 좋아지고, 에너지 수준과 자신감, 성욕이 모두 상승한다. 성욕이 낮다거나 섹스를 즐기지 못한다고 말하는 상담자가 오면, 나는 그들에게 제일 먼저 운동을 하고 있는지 물어본다. 그러면 대부분은 아니라고 대답한다.

운동은 신경계를 진정시키고 기분을 좋게 하는 호르몬은 더 많이, 스트레스 호르몬인 코르티솔은 더 적게 분비하게 해 스트레스를 줄인다. 게다가 운동을 꾸준히 하면 더 많은 엔도르핀이 규칙적으로 분비된다. 심지어는 몸을 움직이지 않을 때도 말이다.

운동의 종류는 상관없다. 달리기, 요가, 수영, 헬스 등등 몸을 움직이는 운동이라면 무엇이든 스트레스를 줄이고 쾌락을 늘리는 데 도움이 된다. 아울러 운동 자체가 즐겁기까지 하다면 금상첨화라고 할 수 있다.

그리고 잠깐, 운동의 장점은 또 있다. 스트레스를 줄여주는 것과 별도로 운동은 혈류량을 증가시키는 마법을 부려 더 기분 좋은 섹스를 선사한다.

최근에 한 40대 남성 상담자가 전화로 어째서 발기가 늘 잘되지 않는 것인지 물었다. 발기가 될 때도 있지만 안 될 때도 있으며, 음경이 단단해져도 가끔은 끝까지 발기 상태를 유지할 수 없노라고 호소했다. 그리고 이런 상황이 성욕이 낮아서는 아니라고 설명하며, 섹스 상대인 파트너는 믿을 수 없을 만큼 섹시하며 성욕을 자극하는 여성이라고 덧붙였다. 단지 발기가 잘되지 않았다. 이런 문제는 매우 흔하며, 절대로 그에게만 일어나는 일이 아니다.

나는 그에게 특정 약을 복용하고 있는지, 담배를 피우는지, 술은 얼마나 마시는지, 식습관은 어떠한지 등등 종합적인 건강 상태에 대해 물어보았다. 전반적으로 모든 항목에 대한 그의 대답은 나쁘지 않았고 건강 상태도 양호했다. 그다음으로 하루에 얼마나 움직이는지 물었고 그의 대답을 듣자 문제의 원인을 알 수 있었다. 빙고. 그는 직장에서 하루 종일 앉은 채 보냈고, 최근 몇 년 동안은 운동을 전혀 하지 않았다.

우리는 매일 조금씩이나마 더 움직일 방법에 대해 이야기했다. 그는 한 달 동안 매일 30분씩 걸은 다음 그 결과를 보기로 했다. 나는 변화가 있으면 전화로 알려달라고 청했다. 그가 다시 전화했을 때는 완전히 다른 사람 같았다. 전체적으로 더 자신감 있고 행복한 듯했으며, 심지어는 아령과 역기를 사서 집 차고에 운동 공간을 만들 생각이라고 말했다.

물론 그의 가장 큰 변화는 시들했던 발기력의 회복이었다. 하루 30분 걷기만으로도 더 수월하게 발기했을 뿐만 아니라 발기 상태를 더 오래 지속할 수 있었다. 모두 혈류량이 증가한 덕분이었다. 움직임은 성기로 혈액을 보내기에, 이 남성의 경우 걷기가 페니스의 혈관을 강화했다.

성욕을 느낄 때 혈액이 성기로 흘러야 발기나 클리토리스 혈류 집중 등의 신체적 반응이 일어난다. 이런 신체 반응은 성적인 흥분과 마지막에는 오르가슴에 도달하는 것을 돕는다. 성기의 혈류량 증가는 오르가슴과 전반적인 성생활을 향상하는 확실한 방법이다. 헬스장은 왜 이런 사실을 광고하지 않을까?

호흡

우리 대부분은 학교에서 섹스에 대해서도 배우지 못했지만, 제대로 된 호흡법도 배운 적이 없다. 앞서 말했듯 호흡은 우리의 몸과 신경계, 쾌락에 깊은 영향을 끼친다.

바른 호흡법 훈련을 받지 못한 대부분의 사람은 얕은 폐호흡을 한다. 이는 위협을 받은 사람이 숨 쉬는 방식이기도 하다. 그러니 얕은 호흡이 교감신경을 활성화하고 그에 따른 스트레스 호르몬을 유발한다는 사실은 전혀 놀랍지 않다. 다시 말해 얕은 호흡은 더 많은 스트레스와 더 적은 쾌락의 동의어이다.

반면 깊은 호흡을 하면, 즉 횡격막까지 숨을 길게 들이마시고 내쉬면 인간의 몸에서 가장 긴 신경인 미주신경이 자극된다. 척추신경에서 분리된 미주신경은 뇌간에서 시작되어 목을 따라 내려가 심장, 폐, 소화기관과 이어져 있다. 신진대사와 일부 면역 기능, 심박수를 제어하고 조정한다. 미주신경의 가장 큰 장점은 스트레스를 해소하는 기능이다.

미주신경은 기본적으로 교감신경을 끄고 부교감신경을 켜는 스위치이다. 미주신경을 자극하는 최고의 방법은 들숨보다 날숨이 긴 심호흡이다.

미주신경을 자극하기 위한 방법으로 4-7-8 호흡법을 추천한다. 숨을 4초 동안 들이마시고, 7초 동안 참은 다음, 8초 동안 천천히 내쉬는 방법이다. 미주신경을 자극하고 강화하기 위해, 하루에 15분씩 이 호흡법을 연습해보자. 스트레스와 즐거움을 누리는 능력에 큰 차이가 생길 것이다.

사회적 상호작용

스트레스를 줄이는 세 번째 즐거운 방법은 바로 사회적 상호작용이다. 가족, 친구, 동료 등 다른 사람과 연결되어 있다는 느낌은 천연 스트레스 해소제이다. 사람들과 즐거운 시간을 보내면 옥시토신 수치가 올라가고, 옥시토신이 더 많이 분비되면 사람들과 더 많은 시간을 보내고 싶어진다. 그리하여 사교 활동은 증가하고 스트레스는 줄어드는 긍정적인 선순환이 생겨난다.

심지어는 한순간의 가벼운 긍정적 상호작용도 기분을 좋게 하고 부교감신경을 자극할 수 있다. 하루를 보내며 이런 순간들을 많이 만들어보자. 모르는 사람의 옷차림을 칭찬하거나 카페 점원에게 진심으로 "고맙습니다" 하고 인사하면 된다. 거기다 안부까지 물어보면 더 좋다. 상대방의 스트레스 해소에도 도움이 될 것이다!

물론 함께 시간을 보내는 사람이 누구인지도 중요하다. 짜증나거나 어딘지 거슬리는 사람과 보내는 시간은 전혀 유익하지 않고 오히려 해로우며 스트레스를 유발한다. 각각의 사람들과 함께 있는 동안 자신의 기분이 어떠한지 주의를 기울여라. 안전하고 편안하게 느껴지며 느긋한 기분이 들게 하는 사람과 많은 시간을 보내기를 추천한다.

추가로, 미주신경을 자극하는 또 다른 방법은 웃음이다. 우리를 웃게 만드는 친구나 연인과 시간을 보내는 것은 항상 좋다. 웃음으로 나타나는 즐거움은 말 그대로 명약이다.

쾌락 도둑 2.
트라우마

'트라우마'라는 단어가 부담되고 무섭게 느껴지거나, 자신에게 해당되지 않는다고 여겨 이 부분을 건너뛰고 싶을지도 모르겠다. 그러나 잠깐만 기다려주길. 트라우마를 간략하게 정의하자면 일반적으로 안전하지 않다고 느껴지는 부정적인 사건에 대한 감정적 반응이라고 할 수 있다. 성폭행이나 사랑하는 사람의 죽음 같은 심각한 사건에 의해서만 생기는 것이 아니다. 나는 이런 심각한 트라우마를 '큰' 트라우마라고 부르며, 놀림을 받거나 매우 당황했던 순간에서 비롯된 트라우마를 '작은' 트라우마라고 부른다.

'큰 트라우마'나 '작은 트라우마' 둘 다 제대로 해결되지 않으면 삶과 전반적인 사회적 관계에 나쁜 영향을 미친다. 특히 성적 쾌락에 대한 불편함과 두려움, 불안, 걱정을 초래할 수 있다. 과거의 트라우마가 현재까지 악영향을 끼쳐 온전한 쾌락을 누리는 것을 방해하기도 한다.

뇌가 아직 자라는 시기인 어린 시절, 이런 '작은 트라우마'가 누적되어 우리의 일부가 된다. 그 당시 대응 방법을 몰라 생성된 트라우마는 잠재의식 깊숙한 곳에 숨어 학습 반응으로 전이된다. 그리고 성인이 된 후 사람들과의 상호작용과 관계에 영향을 준다. 그래서 별로 대수롭지 않은 일에 저도 모르게 부적절한 방식으로 대응한다. 해결되지 않은 트라우마가 건드려지면 교감신경이 자동적으로 반응해 뇌가 불쾌한 스트레스를 받기 때문이다.

물론 우리의 쾌락 도둑은 홀로 일하지 않고, 될 수 있는 한 여럿이 모여 우리의 쾌락을 훔친다!

성적 쾌락을 온전하게 경험하기 위해 자신의 트라우마가 무엇인지, 그리고 몸속에 어떻게 숨어 있는지를 알아내야 한다. 트라우마는 어린 시절에만 형성되는 것이 아니다. 안타깝게도 트라우마는 언제든 생길 수 있으며, 유년기만큼이나 성인기 삶에도 흔적을 남긴다.

나도 크고 작은 트라우마를 겪었다. 내가 아이였을 때 어머니는 자주 성질을 못 참고 오빠와 내게 분통을 터뜨리는 남자와 결혼했다. 그는 문을 쾅 닫거나 온 집안을 쿵쿵거리며 돌아다녔다. 사소한 일로 나를 야단치곤 했는데 깜박 잊고 연필을 다시 서랍에 넣지 않은 일 따위 때문이었다. 나는 엄청나게 조용한 어린이가 되었고 새아버지가 곁에 있으면 언제 화를 터뜨릴지 몰라 성질을 건드리지 않으려 늘 조심했다.

퇴근한 새아버지가 집으로 들어오는 소리가 들릴 때마다 내 방으로 달려가 숨었다. 나는 인형을 가지고 놀며 방문 밖에서 들려오는 발소리에 귀를 기울였다. 혹시라도 그가 나를 보러 오면 나는 최대한 다정하고 얌전하게 굴었다. 새아버지를 화나게 하지 않을 수 있다면 무엇이든 할 작정이었다. 가능한 매를 맞고 싶지 않았으니까.

이것은 '큰 트라우마'였으며, 새아버지로 인해 학습된 반응은 성장하면서 마주친 다른 종류의 혼란스러움과 결합되었다. 그리고 잠재의식 속에 깊이 뿌리박혀버렸기에 나는 연인들에게도 무의식적으로 같은 반응을 보였다. 항상 그들의 기분을 맞추려 했고 밝은 모습만을 보였다. 나를 위한 성적 쾌락을 함께 탐구하기보다는 파트너가 좋아하는 행동에 더 열심이었다. 구강성교를 받고 싶다고? 나는 구강성교를 해주었다. 내가 위에서 했으면 좋겠다고? 나는 위로 올라가 포르노를 흉내내며 신음하고 몸부림쳤다.

내 트라우마는 섹스 파트너와의 관계뿐만 아니라 내 삶의 모든 영역에 영향을 끼쳤다. 아직까지 나는 남의 눈치를 살피며 웬만하면 갈등을 피하려 한다. 내가 고쳐야 할 성향이다. 이런 순간이 자각되면, 나는 자신에게 과거의 사건에 반응하고 있다는 사실을 상기시키고, 심호흡을 한 다음 감사하는 마음으로 현재의 순간에 다시 집중해 선을 긋는다. 이 방법이 내게 도움이 되었다.

그렇다고 파트너를 기쁘게 하려는 목표를 세워서는 안 된다는 말로 오해하지는 말기를 바란다. 사실 파트너가 성적으로 완전히 만족했다는 사실을 아는 것도 굉장히 흥분되는 일이다. 문제는 내가 파트너와 협력해 **둘 모두**의 요구를 충족시키는 섹스를 하고자 노력하는 대신 파트너의 요구를 넘겨짚고 우선시하느라 나 자신의 쾌락을 완전히 희생시켰다는 점이었다. 예전 파트너들은 내게 상처 줄 생각이 전혀 없었다. 확신컨대 그들도 나를 만족시키고 싶었을 것이다. 그럼에도 나는 그들을 위해 끊임없이 봉사했다.

트라우마는 바로 이렇게 작동한다. 과거의 불행했던 경험이 현재의 행동을 결정하는 과잉 경계와 보호 반응을 낳는다. 베셀 반 데어 콜크Bessel van der Kolk는 그의 획기적인 책《몸은 기억한다: 트라우마가 남긴 흔적들》(을유문화사, 2020)에서 "트라우마를 겪은 사람들은 자신의 몸 내부에 존재하는 안전하지 않다는 감각을 지속적으로 느낀다. 과거는 내면을 좀먹는 불편한 감정이라는 형태로 여전히 살아 있다. 이들의 몸은 계속해서 본능적인 경고 신호의 폭격에 시달린다"라고 말한다.

겉으로 나타나는 트라우마의 영향은 사람마다 각기 다르다. 그 모습은 외상후스트레스장애, 불안, 우울증, 수치심, 자기혐오, 약물 남용, 섭식 장애, 유해한 인간관계, 성에 대한 두려움, 사람에 대한 두려움, 고립, 법률 및 의료 전문가에 대한 불신 등으로 발현된다. 이 모든 경우가 지닌 공통점은 무엇일까? 우리가 계속된 위험에 빠져 있다고 믿을 때 우리의 몸이 스스로를 안전하게 지키려는 노력이라는 것이다.

그렇다면 우리 몸이 우리를 보호하려 **너무** 열심히 노력할 때 어떻게 해야 쾌락을 온전히 즐길 수 있을까? 첫 번째 단계는, 언제나 그러하듯, 자각이다. 반 데어 콜크가 "신체적 자각이 과거의 폭력적 영향으로부터 벗어나기 위한 첫 번째 발걸음이다"라고 했듯이 말이다.

트라우마는 우리가 마음을 열고 자신을 내어놓는 것을 방해하기 때문에 성생활에 큰 영향을 끼친다. 충만한 성생활을 위해서는 자기 방어를 낮추고 자신을 드러낼 필요가 있다. 사랑하는 사람과 함께 있을 때조차 경계심을 늦추지 않는다면 응당 누려야 할, 바라는 성생활을 할 수 없을 것이다.

여러 경험에 몸이 반응하는 방식에 주의를 기울여야 한다. 어떤 일에 과하게 반응했다고 느낀다면 그 이유가 무엇일지 자문해보라. 그 일이 과거의 어떤 경험을 떠오르게 하는가? 상황이 동일하지는 않겠지만, 신체가 익숙한 것으로 인식하는 무언가가 있었을 것이다.

이를테면 20대의 나는 거친 스킨십이 섹시할 수 있다고 꿈에서도 상상하지 못했을 것이다. 농담이라고 생각했을 것이다. 여전히 새아버지에 대한 과거 기억이 생생했기에 파트너가 장난으로 뒤에서 엉덩이를 찰싹 때리기라도 하면 몸이 굳어버렸다. 짜릿하다기보다는 무서웠다.

트라우마에 대해 충분히 배운 뒤 그 원인을 이해하게 되었다. 그래서 의식적으로 새로운 반응을 하기로 마음먹었고, 그 결과 쾌락이 따라왔다. 많은 사람이 쾌락을 온전히 경험하기 위해서는 트라우마를 완전히 치료해야 한다고 생각한다. 그러나 실제로는 그 반대가 진실임을 알게 되었다. 쾌락을 경험하며 거기에 의식을 집중하는 행동이 내가 트라우마가 끼친 감정적 영향으로부터 벗어나는 데 도움이 되었다.

안전하고 행복하다는 느낌에 우리 몸이 익숙해지는 상황은 신경안정제를 복용한 것 같은 효과를 지닌다. 조금씩 우리가 안전하다는 사실을, 지금은 완전히 다른 상황이라는 사실을 스스로 상기하며 자신에게 기쁨이라는 약을 투여해야 한다.

내게 있어 또 다른 중요한 해결책은 심리 치료였다. 이는 윤활제 다음으로 내가 가장 추천하는 방법이다. '안구 운동을 통한 민감도 감소 및 재처리 요법'(eye movement desensitization and reprocessing, EMDR) 전문 심리 치료사와의 상담이 내가 겪은 트라우마의 심각성을 이해하고 해결하는 데 큰 도움이 되었다. EMDR은 괴로움을 불러일으키는 기억이 뇌에 다른 방식으로 저장되도록 한다. 이 요법은 뇌의 기억 회로를 재배선해 미래의 비슷하거나 트라우마를 유발하는 사건에 다르게 반응하도록 만들어준다.

운동 또한 도움이 된다. 운동은 스트레스를 줄이며, 신체 활동에 집중하는 뇌는 특정 사건에 위험 대신 쾌감을 느끼도록 재배선된다. 나는 또한 안전하게 설정된 환경에서 무서운 상황을 만나게 하는 노출 요법의 팬이다. 이 요법은 공포가 아니라 객관적 관점에서 특정 상황을 바라보도록 도와준다. 모두 몸과 마음을 다시 정렬하는 방법이라고 할 수 있다.

수년간의 치료를 통해 내 삶에 쾌락을 다시 불러들일 수 있게 된 후, 나는 더 자유롭고 더 믿을 수 있는 몸을 지니게 되었다. 섹스 중에는 특히 더 그러하다. 여러분도 이런 행복을 만나게 될 것이다.

쾌락 도둑 3.
수치심

'수치심'의 뜻을 모르는 사람은 없겠지만, 쾌락과 관련해서는 이 단어의 정확한 뜻을 아는 것이 특히 중요하다. 많은 이들이 '수치심'과 '죄책감'을 혼동해 사용하는데, 사실 두 단어는 각기 다른 믿음과 연관되어 있다. 브레네 브라운Brené Brown은 이렇게 정리한다. 죄책감이 '내가 나쁜 짓을 했다'는 느낌이라면, 수치심은 더 심오한 감정으로 '내가 **나쁘다**'는 느낌이다.

이 문장을 섹스로 가져와 '나쁘다'라는 단어를 다른 부정적인 형용사로 바꿔보자. 아마 "나는 매력적이지 않다"라든가 "나는 섹스에 서툴다", 혹은 "나는 도덕적으로 더럽다" 정도로 바꿀 수 있을 것이다. 수치심은 정체성에 영향을 주기 때문에 이러한 형용사가 자신의 본질을 나타내는 듯 느껴진다. 이는 우리가 스스로에 대해 하는 이야기에서 나타난다. "나처럼 못생긴 사람하고는 아무도 섹스하고 싶어 하지 않을 거야" "이런 것에 흥분하다니, 나한테 뭔가 문제가 있는 게 확실해" 같은 말을 들어보았을 것이다.

내 상담자들 가운데는 포르노를 많이 본다거나 항문성교가 하고 싶다는 이유로 혹시 자신이 성적으로 비정상이 아닐까 의심하는 사람들이 엄청나게 많다. 시간이 지나면 그들이 진정으로 질문하고 싶은 것이 "내게 문제가 있나요? 내가 정상인가요?"임을 알게 된다. 이 질문은 수치심과 연관되어 있다. 그리고 수치심은 우리가 성을 탐구하고 쾌락을 온전히 경험하는 것을 방해한다.

쾌락을 훔쳐가는 수치심을 뿌리 뽑으려면, 내가 어떤 유형의 수치심을 가졌는지 먼저 알아내야 한다. 여기 섹스와 쾌락 앞에서 망설이게 만드는 수치심의 네 가지 유형이 있다.

◇ 거부
◇ 노출
◇ 자기 비난
◇ 내재화된 비판

우리는 모두 네 종류의 수치심을 한번쯤은 경험해보았다. 이런 경험은 지극히 정상적인 일이다. 수치심은 은밀하게 번성하지만, 우리가 그것에 빛을 비추면 수치심의 힘을 무력화할 수 있으며 우리의 쾌락을 훔쳐가지 못하도록 막을 수 있다.

거부에 대한 수치심

거부에 대한 수치심을 가진 사람들은 마음 깊은 곳에서 자신이 근본적으로 사랑받을 수 없는 존재라고 생각한다. 그래서 파트너가 쉽게 우리를 떠날지도 모른다고 걱정하며, 그런 상황을 막기 위해 할 수 있는 모든 일을 하려 애쓴다. 이는 종종 둘 모두의 즐거움을 추구하는 대신 상대방을 기쁘게 하려 자신의 쾌락을 희생하는 방식으로 나타난다.

구체적인 예로는 침실에서 오르가슴을 가장하거나, 자신은 원하지 않음에도 파트너가 원하는 행위를 하는 것이 있다. 욕망이 아니라 거절에 대한 두려움에서 비롯된 모든 행동이 여기에 속한다.

어린 시절 부모가 비판적이었거나 부모가 부재했거나 혹은 지금 비판적인 파트너 때문에 이런 수치심을 갖게 되었을 수 있다. 누군가가 섹스 중에 당신을 깎아내린 적이 있다면, 그때의 잘못된 경험 때문에 평생 자신을 검열할 수도 있다.

애인이 항문성교를 강요했다는 어느 전화 상담자가 기억난다. 항문성교를 내키지 않아 했다는 이유로 그 남자는 상담자를 '내숭쟁이'라고 불렀다. "예전에 만났던 여자처럼 성적으로 좀 더 개방적이었으면 좋겠어"라며 상담자를 과거의 파트너와 비교해 부정적으로 평가하기까지 했다.

"성적으로 좀 더 개방적이었으면 좋겠어"라는 문장이 여러 해 동안 상담자의 머릿속을 떠나지 않았고, 그 결과 그녀는 자신이 원하지도 즐기지도 않는 온갖 종류의 섹스를 하기에 이르렀다. 또다시 거부당하고 싶지 않았고, 성적으로 좀 더 개방적이 되면 더 사랑받을 만한 존재로 변모할지도 모른다고 생각했기 때문이다.

그러나 일단 자신이 거부당할지도 모른다는 두려움 때문에 연기하고 있다는 사실을 깨닫자, 그녀는 파트너들이 바라는 대로 행동하는 대신 자신이 진짜 성적으로 원하는 것에 주의를 기울일 수 있었다. 그래서 자신이 성적으로 개방적이지 않은 점에 대해 종종 걱정하며 섹스에 대해 솔직한 이야기를 나눌 수 있는 파트너를 원한다는 사실을 새로 만난 이에게 알려줌으로써 이 문제에서 벗어날 수 있었다.

다른 사람이 여러분에게 하는 말이나 행동과 상관없이, 여러분은 사랑받을 만한 존재이며 애정과 쾌락을 누릴 자격이 있는 존재이다. 사랑받기 위해 자기를 바꿀 필요가 전혀 없다는 사실을 꼭 기억하길 바란다.

노출에 대한 수치심

이 수치심은 '들키는' 것, 즉 누군가가 끔찍하고 '잘못된' 자신의 어떤 점이나 모습을 발견하는 것에 대한 두려움이다. 노출 수치심은 대개 창피했던 경험에서 생겨난다. 자신이 자위하는 모습을 본 사람이 깜짝 놀라 끔찍한 반응을 보였다거나, 성적인 순간 자신의 원초적인 취약성을 꿰뚫어 기를 죽이는 발언을 들었던 경험 같은 것들이 있다.

대체로 많은 음부 소유자가 구강성교 받기를 거부한다. 과거에 누군가가 그들의 성기에서 나쁜 냄새가 난다는 말을 했거나 질은 더럽고 못생긴 생식기관이라는 말을 들었던 탓이다. 이제 이 말은 파트너가 그들의 몸 아래쪽으로 내려가 속옷을 내릴 때마다 그들의 귓전에서 맴돈다. 아주 화끈하고 즐거울 수 있는 행위가 오히려 불안의 원인이 된다. "젠장, 정말 끝내주는데"라고 생각하는 대신 "곧 내 거기의 냄새/모습/맛이 끔찍하다고 여기겠지!" 하고 생각한다.

이런 수치심을 해결하지 않고 내버려두면 심각하게 느껴지는 비밀 안에 갇히게 되어 경험할 수 있는 쾌락이 제한된다. 아이러니하게도 이런 수치심을 불러오는 많은 비밀이 사실은 완전히 정상적인 일일 때가 많지만, 사람들 대부분은 이를 알지 못한다. 왜냐하면 보통 사람들은 절대로 섹스에 대해 이야기하지 않기 때문이다! 뭐, 지금까지는 말이다.

나는 평소에 삽입 섹스에서 한 번도 오르가슴을 느끼지 못하는 게 부끄럽다는 청취자의 전화를 많이 받는다(정상이다). 또 날마다 성기 냄새가 약간씩 다르다는 말도 듣는다(정상이다). 혹은 파트너와의 섹스보다 자위를 더 좋아한다는 말도 종종 듣는다(정상이다).

지금 숨기고 있는 것이 있는가? 아마도 문제는 실제보다 머릿속에서 훨씬 부풀려졌을 것이다. 이 책의 뒷부분에서는 섹스의 모든 것에 대해 파트너와 대화하는 방법을 이야기할 것이다. 자신의 고민을 털어놓는 행위도 수치심을 없애는 데 도움이 된다. 섹스 IQ의 모든 영역이 발달하고 자신을 있는 그대로 받아들일수록 남들이 자신에 대한 진실을 아는 것이 그다지 두려운 일이 아니라는 사실을 깨닫게 될 것이다. 자기 자신을 더 많이 긍정할수록 다른 사람들도 자신을 더 많이 도와줄 것이라고 믿게 될 것이다.

자기 비난으로 인한 수치심

자책성 수치심을 지닌 사람들은 다른 사람의 생각, 감정, 행동, 심지어는 성적 쾌락에 대해서도 책임감을 가진다. 자책성 수치심에 대한 전형적인(그리고 다소 진부한) 이야기는 아이가 저녁식사 시간에 부모가 싸우는 것을 듣고 "전부 내가 주스를 쏟아서 생긴 일이야. 내 잘못이야. 내가 아무것도 엎지르지 않으면 부모님은 더 이상 싸우지 않으실 거야" 하고 생각하는 사례이다. 자신을 비난하는 아이는 부모가 받는 스트레스의 주된 원인이 자기라고 생각하며 부모의 행복에 대해 지나친 책임감을 느낀다. 나중에 혹시 부모가 이혼이라도 하면 아이는 안타깝게도 그 또한 자기 탓이라고 생각할지 모른다.

자책성 수치심의 핵심에는 통제할 수 없는 상황에서 통제력을 되찾으려는 시도가 숨어 있다. 자신이 문제라면 적어도 고칠 수 있다고 어느 정도 생각하기 때문이다.

성인이 되면 자책성 수치심은 낮은 자존감, 자기 파괴, 종속적 관계, 자신에게는 나쁜 일만 일어날 것이라는 믿음 등의 모습으로 나타난다. 또 버림받는 것에 대한 극단적인 두려움(거부 수치심)으로 나타나, 더 나은 관계를 가질 수 없을 거라는 생각에 불만족스럽거나 건강하지 않은 당장의 관계에서 벗어나지 못한다. 정신적으로 건강한 겸손함과 자기 파괴를 혼동하여 사람들이 자길 나쁘게 대하는 원인이 자신에게 있다고 믿는다.

침실에서 자책성 수치심은 파트너가 발기를 유지하지 못하거나 오르가슴을 느끼지 못하거나 심지어 성욕을 느끼지 못하는 경우에도 자기 탓을 하는 모습으로 나타난다. 자책성 수치심이 있는 사람에게 이런 모든 상황은 스스로가 충분히 매력적이지 않거나 나쁜 연인이라는 증거이다. 침실 밖에서도, 이들은 파트너의 나쁜 기분마저 자신의 책임으로 생각해 모든 것을 바르게 고치고 싶어 한다.

여러분은 스스로의 쾌락에 대한 책임이 있다. 이는 틀림없는 사실이기에 내가 항상 반복하는 말이다. 즉 파트너의 쾌락은 파트너에게 책임이 있다는 말이다! 함께 노력해야 하는 것은 맞지만, 결국 내가 통제할 수 있는 사람은 나뿐이다. 우리가 다른 사람의 행동, 감정, 오르가슴을 책임질 수는 없다.

내재화된 비판으로 인한 수치심

내재화된 비판은 섹스에 관해 이야기할 때 관찰되는 가장 흔한 수치심 중 하나이다. 소속감은 원초적인 욕구이다. 그리고 어딘가에 소속되기 위해, 우리는 종종 '정상'이 될 필요가 있다고 느낀다. 정상이란 것이 무엇인지는 잘 모르겠지만 말이다. 그리고 자신이 정상이라고 생각하는 틀에 맞지 않을 때 수치심을 느끼며 동시에 자신을 거기에 끼워 맞추려 애쓰곤 한다.

당연한 쾌락을 방해하는 이 내재화된 비판으로 인한 수치심의 가장 큰 원인은 몸에 대한 불만족이다. 수십 년간 우리는 특정한 종류의 사람들만이 성적 쾌락을 누릴 자격이 있다는 메시지를 받아왔다. 대부분의 주류 포르노와 미디어의 성적인 장면에는 젊고 날씬하며, 많은 경우 백인인 사람들이 등장한다. 그 결과 우리 중 많은 사람이 그런 모습을 갖추지 못했다면 쾌락을 누릴 자격이 없으며 자기 외모를 부끄러워해야 한다고 여긴다.

그러나 그건 진실이 아니다. 거짓말이다. 우리 모두는 나이와 외모에 상관없이 쾌락을 누릴 자격이 있다. 우리 모두가 말이다. 이는 인간으로서 타고난 권리이다.

나는 자기 음경의 크기나 모양을 부끄럽게 생각하는 음경 소유자를 정말 많이 만났다. 그들은 자기 음경이 약간 비뚤어져 있거나 포르노에 나오는 성기처럼 25센티미터 길이가 아니라서 파트너가 자신과 섹스하고 싶어 하지 않을 것이라고 여긴다. 자신의 음경 크기를 걱정하느라 너무 많은 시간을 보내는 이가 쾌락을 경험하기란 아무래도 힘들 것이다.

우선 내가 말하고 싶은 사실은, 본인 말고는 아무도 성기에 그토록 관심을 갖지 않는다는 점이다! 평균적인 음경 크기는 약 14센티미터로, 대부분의 포르노에서 보이는 것과는 다르다. 더 중요한 사실은 음경 크기가 훌륭한 연인의 지표가 아니라는 점이다. 대부분의 음부 소유자는 음경보다 입과 손, 또는 섹스 토이로 쾌감과 오르가슴을 경험한다. 그러므로 음경에 대한 걱정은 이제 그만하고 쾌락을 온전히 즐기는 데 집중하길 바란다.

내재화된 비판에 의한 수치심을 없애기 위해서는 섹스와 관련해 '정상으로 여겨지는 것'에 대해 의문을 가져야 한다. 단지 개성을 존중하자는 말이 아니라 정상이란 존재하지 않는다는 사실을 인정하자는 말이다. 다시 말해, 우리 일반인들에게 정상이라는 것은 없다. 공통적인 것이나 표준화된 것은 존재할지도 모른다. 하지만 섹스를 하거나 쾌락을 경험하는 데 있어 올바른 외모나 방식은 없다고 할 수 있다.

수치심의 재구성

수치심과 관련해 우리가 사용하는 언어 자체에 문제가 있다. 이를테면, '수치심이 없다'라는 말을 생각해보자. 이 말은 부도덕하거나 뻔뻔하거나 혹은 이기적이라는 뜻을 가지고 있다. 어떤 사람이 수치심이 없다고 하면 우리는 그를 끔찍한 사람이라고 생각한다. 그렇다면 수치심으로 가득 찬 사람은 좋은 사람이라는 말인가? 선량함과 수치심이 동의어가 되어서는 안 되는데도 우리의 언어와 문화는 그렇게 되어야 한다고 말한다.

이 고약한 쾌락 도둑을 다른 것으로 변모시키고 궁극적으로 물리치고 싶다면, 수치심을 다른 사람이 내 안에 설치한 프로그램이라고 여기면 된다. 과거를 돌아보고, 자신의 수치심이 어디서 왔는지 생각해보자. 어떻게 여러분의 하드드라이브에 처음 들어왔을까? 누가 설치했는가? 많은 사람이 섹스를 부끄러운 행위로 여기는 가정에서 성장했고, 사회는 영화·TV·소셜미디어의 섹스 콘텐츠를 통해 수치심을 강화했다.

다음으로는 수치심이 자신에게 미치는 영향을 알아보길 바란다. 이 쾌락 도둑이 즐거움을 훔쳐갈 때 몸과 마음에 무슨 일이 일어나는가? "수치심을 느끼기 직전, 내 생각과 행동은 어땠지?" 하고 스스로에게 물어보라. 어머니와 대화중이었나? 예전 애인이 했던 말을 생각하고 있었나? 배가 고팠나? 화가 났나? 외로움을 느꼈나? 피곤했나? 자신을 누군가와 비교하고 있었나? 평가받거나 비난받는다고 느꼈나? 누군가의 전화나 이메일, 혹은 문자 답장을 기다리고 있었나? 지금 느끼는 수치심의 도화선을 처음 상처받았던 과거의 사건과 연결해 공통점을 찾아보길 바란다.

당장 실제로는 운동과 호흡을 통해 수치심이라는 감정에서 빠져나올 수 있다. 몇 번의 팔굽혀펴기나 신선한 공기를 마시며 하는 산책 또는 잠깐의 심호흡은 기분을 전환해준다. 사회적 상호작용도 도움이 된다. 믿을 수 있는 친구나 파트너 또는 상담사에게 자신이 느끼는 수치심에 대해 털어놓는다면 비정상이라거나 외롭다는 감정 대신 따뜻한 유대감을 느낄 것이다.

수치심에서 벗어나는 또 하나의 확실한 방법은 정말로 기분 좋게 느껴지는 행위에 집중하는 것이다. 자신을 몸을 탐구해보자. 성적 쾌락에 마음을 닫은 사람들은 종종 **어느 것에서도** 좋은 기분을 느끼지 못한다. 쾌락을 받아들이기 위한 작은 발걸음을 내딛자. 하룻밤 만에 수치심이 가득한 사람에서 수치심이 없는 사람으로 바뀌지는 않을 것이다. 그러나 꾸준히 연습하기만 한다면 수치심을 물리치고 마땅히 누려야 할 쾌락으로 가득한 삶을 되찾을 것이다.

지금까지는 다른 사람들이 보여준 다양한 수치심을 예로 들었다. 우리가 지닌 수치심은 다른 종류일 수 있다. 이제 우리는 섹스와 쾌락에 관한 각자의 이야기를 원하는 내용으로 쓸 수 있다. 지금이 그 일을 시작할 기회이다.

내가 팟캐스트에서 전화 상담을 위해 무작위로 10통의 전화를 받으면, 보통 절반은 종교적인 집안에서 자신은 쾌락을 누릴 자격이 없다고 믿으며 자란 사람들이다. 그들에게 자위행위는 도덕적 갈등을 불러온다. 성적인 쾌감을 누리고자 할 때마다 마음 깊은 곳에서는 자신의 부모님과 성직자에게, 그리고 교회에 잘못을 저지르는 것 같다. 사실이 아니라는 것을 실제로는 알고 있음에도 말이다.

기분이 어떠냐고 물어보면 그들은 가슴속에서 긴장이 느껴진다고 대답한다. 수치심이 신체적 반응으로 나타난 것이다. 그들의 수치심은 몸속 깊숙한 곳에 숨어 있다. 그리고 우리의 수치심도 마찬가지일 것이다. 우리는 그 감정에 다가가 찾아낼 수 있다.

무언가에 대해 수치심을 느끼기 시작하면 "지금 나는 어떻게 느끼는가?" 자문한 후 그 대답을 적어본다. 그리고 "이 감정을 나타내는 문장은 무엇인가?" 하고 다시 생각해본다. 지금 하는 행동이 죄악이라는 말을 들은 적 있다면 그 말을 적으면 된다. 예를 들어 "나는 구강성교가 죄라고 느낀다"라고 쓰면 된다.

이것은 다른 사람이 여러분을 위해 쓴 섹스에 대한 정신적 대사로, 각자의 마음속에 박혀 있다. 이것이 '내 진실'일 필요는 없다. '그리고'라는 접속사를 사용해 반대되는 내용을 써서 대사를 확 바꿔버리면 된다. 예를 들어 "나는 구강성교가 미덕이라고 느낀다. **그리고** 쾌락, 기쁨, 자기 돌봄은 나에게 중요하므로 나는 그것들을 우선시한다"라고 써보자.

쾌락을 위해 시간을 쓰는 자신이 부끄럽다면, "나는 쾌락과 기쁨을 누릴 자격이 없다고 느낀다"라고 써보자.

그런 다음 이와 반대되는 문장을 '그리고'를 덧붙여 적으면 된다. "나는 쾌락을 누릴 자격이 있다. **그리고** 이 말은 매일의 산책, 친구들과의 시간, 주당 몇 번의 자위를 의미한다."

새로운 대사를 쓰는 이런 시도가 처음에는 이상하거나 심지어는 진심이 아닌 듯 느껴질 수도 있다. 비결은 익숙해지는 데 있다. 오래된 이야기는 편안하고 친숙하기에 안전하게 느껴진다. 이제 수치심을 주는 이야기의 실체를, 그리고 그것이 다른 사람의 믿음이라는 사실을 밝히면서 자신의 진짜 진실로 대체해야 한다. 시간이 지나면 이 새로운 이야기가 몸과 마음에 익숙해지고 사실로 느껴지기 시작할 것이다. 더 이상 다른 사람의 콤플렉스를 짊어지지 않게 되면 여러분의 몸은 휴식과 이완 상태에 빠져들기 시작할 것이다. 이는 욕망을 다시 느끼고 쾌락을 되찾는 데 꼭 필요하다.

궁극적으로 쾌락 도둑은 우리를 현재에 집중하지 못하게 함으로써 쾌락을 훔쳐 간다. 쾌락은 스쳐 지나가는 존재이기에, 출렁이는 뱃살, 셀룰라이트, 더러운 접시로 가득 찬 싱크대, 고통스러운 성관계에 대한 두려움 같은 것들이 섹스를 온전히 경험하고 즐기는 것을 방해할 것이다. 그러나 다행스럽게도 이런 방해 요소 중 일부는 다른 것보다 잊어버리기 쉬울 것이다. 시간이 좀 걸릴지도 모르겠지만, 인내심을 가지고—자기비판도 쾌락 도둑이라는 사실을 기억하자—현재 자신의 위치를 받아들이려 노력하자. 이런 노력은 자기수용력을 발달시키고 쾌락 도둑을 영원히 물리치는 데 도움이 될 것이다.

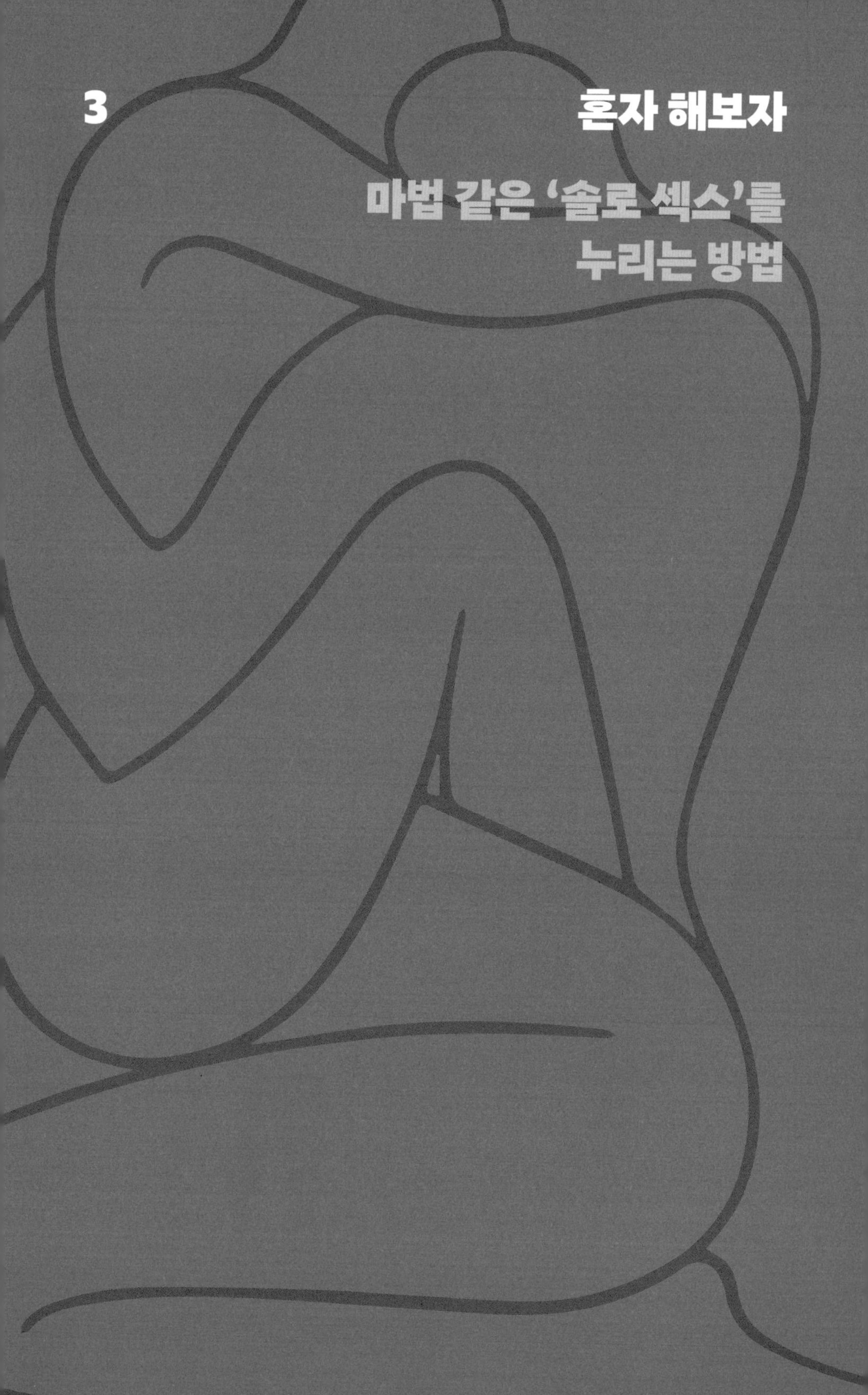
3
혼자 해보자

마법 같은 '솔로 섹스'를
누리는 방법

진동기구를 사용해 처음으로 오르가슴을 느꼈을 때는 눈이 번쩍 뜨이는 기분이었다. 그때가 되어서야, 나는 마침내 그 모든 호들갑의 이유를 이해하게 되었다. 그동안 내내 나에게는 폭발적이고 마법 같으며 완전히 만족스러운 해방감을 느낄 수 있는 힘과 능력이 있었다.

내가 자라는 동안 자위에 대한 이야기를 해준 사람이 아무도 없었다는 사실이 그리 놀랍지는 않을 것이다. 나는 심지어 그런 행위가 존재한다는 사실조차 몰랐다. 특히 음부 소유자들은 안 하는 행동이라고 생각했다. 내가 본 자위와 관련된 유일한 이미지는 10대 청소년이 나오는 코미디 영화 〈포키스〉(Porky's, 1980)나 〈리치몬드 연애 소동〉(Fast Times at Ridgement High, 1982)에서 나온 장면뿐이었다. 이 영화들은 음경 소유자가 어색한 모습으로 화장실로 들어가 변기 위에 앉아 우스꽝스러운 얼굴 표정을 짓는 모습만을 보여주었다. 나는 무슨 일이 일어나는지는 몰랐지만, 그 장면이 섹스와 관련되어 있으며 확실히 창피하고 아마도 부끄러운 일일 것이라고 직감했다.

그러다 마침내 그 우스꽝스러운 표정들이 무엇 때문인지 알아냈지만, 대학에 다닐 때까지도 내가 직접 해볼 엄두는 내지 못했다. 그 무렵 친구들 몇 명이 드디어 마음을 열고 자위에 대해 이야기하기 시작했다. 당연히 그들에게도 자위에 대해 설명해준 사람은 없었다. 친구들은 우연히 오르가슴을 처음으로 느꼈던 경험에 대해 이야기했다. 많은 경우가 자전거를 타거나 베개에 문질러졌거나 심지어는 전동 칫솔을 사용하다가 일어났다.

솔직히 말해 나는 그 이야기들을 듣고 혼란을 느꼈다. 내게도 자전거와 베개와 전동 칫솔이 있었다. 그러나 이런 물건들과 개인적으로 깊은 관계를 맺어본 적은 없었다. 한 친구가 욕조의 제트 마사지 기능에 대해 언급했을 때, 나도 그것을 시도해보기로 마음먹었다. 집에 같은 기능을 가진 욕조가 있었기에, 다음번 방학을 맞아 집에 갔을 때 사용해볼 작정이었다.

몇 번의 시도 끝에 마침내 물살이 정확한 위치에 닿도록 자세를 잡을 수 있었다. 긴장이 천천히 풀리고 느낌이 오려고 할 때 엄마가 노크도 없이 욕실로 들어와 욕조에 다리를 벌리고 앉은 나를 발견했다. 자위에 있어서는 완전한 초보자였기에 문을 잠가야 한다는 사실조차 몰랐던 것이다.

엄마는 끔찍한 것을 본 듯한 얼굴을 했고 나는 너무 창피했다. 그 이후에 우리에게 그 일이 화제로 떠오른 적은 한 번도 없었다.

그 후 몇 년이 더 지나서야 나는 성공적으로 그리고 규칙적으로 자위를 하기 시작했다. 이번에는 욕조 대신 진동기구의 도움을 받았다. 그때까지 파트너에게서는 여전히 오르가슴을 얻지 못했다. 나는 섹스 중의 연결감을 좋아했고 구강성교를 받을 때 쾌감을 느꼈지만, 여전히 오르가슴에 도달하지는 못했다. 나는 계속해서 가짜 오르가슴을 연기했는데, 진동기구를 사용해 처음으로 오르가슴을 느꼈을 때는 눈이 번쩍 뜨이는 기분이었다.

그때가 되어서야, 나는 마침내 그 모든 호들갑의 이유를 이해하게 되었다. 그동안 내내 나에게는 폭발적이고 마법 같으며 완전히 만족스러운 해방감을 느낄 수 있는 힘과 능력이 있었다. 왜 아무도 말해주지 않았을까?

그때까지 나는 음경 소유자는 음부를 만족시키는 방법을 알고 있거나 알아야 한다는 편견이 있었다. 그런 지식을 지닌 채 태어나거나, 중학 시절 음부 소유자들이 생리에 대해 배우는 동안 따로 비밀리에 배웠어야 한다고 생각했다. 대부분의 음경 소유자가 음부를 기쁘게 하는 방법을 전혀 모른다는 사실을 까맣게 몰랐다. 음부 소유자도 마찬가지였다. 우리에게도 비밀 설명서 같은 것은 없었다. 둘 다 침실에서 불안감을 느낀다는 사실과 파트너가 내 몸에 대해 나보다 아는 것이 없다는 사실을 알게 되자 큰 안도감이 밀려왔다. 이제 우리는 한 팀인 것이다.

이 기회에 자기 몸에 대한 사용 설명서를 만들어보면 어떨까 싶다. 휴대전화의 메모 앱에 자신이 쾌감을 느끼는 손놀림이나 체위, 상황을 기록해보자. 그러면 파트너에게 어떻게 하면 자신이 쾌감을 느끼는지를 알려줄 수 있다. 물론 이 작업은 음경 소유자에게도 유용할 것이다.

이 과제를 수행하며 나는 다양한 성감대를 발견했다. 삽입 오르가슴은 물론 유두에서 더 큰 쾌감을 느낄 수 있었다. 또 멀티 오르가슴을 위해 파트너가 손가락으로 내 몸 어디를 만져야 할지 알려줄 수 있었다. 일단 내가 관심을 기울여 알아낸 이 정보를 파트너에게 공유하기 시작하자 내 파트너들은 모두 진심으로 고마워했다. 그들은 자신들이 제대로 하고 있는지 모르기에 받는 압박과 창피당할지도 모른다는 두려움에서 벗어날 수 있었다.

그때부터 자위는 내가 가장 좋아하는 주제이자 활동 중 하나가 되었다. 내 상담의 목표는 섹스에 대한 대화를 자유롭게 나누는 것이다. 그리고 자위에 대한 대화는 그중에서도 매우 중요하고 필수적인 주제이다.

솔로 섹스는 자기 돌봄이다

내가 솔로 섹스라고 부르는 자위 방법을 개발하는 일은 숨어 있는 쾌락을 향한 여정의 첫 번째 단계이다. 게다가 섹스 IQ의 모든 영역에 영향을 미치는 가장 중요한 단계 중 하나이므로 이 단계를 건너뛰지 말기를 간곡하게 부탁한다. 우리 모두는 깊은 쾌락을 경험할 수 있는 능력이 있으며, 우리 신체는 무엇이 우리를 기분 좋게 만드는지를 알아내는 데 필요한 모든 정보를 갖고 있다. 우리 자신을(그리고 파트너를) 위해 스스로 그 정보를 알아내야 한다. 이미 훌륭한 섹스를 누리고 있어 솔로 섹스를 지금은 즐기지 않는 사람도 이 단계를 추가하면 나머지 탐색의 여정이 훨씬 더 만족스러울 것이다.

자위가 망설여진다면, 지금이 건강한 솔로 섹스를 방해하는 쾌락 도둑이 무엇인지 찾아낼 좋은 기회이다. 자신의 몸을 탐구하는 데 수치심을 느끼는가? 아니면 관련된 트라우마가 있는가? 나는 여러분이 어떤 방해라도 이겨내길 바란다. 자기 몸과 그 몸을 노래하게 만드는 요소를 알아내는 일은 아마도 인간이 할 수 있는 가장 재미있고도 신나는 일일 것이다. 오르가슴을 선사하는 요소를 발견하는 데도, 자기 이해를 더 깊게 만드는 데도 도움이 될 것이다.

솔로 섹스를 통해 자신의 흥분 요소와 좋아하는 신체적 감각, 가장 민감한 신체 부위, 탐험하고 싶은 성적 환상, 그리고 그 밖의 많은 것을 알게 될 것이다. 평생 알게 될 성적 대발견의 대부분을 파트너와의 섹스가 아니라 솔로 섹스에서 하게 되리라고 단언할 수 있다.

그리고 잠깐, 솔로 섹스의 장점은 또 있다! 솔로 섹스는 자기 돌봄의 강력한 방법이다. 심지어는 필수적이라고 할 수 있다. 물건을 사거나 표면적인 미의 기준에 맞추기 위해 자신을 꾸미는 상업화된 자기 관리가 아니다. 몸과 마음, 그리고 영혼에 이로운 자기 돌봄 방법이다.

자위가 강력한 자기 돌봄인 이유 중 하나는 파트너와의 섹스가 지니는 의무가 없기 때문이다. 파트너 섹스를 깎아내리는 것이 아니다. 다만 솔직히 말해, 다른 사람과의 섹스에는 부담스러운 측면도 많다. 우리는 파트너가 즐겁기를, 그리고 우리도 즐겁다는 사실을 파트너가 알기를 바란다. 아무리 자신감이 넘치는 사람이더라도 자신의 외모와 체취, 자신도 모르게 내는 이상하고 당황스러운 소리, 섹스 중 분비되는 체액을 어느 정도 의식하게 된다. 이런 것들은 긴장을 불러일으키고 쾌락을 느끼는 데도 상당한 방해 요소가 된다.

그러나 솔로 섹스는 아무도 아무것도 신경 쓰지 않고 오로지 자신만을 생각하며 순수하게 쾌락을 탐닉할 수 있는 기회이다. 이보다 더 몸과 마음에 양식이 되는 일은 없을 것이다. 나는 또한 자위가 사람들을 치유해주는 경우를 아주 많이 보았다. 자기 이해가 더 깊어지고 쾌락을 더 많이 경험할수록 사람들은 타고난 대로 쾌락을 사랑하는 훌륭하고 대단한 사람으로 한 걸음 더 나아갈 수 있다.

솔로 섹스는 또 건강에도 좋은 자기 돌봄이다. 솔로 섹스를 할 때마다 우리 몸은 세로토닌·옥시토신·도파민·엔도르핀과 같은 행복감, 활력, 동기 부여 호르몬을 분비한다. 즉 솔로 섹스는 최악의 쾌락 도둑인 스트레스를 감소시켜 점점 더 많은 쾌락을 가져다준다.

자위는 또한 섹스 IQ의 다섯 번째 영역, 자기 수용을 강화한다. 자신의 성기와 일대일 시간을 더 많이 보낼수록 더 깊은 유대감을 형성할 수 있으며, 이는 우리에게 더 큰 쾌감을 준다. 온 마음이 몸과 연결되면 자신을 비판할 틈도 없을 것이다.

솔로 섹스는 기분을 좋게 할 뿐만 아니라 불안과 우울 증상을 완화하는 데도 도움을 준다. 생리통을 진정시키고 생리 주기를 조절하는 데도 도움이 된다. 자존감도 높여주며 숙면을 돕고 심지어는 면역 체계까지 강화한다! 감기나 독감이 유행할 때 이 사실을 꼭 기억하길 바란다.

분명히 말할 수 있다. 대자연은 우리가 솔로 섹스를 하기를 바란다. 그렇다면 왜 더 많은 사람이 하지 않는 걸까? 아마도 많은 사람이 솔로 섹스는 더럽거나 잘못된 일이거나 도덕적으로 부끄러운 일이라고 믿도록 양육되었기 때문일 것이다. 또 솔로 섹스가 건강에 나쁘고 성생활에 해를 끼친다는 신화와 새빨간 거짓말이 너무 많이 존재하기 때문일 것이다. 진실은 정반대인데 말이다.

이제 이 문제를 확실하게 정리할 때이다. 음경 소유자 여러분, 자위는 '정자를 낭비'하지 않는다. 정자는 재생산된다. 정자를 바닥내는 일은 불가능하다. 혹시 몰라 하는 말이지만, 자위를 한다고 해서 눈이 멀거나 손바닥에 털이 자라나지도 않는다. 그리고 음부 소유자 여러분, 진동 기구를 사용한다고 해서 중독되는 일이나 파트너가 만졌을 때 아무 감각도 느끼지 못하는 일은 벌어지지 않는다. 솔로 섹스는 단지 '슬프고' '절망적이고' '외로운' 싱글만을 위한 행위가 아니다. 솔로 섹스는 우리 모두가 배우고 탐구하고 즐기고 탐닉하는 행위이다.

제발 솔로 섹스 클럽에 가입해주시길! 솔로 섹스를 연습하면 현재 혹은 미래의 애정 관계가 더 단단해질 것이다. 쾌락은 쾌락을 낳고 섹스는 섹스를 낳는다. 작은 불씨를 항상 켜두면, 파트너와 더 많은 섹스를 원하는, 언제나 준비되어 은은히 끓고 있는 자신의 모습을 발견할 것이다.

단지 한 가지 주의할 점이 있다. 파트너의 솔로 섹스도 똑같이 중요하고 건강한 행위로 여겨야 한다는 점이다. 많은 사람이 그것을 부적절하다고 생각하며 걱정한다. 파트너의 자위를 자신이 충분하지 않아 생기는 일이라고 우려한다. 몰랐겠지만, 사실 파트너의 솔로 섹스는 여러분과 아무런 관련이 없다. 여러분의 솔로 섹스가 파트너와 상관없는 일인 것과 마찬가지다.

나도 여러분이 무엇을 염려하는지는 안다. 아직 20대였을 때 나는 파트너와 인생 최고의 섹스를 즐겼고, 그 어느 때보다 우리 관계에 만족하고 있었다. 그러던 어느 날 그의 포르노 컬렉션을 발견했다.

그가 가장 좋아하는 포르노 스타는 가슴이 큰 금발 배우인 것으로 드러났다. 나는 갈색 머리였고 가슴은 다소 작은 편이었다. 말하기 부끄럽지만 나는 난리를 피웠다. 불안감과 배신감, 어마어마한 질투심이 들었다. 그 여자를 보거나 생각하며 자위를 한다는 것이 그가 나보다 그 여자나 혹은 그 여자를 닮은 다른 여자와 섹스하기를 바란다는 뜻이라고 여겼기 때문이다. 내가 그에게 충분한 존재가 아니라는 생각이 들었다.

나도 이런 오해를 버리는 데 오랜 시간이 걸렸다. 그래서 많은 이

들이 여전히 그런 잘못된 생각을 고수하는 이유를 완벽히 이해한다. 파트너를 흥분시키는 사람이 자기 말고 또 존재한다는 생각은 두렵기 마련이다. 그러나 그것이 현실이다. 우리는 다른 사람의 생각이나 행동, 환상, 혹은 흥분을 통제할 수 없다. 마찬가지로 다른 사람의 쾌락 또한 통제할 수 없으며 그 사람들도 물론 우리의 쾌락을 통제할 수 없다.

아무리 멋지고 섹시한 사람일지라도, 그리고 끝내주는 섹스를 누리고 있을지라도, 그 사람의 파트너는 다른 사람에게서도 매력을 느낄 것이다. 인간이기에 어쩔 수 없는 일이다. 여러분도 경험해보았을 것이다! 자기만의 풍부한 성적 환상이 가득한 삶을 개발하면 현실에서도 섹스를 즐기기 위한 에로틱한 상상력에 색채와 깊이감을 더할 수 있다.

파트너가 자위를 위해 보거나 생각하는 그 어떤 것도 당신을 대신하지 못한다는 사실을 잊지 말아야 한다. 쾌락을 위한 양념 정도로 여기면 좋을 것이다.

왜냐하면 쾌락은 사랑처럼 무한한 자원이기 때문이다. 쾌락의 우물은 마르지 않는다.

솔로 섹스를 위해 탐험할 만한 재미있고 민감한 신체 부위는 너무나 많다. 그러나 많은 사람이 배운 적이 없어 자세히는 모른다. 음경과 질이라는 기본 부위만 아는데, 그나마 정확하게 아는 것도 아니다! 이제 엄청난 쾌감을 선사하는 매력적인 성기 부위들에 대해 다시 한번 알아보자.

음부 소유자를 위해

외음부: 외부 생식기의 전체 부위. 여기에는 불두덩(치골), 소음순, 대음순, 음핵이 있다.

불두덩: 치골 관절 위에 있는 둥근 모양의 지방층으로 음모가 자라는 부분이다. 신경 세포의 말단, 즉 신경종말로 가득 차 있다.

음핵포피: 음핵을 덮고 있는 피부로 음경포피와 비슷하다. 흥분하면 수축한다.

음핵: 흥분하면 부풀어 오르는 성질이 있다. 수천 개의 신경종말이 있으며 몸속 깊숙이 뻗어 있는 크루라crura, 소위 음핵의 다리와 연결되어 있다.

대음순: 쾌락을 위한 궁전의 문이다. 외음부의 경계로, 크고 두툼한 살로 이루어져 있으며 털이 나 있다. 이곳에는 신경종말이 많아 흥분했을 때 놀라운 쾌감을 느낄 수 있다.

소음순: 질 입구를 둘러싸고 있는 대칭적인 모양의 작은 입술이다. 성적인 자극을 받으면 부풀어 오른다. 역시 신경종말이 있어 민감하며, 쾌감의 원천이기도 하다.

질: 생리혈과 아기가 지나가는 근육질 통로이다. 바깥쪽 3분의 1이 가장 민감한데, 음핵의 다리가 이 부분에 존재하기 때문이다.

G-스폿: 질 입구에서 약 5센티미터 정도 안쪽에 있는 내부 영역으로, 앞쪽 질벽에 자리 잡고 있다. 쾌감과 오르가슴을 제공하는 것으로 알려져 있다. G-스폿은 이 부분을 처음 발견한 독일인 산부인과 의사 에른스트 그라펜베르크

Ernst Gräfenberg의 이름에서 왔다. 그러나 이 부위는 점이라기보다는 면에 가깝기에, 나는 'G-영역'이라고 부르는 것을 선호한다.

A-스폿: 전방 굴곡 성감대anterior fornix erogenous zone, 혹은 AFE 존, 혹은 A-스폿이라고 불리는 이 부위는 질 안쪽 약 10~13센티미터의 앞쪽 질벽과 자궁경부 사이에 있다. A-스폿을 자극하면 윤활액이 분비되며 때로는 오르가슴을 느끼기도 한다.

U-스폿: 요도 입구의 양옆과 위쪽 부분이다. U-스폿은 가벼운 자극에도 매우 민감하다.

스킨샘Skene's glands: 요도 양쪽에 자리 잡은 이 땀샘은 자극을 받으면 점액성 액체를 분비하며 질 윤활을 돕는다. 여성이 사정할 때 나오는 액체가 바로 이것이다(그렇다, 꾸며낸 이야기가 아니었다!).

음부 신경: 오르가슴을 담당하는 골반 부위의 주요 신경으로 골반저 근육을 지나며 성기에 운동 정보와 감각 정보를 전달한다.

바르톨린 땀샘: 질 입구 양쪽에 있는 분비샘으로 질 윤활에 도움이 되는 액체를 분비한다.

질 전정: 질 입구를 둘러싸고 있는 살 부위이다.

항문: 소화기 계통의 종점으로 수많은 쾌감 신경종말이 있다.

회음: 항문과 질 입구 사이의 부위로 대체로 매우 민감하다.

P-스폿: 후방 굴곡 부위로 뒤쪽 질벽의 자궁경부 근처에 있다. 후배위(후방 삽입 자세)에서 손가락, 음경, 섹스 토이를 이용해 접근할 수 있다.

K-스폿: 종종 '쿤달리니'Kundalini 스폿이라고 불리며, 질이 끝나고 자궁경부가 시작되는 곳이다. 위치상 K-스폿은 자극하기가 어렵다.

음경 소유자를 위해

음경: 음경의 몸통인 음경체(음경 기둥), 음경의 머리인 귀두, 귀두막으로 이루어져 있다. 귀두에는 신경종말이 많이 존재한다.

귀두막: 음경체와 귀두가 만나는 부분 아래쪽의 홈이다. 포경수술을 받은 음경에서 가장 민감한 부위이다.

포피: 귀두를 덮고 있는 피부 껍질로, 음경이 발기된 상태에서는 수축한다. 포경수술을 받지 않은 음경에서 가장 민감한 부위이다.

음낭과 고환: 불알주머니와 그 안의 불알을 뜻한다. 이 부위를 가볍게 만지는 것을 좋아하는 사람도 있고 세게 만지는 것을 좋아하는 사람도 있다. 이 부위가 과하게 민감한 사람은 만지는 것을 싫어한다.

전립선: 배꼽 쪽으로 직장 안쪽 5센티미터 정도에 있는 호두 모양의 분비샘이다. 많은 음경 소유자가 전립선 자극으로 엄청난 쾌감을 느낀다.

음경체: 귀두와 아랫배를 연결하는 음경의 긴 몸통이다.

음경 해면체와 요도 해면체: 음경체 내부에 있는 기둥 모양의 해면체 조직으로, 발기를 위한 혈액을 채우고 가둬둔다.

귀두륜: 음경의 귀두와 몸통을 구분하는 둥근 테두리이다.

회음: 항문과 음낭 사이의 부위로, 대체로 매우 민감하다.

마음챙김
자위

정기적으로 자위를 하는 많은 이들은 이미 빠르게 '문지르는' 방법을 안다. 보통 판에 박힌 절차를 따른다. 좋아하는 섹스 토이를 이용하거나 포르노를 보며 기계적으로 자신을 만져 오르가슴에 이른다. 물론 이런 행동이 잘못된 것은 아니다! 나는 이런 유형의 솔로 섹스를 '생계형 자위'라고 부른다. 시간이 많지 않거나 빠른 욕구 해소가 필요할 때는 이런 생계형 자위가 (여러 면에서) 효과적이다.

하지만 자신의 몸과 마음을 더 깊이 탐구하기 시작했다면 내가 마음챙김 자위라고 부르는 조금 다른 종류의 자위를 시도해보길 권한다.

마음챙김은 현재에 정신을 집중해, 그 순간 느끼는 모든 감각을 받아들이는 행위이다. 마음챙김을 연습하려면 자신의 오감에 주의를 기울여야 한다. 이 글을 읽는 동안 어떤 신체적 감각이 느껴지는가? 무슨 냄새가 나는가? 무슨 소리라도 들리는가?

앞서 언급했듯, 쾌락은 현재의 느낌이다. 성적 쾌락의 절정은 반드시 현재, 즉 그 순간에 집중해야 누릴 수 있다. 그러므로 솔로 섹스를 하는 내내 마음을 현재에 집중하면 더 즐거울 것이다. 모두가 원하는 일 아 닌가?

마음챙김 자위는 오르가슴을 억지로 짜내기 위한 행위가 아니다. 시간을 투자해 자신의 관능을 탐구하는 행위이다. 자위를 시작하기 전, 데이트처럼 분위기를 잡으면 좋다. 스트레스를 일으키며 정신을 산만하게 만드는 잡동사니는 치우고 촛불을 켠다. 음악을 켠 후 깨끗하고 부드러운 이불 위에 눕는다.

바로 성기를 만지는 대신 다른 성감대를 먼저 어루만진다. 스스로 자신을 유혹하는 세심한 연인이 되어 천천히 조심스럽게 애무한다. 정성들여 목을 애무하며 어떤 손놀림이 기분 좋게 느껴지는지 알아본다. 목을 가볍게 쓰다듬거나 부드럽게 쥐어본다. 한 손일 때와 양손일 때의 느낌이 어떻게 다른가? 이제 유두로 넘어가 실험을 계속한다. 부드럽게 만지고, 꼭 쥐고, 쓰다듬고, 가볍게 잡아당겨본다.

허리에서 허벅지까지 손으로 부드럽게 쓰다듬어 어떤 느낌이 드는지 알아본다. 그러고는 배와 엉덩이, 안쪽 허벅지를 조금 더 세게 만진다. 간지럽히거나 가볍게 긁거나 세게 쥐어짜는 등 온갖 방법으로 만져본다.

이렇게 자신의 몸을 탐험하며 머릿속 내 몸 사용 설명서에 그 느낌을 적어둔다. 어떻게 만졌을 때 흥분했나? 만졌을 때 즐거웠나? 기대감을 느꼈나? 불편하게 느껴지는 손놀림은 무엇이었나? 아무 느낌이 없는 부위는 어디였나? 가장 민감한 곳은 어디였나? 이 질문들에는 정답이 없다. 단지 몸의 쾌감 지도를 그려서 내 몸이 선호하는 바를 더 잘 알아내려는 것이다.

"왠지 바보 같은데"라거나 "이건 옳지 않아" "내 몸이 싫어" 같은 거슬리는 생각이 떠오르면(실제로 그럴 가능성이 높다), 생각을 막지 말고 호흡에 집중한다. 몇 번 심호흡을 하면 방해받은 행위를 다시 수월히 시작할 수 있다. 숨을 들이마시고 길게 내쉬고, 다시 한번 반복하고, 원래 하던 행동으로 돌아간다. "좋아, 어디까지 했지? 나는 지금 허벅지 안쪽을 손가락으로 쓰다듬고 있어. 이러니까 몸이 약간 떨리는데……" 같은 생각을 하려 노력하면서, 골반저 근육에 힘을 주었다 푸는 연습을 통해 생식기와 연결되는 느낌을 계속해서 느껴본다.

여기까지 했을 때 조바심이 나며 자신이 제대로 하고 있을까 하는 의문이 들지도 모른다. 그러나 이런 연습이 현재를 향한 집중력을 돌려준다는 사실을 깨닫고는 큰 변화를 맞을 것이다. '어쩌면 거기에'라고 생각하지 말자. 여기만이 있을 뿐이다. 그저 지금 이 순간에 집중해 몸의 감각을 탐구해야 한다. 그리고 이렇게 얻은 쾌락이 이 모든 연습의 목표이자 보상이다.

음부를 위한 마음챙김 자위

앞의 준비 단계를 모두 따랐다면 이제 성기 탐험을 위한 이상적인 머릿속 공간에 들어갈 준비가 되었다고 할 수 있다. 즉 현재에 집중하며 몸의 감각을 예민하게 느끼고 있는 상태가 된 것이다. 혈액은 모든 적절한 장소로 공급되고 있다.

먼저 외음부에 손 부황을 해 마음을 차분히 가라앉히기 바란다. 손 부황은 손바닥을 둥글려 컵 모양으로 만든 후 외음부를 덮어 따뜻하게 하는 행위이다. 손의 위치는 속옷 위든 속옷 아래든 상관없다. 원하는 만큼 오랫동안 한다. 그런 뒤, 손을 떼지 않은 채 엉덩이를 앞뒤로 부드럽게 흔들어 자극을 준다.

이 행동은 기분을 새롭게 하고 불안을 진정시키며 몸과의 연결감을 느끼는 데 도움이 된다. 자신의 몸과 단절감을 느끼는 많은 음부 소유자는 이런 연습을 통해 처음으로 연결감을 느낄 수 있을 것이다! 강력한 방법이므로, 전희나 유대감 강화를 위해 파트너에게 가르쳐줄 수도 있다.

모든 준비가 되었다는 생각이 들면 손가락이나 섹스 토이, 혹은 둘 다 사용해 음순의 바깥쪽을 만져본다. 내부의 음핵 신경이 자극된다. 음순은 매우 민감한 발기 조직으로 구성되어 있으므로, 문지르거나 살짝 잡아당기거나 가볍게 꼬집는 등 다양한 방법으로 만지는 것이 좋다.

신경종말이 무슨 일이 일어나고 있는지 알아차릴 수 있도록 매우 느리게 진행한다. 일부는 다른 사람보다 신경종말이 더 많다. 그래서 같은 행동이 사람에 따라 과하게 민감하게 느껴지기도 하고 딱 알맞게 느껴지기도 한다. 물론 아무것도 느끼지 못할 수도 있다. 모든 경우가 다 정상이라는 사실을 염두에 두어야 한다.

이제 음핵을 찾을 시간이다. 음핵 혹은 클리토리스는 오로지 쾌락을 위해 존재하는 유일한 신체 부위이다. 음핵의 신경종말 중 일부는 피부 윗부분에 가깝게 자리 잡고 있으며 나머지 수천 개의 신경종말은 상대적으로 큰 음핵 신경과 연결되어 더 깊숙한 곳까지 뻗어 있다. 손가락으로 만져보며 어떻게 해야 기분이 좋은지 찾아낸다. 가볍게 두드리거나 문지르거나 작은 원을 그려본다. 세게 혹은 부드럽게 눌러본다.

머릿속에서 음핵을 사분면으로 나눈 다음, 각 사분면을 한 번씩 손가락으로 만져 어떤 느낌이 드는지 알아볼 수도 있다. 사람마다 가장 민감한 사분면 부위가 다르다. 이 민감한 정보를 파트너에게 알려주자! 행위 중 거울을 보는 것도 도움이 된다. 자신의 가장 민감한 사분면은 어디인지 찾아보길 바란다.

더 흥분한 상태일수록 성기에 피가 몰려 G-스폿을 찾기가 더 쉬워진다. 다시 한번 말하지만, 질 안을 자극할 때는 어떤 일이 일어나는지 정확히 느끼기 위해 주의를 집중하며 지극히 천천히 움직여야 한다. 질 입구에서 2.5~5센티미터 정도 떨어진 곳의 앞쪽 질벽을 검지로 누르고 '이리 오라'고 부르는 손짓처럼 까닥까닥 움직인다. 약간 튀어나오고 울퉁불퉁한 부분이 느껴질 것이다. 그곳이 바로 G-스폿이다. 더 안쪽에는 A-스폿, 즉 전방 굴곡 성감대가 있다. 질 입구 근처, 요도 입구의 바로 위와 양쪽에 있는 U-스폿도 살펴본다.

A-스폿이나 U-스폿에 대해 들어본 사람은 아마 거의 없을 것이다. 성 해부학은 언제나 새로운 발견을 하고 있다. 특히 외음부는 역사적으로 연구 자금이 많이 지원되지 않은 분야였기에 더욱 그러하다.

이제 몸의 어느 부위가, 그리고 어떻게 하면 기분이 좋은지 알게 되었을 것이다. 계속한다. 계속해서 연습해야 한다. 지금 오르가슴이 느껴져 마음챙김 자위가 끝나버렸다면 축하를 보낸다. 그러나 오르가슴을 느껴야만 꼭 성공적인 연습은 아니다. 마음깊이 새길 때까지 계속 반복해 말할 터지만, 현재에 집중하고 몸 알아차림을 하며 보낸 시간 그 자체가 이미 훌륭한 성공이다.

음경을 위한
마음챙김 자위

대부분의 음경 소유자에게는 자위를 하라고 말할 필요조차 없다. 대체로 음경이 있다면 이미 탐색해봤을 가능성이 매우 크다. 따라서 여기서의 목표는 오르가슴의 시기를 늦추며 포르노를 보지 않고 오르가슴에 이르고(원한다면 말이다), 오르가슴을 더 잘 통제할 방법을 찾는 것이다.

먼저 평소 사용하지 않는 손의 손가락으로 음경 기둥을 감싼다. 많은 음경 소유자가 자신의 손가락 힘과 리듬에 너무 익숙한 나머지 실제 성관계에서 오르가슴을 느끼는 데 어려움을 겪는다. 그러니 마음챙김 자위를 하며 쥐는 방법을 바꾸면 익숙한 패턴을 쉽게 깰 수 있다. 평소와 다른 리듬을 시도해보는 것도 좋다. 평소 위아래로 움직였다면 대각선으로 움직이는 시도를 해본다. 기둥의 옆면을 쓰다듬거나 손을 비틀면서 문질러본다.

호기심을 가지고 천천히 진행한다. 좋아하는 움직임과 싫어하는 움직임에 대해 놀라운 발견을 할 수도 있다. 후자도 전자만큼이나 중요한 정보이다.

이제 귀두에 집중해본다. 음핵의 경우처럼 귀두를 사분면으로 나누고 각각 눌러보며 가장 예민하게 느껴지는 정확한 부분을 찾아낸다. 나머지 손을 사용해 음경의 주름띠와 고환을 자극하는 것도 좋다. 이 부위들은 평소 소홀하기 쉬운 성감대이다.

주름띠를 다양한 방법으로 만져보고, 또 손으로 둥글게 고환을 감싸고 부드럽게 쥐어본다. 쾌감이 느껴지는가? 아니면 더 세게 쥐어야 하는가? 너무 민감해서 만지기도 어려운가? 여기에 틀린 답은 없다! 여러분은 단지 주의를 집중해 자신의 몸과 쾌감을 느끼는 방법을 알아내기만 하면 된다.

과하다고 말할 수 있는 정도란?

솔로 섹스를 열렬히 지지하지만, 포르노를 보며 하는 솔로 섹스는 강박 행동으로 발전하기 쉽다는 경고를 꼭 해야겠다. 그렇다고 여러분이 중독될까 두려워 솔로 섹스가 주는 에로틱한 쾌락을 피하기를 바라지는 않으니, 몇 가지 경고 신호를 알려주겠다. 파트너에게서 더 이상 흥분을 느끼지 못하거나, 자위가 더 좋아서 파트너에게 핑계를 대고 섹스를 피하거나(보통 이런 경우는 관계에 문제가 있을 가능성이 더 크다), 집에서 자위하고 싶어서 결근하거나 중요한 약속을 깨는 경우라면 잦은 자위가 문제를 일으키고 있다고 말할 수 있다.

마찬가지로 포르노를 보는 행위 자체는 잘못된 일도 부끄러워해야 할 일도 아니다. 그러나 포르노가 보고 싶어 약속이나 모임을 건너뛰거나, 지하철이나 마트 같은 공공장소에서도 보고 싶은 충동을 느낀다면, 또 포르노 없이는 흥분되지 않고 오르가슴도 느끼지 못한다면, 포르노가 켜져 있지 않을 땐 발기를 못 한다면, 이는 문제라고 할 수 있다.

또 다른 경고 신호로, 정도가 심해지는 경향이 있는지, 즉 점점 더 빨라지는 향락의 러닝머신 위로 뛰어드는지를 살펴보아야 한다. 예를 들어 예전에는 스리섬* 포르노에 만족했지만 이제 그걸로는 충분치 않아 갱뱅** 포르노로 넘어갔다면, 확실히 문제라고 할 수 있다. 또 시청하는 콘텐츠가 마음을 불편하게 한다면, 이는 선을 넘었다는 분명한 신호이다.

포르노나 지나친 자위행위(또는 다른 향정신성 물질)에 중독된 사람들은 종종 무력감과 무가치함을 느끼며, 이는 또한 수치심을 불러일으킨다. 첫 번째 단계는 항상 그렇듯이 자신에게 문제가 있으며 자신의 결정에 무력감을 느낀다는 사실을 인정하는 것이다. 그런 다음 인지 행동 치료, 수용과 헌신 치료, 심리 치료, 12단계 프로그램, 커플 상담 등 효과적인 치료법을 찾아봐야 한다.

이런 경고 신호에서 자유롭다면 자신에게 적절한 자위 횟수를 스스로 설정해도 좋다. 일주일에 두세 번이라면 대체적으로 합리적이고 건강한 횟수라고 할 수 있다. 그러나 매일 자위를 해도 아무 문제가 없다면, 즉 건강에 이상이 없고 여전히 파트너와의 섹스도 즐기며 삶의 다른 중요한 영역에도 충분히 시간을 쏟고 있다면, 내가 뭐라고 말리겠는가?

---

*   threesome, 3명이 함께 참여하는 섹스.
** gang bang, 한 명이 동시에 여러 명과 성관계를 가지는 상황.

솔로 섹스를 즐겁게 해줄 아이디어

마음챙김 자위를 온전히 즐기는 데는 많은 기구나 도구가 필요치 않다. 그러나 솔직히 말해, 진동기구나 섹시한 물건 몇 개가 해가 될 일은 없을 것이다. 지금부터 솔로 섹스의 수준을 한 단계 높이는 데 도움이 되는 몇 가지 아이디어를 소개하겠다.

성적 환상

많은 사람이 자위하는 동안 흥분되는 성적인 장면을 상상해 정신적으로 자극 받기를 좋아한다. 시각적 자극(야한 사진이나 포르노 동영상)을 더 좋아하는 사람들도 있다. 어떤 종류의 환상을 좋아하는지 이미 알고 있다면 참 다행스러운 일이다. 환상을 떠올려본 적이 없거나 어떤 종류의 환상에 흥분하는지 모른다고 해도 상관없다. 나도 성적 환상을 떠올리는 데는 능숙한 사람이 아니었으니 하는 말이다.

먼저 스스로 즐기는 동안 마음이 가고 싶은 곳으로 가도록 내버려두어야 한다. 어쩌면 현재나 예전 파트너와의 특별히 뜨거웠던 상황이 떠오를지도 모른다. 평소 호기심을 가졌던 새로운 경험, 이를테면 그룹 섹스나 스리섬, 두 명의 음부 소유자와 함께 하는 섹스, 혹은 두 명의 음경 소유자와 함께 하는 섹스 같은 장면이 머릿속에 펼쳐질 수도 있다. 상상은 끝이 없다!

여기서 자신을 판단하거나 생각을 검열해서는 안 된다. 다시 말해, 수치심이라는 쾌락 도둑이 즐거운 경험을 훔쳐가도록 내버려두어서는 안 된다는 말이다. 이 머릿속 생각은 현실에서도 이런 시나리오를 실행하라고 보내는 잠재의식의 메시지가 아니다. 이 생각들은 소망이 아니라 환상이다. 예를 들어 낯선 사람이나 전 애인, 흡혈귀와의 섹스처럼 현실에서 일어나길 바라지는 않는 행위를 환상 속에서는 경험하고 싶다고 생각하는 것뿐이다. 이런 생각에는 아무런 문제가 없으며, 이것이 바로 성적 환상의 장점이다. 실제로 하지 않고도—원하지 않는다면 말이다—그런 성행위를 탐색해볼 수 있는 기회이다.

로맨스 소설과 에로틱 소설

수 세기 전부터 있던 에로틱 소설 장르는 오늘날 그 어느 때보다—중의적인 의미에서—뜨겁다. 섹시한 소설을 읽으면 파트너와 혹은 혼자서 섹스하고 싶은 기분을 불러일으키는 데 도움이 되며, 혼자만의 시간을 더욱 즐겁게 만드는 멋진 환상의 세계를 펼칠 수 있다.

에로틱 오디오북

에로틱 오디오북 시장은 지금 폭발적으로 성장하고 있다. 이어폰을 끼고 편안히 누워만 있으면 온갖 섹시한 콘텐츠가 귀와 마음에 바로 전달되기 때문에, 자위를 도울 훌륭한 선택지 중 하나이다. 많은 사람이 오디오북을 포르노보다 더 친밀하고 흥분된다고 느낀다.

윤리적 포르노

주류 포르노의 대부분은 음경 소유자가 음경 소유자를 위해 만든 것이다. 포르노에서 배우로 등장하는 음부 소유자는 물론 포르노를 시청하는 음부 소유자의 바람이나 욕구도 거의 고려되지 않는다. 때때로 이런 종류의 포르노에 묘사된 섹스는 공격적이거나 폭력적이며, 전혀 사실적이지 않다. 물론 포르노는 오락물이지 다큐멘터리가 아니다. 그러나 많은 경우 음부 소유자가 몇 분간의 삽입 성교 후 오르가슴을 느끼는 모습을 보여주어 시청자들에게 비현실적인 기대감을 갖게 한다. 그리고 거의 언제나 음경 소유자가(혹은 복수의 음경 소유자들이) 사정하는 모습으로 끝이 난다. 이런 종류의 포르노를 좋아하지 않는 사람들도 많다. 또 즐기기는 하지만 여성 착취적이고 작위적인 내용 때문에 엇갈린 감정을 품는 사람들도 있다.

감사하게도 윤리적 포르노라는 새로운 트렌드가 생겨난 현재 상황에 정말로 기대가 크다. 윤리적 포르노는 포용적이고 합의에 바탕을 두며 다양성을 표방하고 신체를 긍정하는 섹스를 보여준다. 대체로 음부 소유자가 공정하고 안전한 제작 관행 아래서 제작한다.

윤활제

윤활제는 쾌감을 매우 높여준다. 내 꿈 중 하나는 모든 사람의 침대 협탁 안에 윤활제를 놓아두는 것이다. 내가 가장 자주 반복하는 조언은 아마 윤활제를 더 많이 사용하라는 말일 것이다! 사용하는 윤활제의 종류는 때에 따라 달라져야 한다. 최근에는 대마추출물이 함유된 '직전 윤활제'pre-lube가 인기를 얻고 있다. 이 윤활제는 혈류량을 증가시키기 때문에 절정에 도달하기 10분에서 30분 전에 발라야 한다. 더 자연스럽게 느껴지는 수성 윤활제는 실리콘이나 라텍스 제품과도 함께 사용할 수 있다. 얼룩이 생기지 않고 끈적거리지 않는다는 장점이 있지만, 도중에 덧

발라야 하는 단점이 있다. 실리콘이 포함된 윤활제는 오랜 지속력과 씻겨나가지 않는다는 장점이 있어 장시간의 섹스나 수중 섹스에 적합하다. 유성 윤활제는 에로틱 마사지에 사용하기 좋으며, 안전성 문제로 고무·PVC·라텍스 재질의 콘돔이나 섹스 토이와 함께 사용해서는 안 된다.

섹스 토이

이제 내가 가장 좋아하는 주제인 섹스 토이에 대해 알아보겠다. 내가 충성을 바치는 브랜드는 매우 다양하고 새로운 제품과 액세서리가 무수히 쏟아져 나오고 있는 만큼, 내 웹사이트 sexwithemily.com을 방문하거나 이 책 뒷부분의 QR 코드를 사용해 신체 부위와 상황에 따라 내가 추천하는 최고의 제품을 확인해보길 바란다.

섹스 토이는 오랫동안 음부용으로 판매되어왔기에 많은 음경 소유자가 자신들도 사용할 수 있다는 사실을 모른다. 모든 사람의 쾌락을 증진하는 훌륭한 보조 장치인데도 말이다.

발기하거나 발기 상태를 유지하는 것이 힘든 음경 소유자라면 발기 훈련을 위해 섹스 토이를 사용할 수 있다. 이런 섹스 토이는 발기를 유지하기 위해 꼭 필요한 요소인 혈류량을 촉진하는 데 탁월하다. 또 섹스 토이를 사용해 음경에 매우 빠르게 자극을 주었다가 오르가슴 직전에 멈출 수도 있다. 애태우기edging라고 하는 방법이다. 원하는 만큼 오래 자극을 주다가 멈추는 행동을 반복한다. 이렇게 하면 더 강렬한 오르가슴을 맛볼 수 있다. 원하는 것보다 빨리 오르가슴에 도달하는 경향이 있다면 섹스 토이를 이용한 자극으로 흥분 상태를 연장하는 연습을 하면 좋다.

외음부와 음경 소유자 모두에게는 손이 닿기 어려운(심지어는 삽입 성교 중 음경도 닿지 않는) 깊은 곳에 몇몇 신경종말이 있다. 따라서 섹스 토이는 솔로(혹은 파트너와의) 섹스의 수준을 한 차원 높일 수 있는 환상적인 수단이다. 개인적으로 내가 신뢰하는 브랜드 목록을 보고 싶다면 웹사이트 sexwithemily.com을 방문하길 바란다.

우선 진동기구에 대한 흔한 오해를 바로잡고 싶다. 어떤 사람들은 진동기구 사용에 익숙해지면 파트너에게서 오르가슴을 느끼지 못할까 걱정한다. 그러나 우리 몸은 근육 기억을 가지고 있기에 정해진 방식대로라면 항상 오르가슴을 느낄 수 있다. 다만 같은 방식에 익숙해지면 다른 방식으로 절정에 이르는 법에 대한 근육 기억이 쇠퇴할 수 있다. 다양한 방식으로 오르가슴을 느낄 수 있도록 건강과 체력을 유지하고 '근육'을 단련하는 것이 좋다.

솔로 섹스를 여러 근육을 단련하기 위한 운동으로 여기면 좋을 것이다. 여러 가지 방법을 섞어보길 바란다. 때에 따라 손과 진동기구를 번갈아 사용하는 것이 바람직하다. 이런 방식은 오르가슴에 도달하는 시간을 늘린다. 윤활제를 충분히 바르고 오르가슴에 대한 부담 없이 10~15분 정도 탐색해본다면, 예전에는 몰랐던 새로운 느낌과 오르가슴에 도달하는 방법을 발견할 것이다.

매번 같은 신체 부위에 같은 방식을 쓰다 보니, 내가 너무 최애 진동기구에 의존하고 있다는 생각이 들었다. 변화를 주겠다고 다짐한 뒤 섹스 토이 없이 내 몸과 다시 연결되는 법을 배웠고, 다양한 종류의 손놀림과 흥분을 불러오는 법을 탐구했다. 그 뒤, 다른 섹스 토이를 추가해 여러 가지 느낌을 모두 즐겼다.

진동기구마다 느낌이 다르므로 여러 종류의 섹스 토이를 실험해보길 권한다. 성기의 종류에 상관없이 사용할 수 있는 항문용 섹스 토이도 겁내지 말고 도전해보자. 모든 신체 부위와 가격대에 맞는 다양한 제품이 시장에 나와 있으며, 온라인으로 편하게 주문할 수 있고 집까지 배송해준다.

섹스 토이를 선택할 때는 고무나 비닐, PVC 소재는 가급적 피하며, 내열 실리콘, 내열 유리, 스테인리스 스틸처럼 살균이 가능한 소재로 된 제품을 고르기 바란다.

음부 소유자를 위한 제품

음핵을 자극하고 싶다면

진동기구를 처음 사용하는 경우라면 작고 강력하며 다른 제품보다 덜 위협적으로 보이는 총알 진동기를 추천한다. 이 제품은 끝이 뾰족해 다양한 신체 부위에 보다 쉽게 접근할 수 있다. 총알 진동기는 음핵, 외음부, 유두에 가장 적합하다. 손가락 착용 진동기도 초보자에게 좋다. 손가락에 끼워 너무 세지 않은 적당한 효과를 얻을 수 있다.

강력한 진동을 위해서는

요술봉은 작은 휴대용 진동기보다 더 크고 강력하며, 전신 마사지기로도 사용할 수 있다. 요술봉은 강력한 진동을 선사하며, 작은 진동기에 익숙한 사람은 진정한 황홀감을 맛볼 수 있다. 다만 처음에는 너무 과하게 느껴질 수도 있다! 나에게 처음 요술봉이 생겼을 때 너무 마음에 든 나

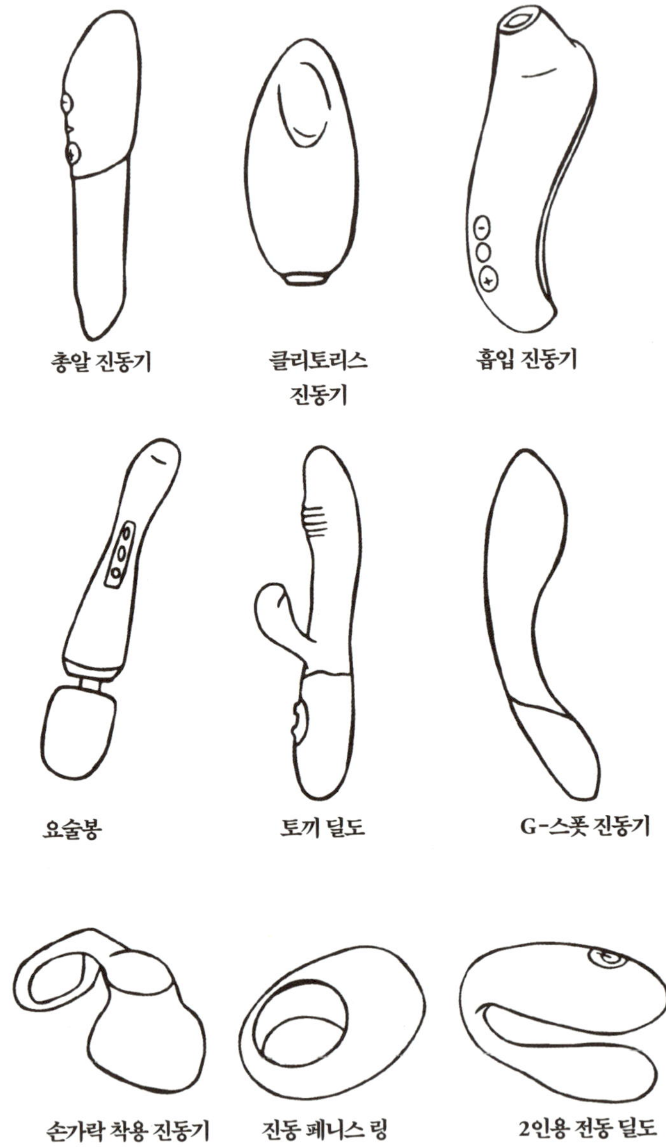
총알 진동기
클리토리스
진동기
흡입 진동기
요술봉
토끼 딜도
G-스폿 진동기
손가락 착용 진동기
진동 페니스 링
2인용 전동 딜도

섹스 토이

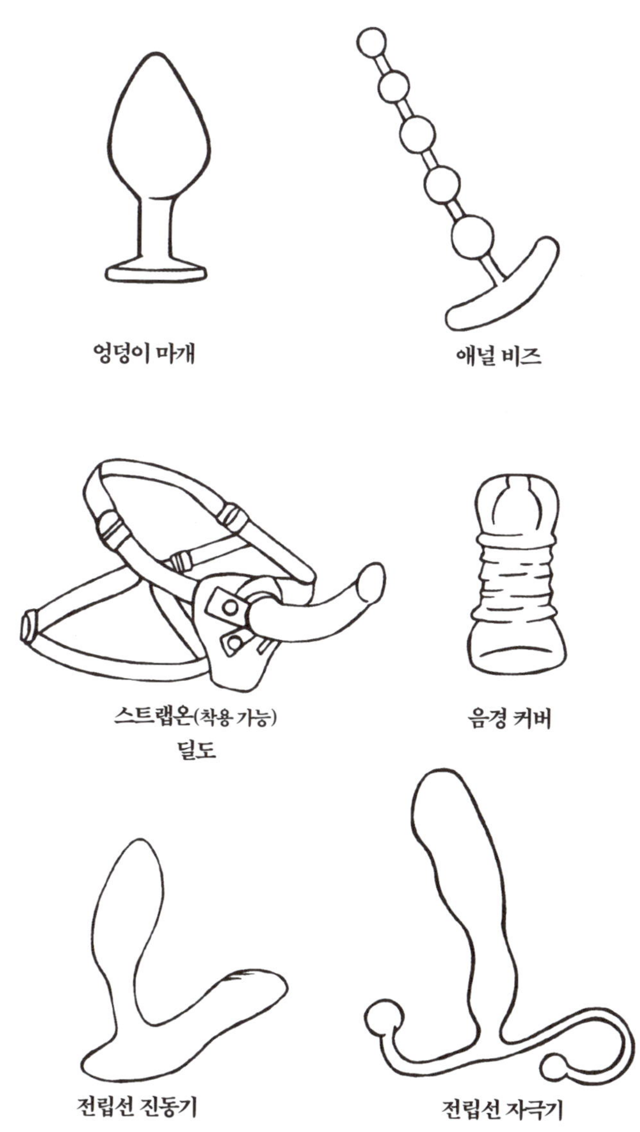

머지 전선이 통과할 수 있도록 침대 옆 탁자에 구멍을 뚫었다. 플러그가 항상 꽂혀 있으니 원할 때면 바로 사용할 수 있었다. 지금은 무선 충전이 되는 제품이 나왔기 때문에 이렇게까지 할 필요는 없어졌다. 음핵과 질을 모두 자극하도록 디자인된 토끼 모양의 진동기구도 있다. 보통 '토끼 딜도' 혹은 '래빗'rabbit이라고 부른다.

흡입형 기구와 공기 마사지

실제 구강성교를 모방해 부드럽게 빨아들이거나 공기를 사용하도록 디자인된 비교적 새로운 종류의 섹스 토이도 있다. 공기가 주는 압력과 진동을 이용하여 오로지 음핵을 자극하는 데 초점을 맞추고 있으며 직접 닿는 다른 제품과 달리 간접적인 방식으로 작동한다.

항문용 섹스토이

항문 자극을 시험해보고 싶다면 초기에는 엉덩이 마개로 시작하기를 추천한다. 처음 사용하는 경우에는 작은 크기부터 시작하는 것이 좋으며 항문 안쪽으로 미끄러져 들어가지 않도록 넓은 바닥 부분이 있는 제품을 고른다. 자칫하다가는 응급실을 방문하는 상황이 생길 수도 있기 때문이다. 근육이 적응하면 더 깊고 강렬한 느낌을 위해 더 큰 것을 사용할 수도 있다. 진동형과 비진동형 제품이 있다.

음경 소유자를 위한 제품

음경 커버

이 제품은 익숙한 경험에 새로운 재미를 더해준다. 대부분의 제품은 늘어나는 성질이 있으며, 제품 안쪽으로 삽입 또는 구강성교의 느낌을 주는 돌기와 주름을 갖추고 있다. 일회용 제품과 씻어서 여러 번 사용할 수 있는 제품이 있다. 최근 들어서는 이런 종류의 제품에 진동과 흡입 기능이 추가되어 귀두와 음경 기둥을 다 자극하는 제품도 등장했다.

진동 링 (일명 '거시기 반지')

음경에 착용한다. 때로는 딜도에도! 이런 제품 중에는 진동기가 내장되어 있거나 총알 진동기를 장착할 수 있는 것도 있다. 착용자뿐만 아니라 상대방에게도 쾌락을 준다. 진동 페니스 링은 회음, 즉 음낭과 항문 사이의 민감한 부위를 자극하여 전립선을 간접적으로 자극한다. 삽입 성교 중 적절한 자세를 취하면 진동이 음핵에도 전달되어 두 사람 모두의 쾌감을 높일 수 있다.

전립선 자극기

이 제품은 민감한 전립선을 위해 특별히 디자인되었다. 전립선에 더 쉽게 닿을 수 있도록 곡선형인 경우가 많다. 직장 속으로 미끄러져 들어가지 않도록 제품 밑부분이 넓게 퍼져 있어야 한다는 점을 기억하자.

상호 자위

자위는 혼자서 자신에게 쾌락을 선사하는 행위이고, 파트너 섹스는 함께 즐거움을 나누는 행위이다. 상호 자위는 앞의 두 가지 장점을 모두 가지고 있다.

상호 자위란 파트너와 함께 각자의 몸을 만지는 행위를 말한다. 장거리 연애중이거나 자주 여행하는 사람, 또는 감염에서 회복 중이라 몸과 체액을 관리하고 싶은 사람에게 딱 맞는 선택이다. 전화나 줌Zoom을 이용하거나 심지어는 같은 방에서도 할 수 있다!

상호 자위는 몇 가지 이유로 내가 가장 좋아하는 행위 중 하나이다. 우선 파트너가 스스로 흥분하는 모습을 보면 엄청나게 흥분된다. 또한 오르가슴에 필요한 것을 스스로 잘 알기에 언제나 확실한 오르가슴이 보장된다. 무엇보다 제일 좋은 점은 이 행위가 교육적이라는 사실이다.

파트너가 자신을 만족시키는 모습을 보면 그들이 좋아하는 애무 방식을 많이 배울 수 있다. 자기 쾌락을 자기 자신보다 더 잘 아는 사람은 없다. 최고에게서 배우는 것이 가장 좋지 않을까?

때때로 나는 특정 방식의 손놀림이 좋은 이유를 파트너가 이해할 수 있도록 차근차근 알려준다. "내가 이렇게 하니까 클리토리스가 어떻게 되는지 봐." "이렇게 커지다니 끝내주지 않아?" 대부분의 경우, 상대방은 극도로 흥분해 정신을 못 차린다. 정말이지 공책을 집어 들고 내 말을 모두 받아 적고 싶어 하는 듯 보인다.

내 방법이 부담스러울지도 모르겠지만, 자신 있게 스스로를 만지는 모습을 파트너에게 보여주기를 권한다. 일단 파트너가 그 모습을 보면, 거기에 도취될 것이 분명하니 말이다. 심지어는 최면에 걸린 듯한 모습을 보여줄지도 모른다. 운동장, 무대, 회의실, 침실 등 장소가 어디든 파트너의 뛰어난 모습을 보는 일은 흥분되는 일이다. 상호 자위는 파트너에게 자신의 성적 자신감과 능숙함을 보여주는 동시에 파트너의 그런 모습도 바라볼 수 있는 기회이다.

파트너에게 이 이야기를 어떻게 꺼내야 할지 모르겠다면, "당신이 자신을 어떻게 애무하는지 보고 싶어요…… 그리고 당신도 나의 그런 모습을 봐줬으면 좋겠어요"라고 말하면 된다. 또는 쾌감 게임을 시도해보는 것도 좋다. 재미있을 것이다! 파트너에게 "10분 동안 서로에게 손대지 않고 각자 얼마나 흥분할 수 있는지 보자"라고 제의하면 된다. 타이머를 맞춘 뒤 서로를 만지지 않고 성적 흥분을 쌓는 행위가 어떤 느낌인지 알아보자.

상호 자위에는 다양한 방법이 있다. 섹스 토이를 사용해도 좋고, 서로를 애무하거나 각자 자신만을 만져도 좋다. 가장 기본적이며 인기 있는 방법은 파트너와 나란히 침대에 누워(또는 앉아) 손가락이나 좋아하는 섹스 토이를 사용해 각자 몸을 애무하는 것이다. 흥분이 되면 얼굴을 돌려 눈을 바라보며 친밀감을 더해보자.

육체적 교감을 좀 더 나누고 싶다면 파트너 위에 올라타 자신을 만지면 된다. 그동안 파트너도 자기 자신을 만질 수 있다. 몸을 돌려 파트너에게 등을 기대는 것도 좋은 방법이다. 자신을 만지는 동안 서로에게 닿는 몸의 무게를 느낄 수 있다.

한 단계 더 나아가 서로를 만지면 안 된다는 규칙을 없애보자. 자위하는 동안 번갈아 상대방의 몸을 자극하는 것이다. 파트너가 음경으로 자위하는 동안 파트너의 음낭을 핥거나 약간의 항문 플레이(먼저 허락을 받아야 한다)를 하면 파트너가 어떻게 반응하는지 확인해볼 수 있다. 파트너가 음부 소유자라면, 유두를 꼭 쥐어 반응을 살펴본다. 또는 음핵 진동기를 사용할 때 엉덩이 마개를 집어넣어 어떻게 느끼는지 알아보는 것도 좋다.

끝이 보이지 않는 하늘처럼 쾌감을 탐험하고 느낄 수 있는 곳이 너무나 많다! 상호 자위를 삽입 섹스 또는 다른 형태의 섹스로 마무리해도 좋다. 상호 자위는 쾌감을 높여주는 또 하나의 만능 무기이다.

명상하고 자위하고 표현하라

쾌감을 높여주는 도우미에 대한 말을 꺼낸 김에 내가 가장 좋아하는 도우미를 하나 더 소개하겠다. 이 도우미는 더 많은 쾌락을 선사할 뿐 아니라 삶을 근본적으로 바꿔줄 만큼 강력하다. 내가 그 산증인이다.

삶의 연금술, 즉 삶에 마법 같은 변화를 불러오는 일이 가능하다고 믿는 많은 사람은 오르가슴이 욕망을 창조하는 강력한 도구라고 믿는다. 그래서 오르가슴을 통해 꿈꾸는 삶을 이루려는 사람들은 '섹스 마법' 운동을 시작했다.

"명상하고 자위하고 표현하라"가 이 운동을 하는 나의 모토이다. 이 행동을 아침 의식으로 삼아, 목표에 집중하며 하루를 긍정적인 마음가짐으로 시작한다. 명상을 통해 생각을 정리하고 호흡에 집중하며 삶의 목표를 마음에 새긴다. 이 책은 명상이 아닌 섹스에 대한 책이지만,

명상을 해본 적이 없다면 한번 시작해볼 것을 적극 권한다. 명상에는 온갖 이점이 있지만, 그중에서도 마음챙김과 관능적인 마음 상태로의 전환에 특히 효과가 있다.

그다음으로 쾌감과 오감, 그리고 호흡에 집중하며 진행하는 마음챙김 자위를 특히 좋아한다. 제대로 하는 마음챙김 자위는 명상과도 같다. 나는 오르가슴을 느낀 후 잠시 동안 여운에 젖어 살아 있다는 느낌을 온몸으로 느끼며 삶의 목표를 향해 강력한 에너지를 보내는 상상을 한다. 때로는 몇 분 동안 목표가 실현되는 모습을 시각화하거나 일기장에 적고 그때의 기분을 상상하기도 한다. 소망을 말이나 그림으로 표현하며 기억해야 할 점은 어떤 일이 이루어지는 모습을 상상하고 느낄 수 있다면 곧 현실이 된다는 것이다.

이 연습은 자기애와 자기 돌봄으로 가득 찬 오르가슴 직후의 황홀하고 행복한 순간을 삶의 모든 영역으로 확장하는 아름다운 방법이다. "명상하고 자위하고 표현"하는 행위를 일상으로 만들자. 곧 크고 무한한 잠재력을 발견하는 동시에 자신에게 더 즐거운 삶을 선사할 수 있을 것이다.

✤　✤　✤

파트너가 있든 싱글이든 가장 중요한 섹스는 자신과의 섹스이다. 자신의 성을 스스로 탐구함으로써 섹스 IQ의 모든 영역을 발달시키고 다른 사람과의 섹스를 훨씬 더 즐거운 경험으로 만들 수 있다. 침대에서 원하는 것을 알고 이 정보를 파트너에게 가르쳐줄 수 있는 능력은 믿을 수 없을 만큼 큰 힘이 된다. 다음 장에서 이 능력이 무엇인지 더 자세히 알아볼 것이다.

4

좋은 대화는 훌륭한 윤활제

성적 욕구에 관해 대화하는 방법

만약 여러분이 이 책에서 딱 한 가지만 배울 수 있다면, 그 한 가지는 다음과 같은 사실이었으면 좋겠다. '멋진 섹스는 저절로 일어나는 일이며, 섹스에 관한 대화는 섹스가 가진 마법 같은 매력을 앗아간다'는 말은 완전히 잘못된 신화라는 사실 말이다. 진실은 바로 대화가 마법이라는 것이다.

나는 항상 나 자신이 소통을 잘하는 사람이라고 생각했다. 어릴 때부터 사람들과 이야기하고 그들을 알아가는 일을 좋아했기 때문이다. 팟캐스트 〈에밀리와 섹스를〉을 시작하기 오래전부터, 사람들이 나에게 마음을 열고 속을 털어놓는 경우가 많다는 사실을 깨달았다. 행사장, 커피숍, 마트 등 장소에 상관없이 어디에서나 마주치는 모든 사람과 진정으로 소통할 수 있었다.

파트너들과도 마찬가지였다. 누구든 상관없이, 나는 그 사람과 깊은 연결감을 느꼈다. 우리는 항상 하루 일과와 우리의 일, 가장 큰 소망과 꿈에 대해 이야기를 나눴다.

하지만 관계가 진전될수록 갈등과 문젯거리가 어쩔 수 없이 튀어나왔다. 그중 몇 가지는 섹스와 관련된 문제였다. 관계가 좋을 때는 대화도 매끄러웠지만, 갈등이 있을 때는 어떻게 소통해야 할지 몰랐다. 성적으로 만족스럽지 않고 부족한 점이 있어도 상대방에게 그것을 어떻게 요청해야 할지 몰랐다.

그동안의 그 수많은 말과 대화가 진정한 소통 능력에는 아무런 도움이 되지 않는다는 사실이 드러났다. 이 장에서 알려줄 의사소통 기술을 몰랐다면 내 이성 관계는 지금처럼 잘 풀리지 않았을 것이다. 말하지 못한 갈등이 상대방에 대한 비난과 원망, 비협조적인 태도로 이어질 때 그 관계는 결국 파국으로 치닫는다.

이제 나는 과거에 겪은 섹스와 관계에서의 문제가 나라는 개인의 문제의 아니라 문화적 산물이라는 사실을 알게 되었다. 우리는 파트너와 섹스에 대해 대화하는 명확한 방법을 배우지 못했다. 그리고 관계에서 발생하는 성적인 문제의 대부분은 섹스 때문이 아니라 의사소통 때문이라는 사실 또한 아무도 말해주지 않았다.

다시 한번 말하지만, 관계에서 생기는 대부분의 성적인 문제의 원인은 섹스가 아니라 서툰 의사소통이다.

섹스를 둘러싼 침묵과 수치심이라는 감정이 섹스를 수수께끼 같은 영역에 가둬버린다. 그래서 그냥 이 주제를 완전히 회피하는 행동이 더 간단해 보일 지경이다. 그러면 귀찮을 일도 난처할 일도 없을 테니 말이다. 어쩌면 섹스가 마술처럼 저절로 좋아질지도 모른다고, 아니면 섹스는 어쨌든 그렇게 중요하지 않을지도 모른다고 자신을 설득하려 애쓴다. 한 친구가 15년 동안 남편과 섹스라면 이미 충분히 했는데, 왜 굳이 또 노력해야 하느냐고 한 말이 기억난다.

우리 대부분은 섹스에 관해 대화하는 일을 비정상적이라고 생각하기에 그런 대화를 불편하게 느낀다. 우리 문화에서 섹스에 대한 건강한 대화 모델을 많이 보지 못했으므로 그런 대화를 불필요하다고 여기기도 한다. 좋은 섹스는 저절로 얻어지는 것이라고 생각한다. 파트너라면 우리를 만족시키는 방법을 직관적으로 알고 있어야 한다고 생각한다. 그렇지 않다면 우리는 '불꽃'이 튀지 않는 사이이며 이런 일은 고칠 수 없다고 믿는다.

만약 여러분이 이 책에서 딱 한 가지만 배울 수 있다면, 그 한 가지는 다음과 같은 사실이었으면 좋겠다. '멋진 섹스는 저절로 일어나는 일이며, 섹스에 관한 대화는 섹스가 가진 마법 같은 매력을 앗아간다'는 말은 완전히 잘못된 신화라는 사실 말이다. 진실은 바로 **대화가 마법**이라는 것이다.

진정한 친밀감을 형성하기 위해서는 자신의 취약한 면도 보여주어야 한다. 그리고 좋은 섹스—진짜로 좋은 섹스 말이다—에는 친밀감이 요구된다. 최대의 쾌감을 느끼기 위해 필요한 것과 원하는 것을 파트너에게 말하지 않는다면, 우리가 응당 누려야 할 쾌감을 스스로 포기한 채 파트너와의 깊은 연결감을 경험하지 못하게 된다.

나는 항상 대화가 윤활제와 같다고 주장한다. 진짜 윤활제 다음으로 성생활을 개선할 수 있는 가장 중요한 요소이기 때문이다. 진짜다. 파트너와 섹스에 관한 대화를 더 많이 나눌수록 파트너와 섹스에 관해 더 편안하게 이야기 할 수 있게 된다. 그리고 섹스에 대해 더 편안하게 이야기할수록 섹스는 더 좋아진다. 이렇게 건강한 소통과 훌륭한 섹스의 선순환이 계속된다.

'건강한 의사소통'이라는 내 말에 주목하길 바란다. 모든 관계에서 그렇듯, 섹스에 대해 말할 때도 친밀감과 협력적 태도를 강화하는 대화 방식과 오히려 해를 끼치는 대화 방식이 있다. 많은 사람이 섹스에 관한 대화는 "이렇게 해줘! 그렇게 하지 마!"라며 요구하는 말로 이루어진다고 생각한다. 더 끔찍한 점은 파트너가 건네주는 섹스에 대한 피드백을 우리가 침대에서 형편없었다는 사실로 받아들인다는 것이다. 이런 대화는 내가 말하는 건강한 의사소통에 속하지 않는다.

사랑하고 상호 존중하는 태도 아래 비판 없이 열린 마음으로 섹스에 대해 이야기하길 바란다. 관계 초기에 이런 대화를 나누는 것이 이상적이다. 심지어 아직 섹스를 하지 않았더라도 말이다. 그래야 상대방이 섹스에 대해 성장 마인드를 가진 사람, 즉 성에 대해 더 많이 배우고 기꺼이 함께 탐구하려는 사람인지를 알 수 있다.

대부분의 사람들은 좋은 연인이 되고 싶어 하지만, 섹스에 대한 고정관념에 도전하는 법을 모르거나 심지어는 이런 고정관념이 존재한다는 것을 모르거나 그 고정관념이 사실이 아니라는 점을 깨닫지 못한다. 진지한 관계를 맺기 전에 파트너가 이런 고정관념에 기꺼이 도전할 사람인지 아닌지를 아는 것은 너무나 중요하다. 특히 결혼해 평생을 함께하기로 약속할 사람이라면 더욱 그렇다.

30년 동안 아내가 구강성교를 한 번도 해주지 않아서 불만이라던 한 신사분이 기억난다. 그의 아내는 참한 여자는 입으로 하지 않는다는 친정어머니의 말을 들먹이며, 그가 화제를 꺼내자마자 말문을 막아버렸다. 대화는 시작도 전에 끝났다. 그녀가 기꺼이 자신의 성 경험을 되돌아보고 어머니의 말에 도전했다면 그 부부의 성생활은 완전히 달라졌을 것이다. 그러나 그녀의 폐쇄적인 사고방식 탓에 솔직한 대화는 단절되었고 구강성교는 없던 일이 되었다. 이 남성은 아내를 사랑했지만, 자신이 원하고 어쩌면 누릴 수도 있었던 멋진 성생활은 결코 경험할 수 없었다.

섹스에 관한 대화는 관계 초기에도 중요하지만, 관계를 지속하는 동안에도 계속해서 나누어야 한다. 한 번으로 충분하다고 생각해서도, 큰 문제나 요청이 있을 때만 하면 된다고 생각해서도 안 된다. 섹스에 대해 이야기를 나누는 일은 일상이자 삶의 당연한 일부가 되어야 한다. 섹스에 관한 규칙적인 대화는 관계 내에서 성에 관한 건강한 소통 문화를 만들 수 있다. 그렇게 되면 성생활을 의식적으로 해나갈 수 있으며 어쩔 수 없는 문제가 생겼을 때도 훨씬 쉽게 그 문제를 의논할 수 있다.

먼저 섹스에 대한 긍정적이고 탐구적인 태도를 가져야 한다. 섹스에 대해 부정적이고 겁을 주며 수치심에 젖어 있는 과거의 메시지는 지워버리고 긍정적인 메시지를 전하는 인물이나 미디어를 적어도 셋 이상 찾으면 좋다. 섹스를 건강하고 교육적인 시각에서 묘사한 영화나 TV 프로그램, 혹은 믿을 수 있는 성 교육자의 소셜미디어나 책, 팟캐스트 같은 것을 살펴보면 좋을 것이다(이 책 뒤편의 참고자료 페이지를 참조해도 좋다). 이 정보들은 성생활에 새로운 활력을 더해줄 것이다.

매주 적어도 하나 이상의 미디어에 진지하게 주의를 기울이고 배운 내용을 파트너와 공유하길 바란다. 더 좋은 방법은 함께 프로그램을 보거나 팟캐스트를 듣고, 소셜미디어 게시물을 공유하고 관련 책을 소리 내어 읽는 것이다. 나는 사람들이 파트너와 함께 차 안에서 내 팟캐스트를 듣고 자신들의 성생활이 완전히 달라졌다고 말하는 순간을 사랑한다.

함께하는 관계 안에 이러한 미디어 중 하나를 추가하면 섹스에 대한 대화를 자유롭게 하는 데 도움이 된다. 섹스에 대한 다른 사람들의 이야기를 듣는 데에만 익숙해져도 섹스에 대한 대화가 아무렇지도 않게 느껴진다. 이런 노력은 여러분이 대화를 더 편안하게 느끼도록 도와준다. 새로운 언어를 배울 때처럼 더 많이 듣고 더 많이 사용할수록 더 능숙해지는 것이 당연하기 때문이다.

이런 노력이 중요한 이유는 대화 중 성에 대한 주제가 나오기만 하면 많은 사람이 곧바로 걱정하거나 스트레스를 받기 때문이다. 심지어는 위협을 느끼기도 한다. 내 말에 파트너가 어떻게 반응할지 걱정되거나, 파트너가 나에게 무슨 말을 할지 두렵거나. 나는 이 상황을 주로 "우리 대화 좀 하자"라고 말하는 순간과 비교한다. 보통 우리는 그 문장을 듣는 순간 즉시 스트레스를 받기 시작한다.

스트레스를 덜 일으키면서 섹스에 관한 대화를 하려면 우선 편안한 상황에서 대화를 시작해야 한다. 성에 관한 대화, 특히 섹스 그 자체에 대한 대화는 천천히 시작하는 편이 좋다. 바로 본론으로 들어가지 말고 상황을 살피며 가볍고 긍정적인 태도로 대화의 물꼬를 터야 한다. 심각한 문제는 아니라는 점을 분명히 밝혀 파트너를 안심시켜야 한다. 파트너와의 깊은 연결감을 느끼고 있고 계속해서 함께 탐구하고 성장하고 싶은 자신의 마음을 상대방에게 알려주어야 한다.

아니면 내 핑계를 대도 좋다. 파트너에게 "에밀리 박사가 모든 커플은 성생활에 대해 이야기해야 한대요. 당신 생각은 어때요? 한번 해볼래요?" 하고 물어보자. 마치 또 다른 집안일인 양 의무로 느껴지지 않게 유쾌하고 유혹적으로 질문을 던져야 한다. 파트너가 불편해하는 듯 보이면 그냥 넘어가고 나중에 다시 말을 꺼내는 편이 좋다. 인내심을 가지고 상대방을 이해해야 한다. 상대방의 안위를 먼저 생각해야 한다.

파트너가 성생활에 관한 대화에 수용적이라면 그 자리에서 바로 대화를 시작하거나 대화를 위해 적당한 시간을 미리 정할 수도 있다. 그러면, 언제가 가장 적당한 시간일까?

성공적인 대화를 위해 기억해야 할 세 가지

이제 대화를 나눌 때가 왔다. 건강하고 생산적인(어쩌면 재미있기도 한) 대화를 원한다면, 성공적인 의사소통을 위해 세 가지 요소를 고려하는 것이 좋다. 바로 타이밍, 말투, 장소이다.

타이밍

이야기를 할 때 실제 내용만큼이나 중요한 것이 바로 '언제' 하느냐이다. 어쩌면 내용보다 더 중요할 때도 있다. 중요한 대화는 둘 다 부교감신경이 우세한 상태일 때, 즉 마음이 편안하고 안정되며 기운이 넘칠 때 하는 것이 가장 좋다. 둘 중 하나라도 스트레스를 받는 교감신경이 활발한 상태라면 대화는 아무 소득 없이 금세 끝나버릴 것이다. 교감신경이 활성화된 상태에서는 차분하고 열린 마음으로 상대방의 말을 귀담아듣고 받아들이기보다는 발끈하며 방어적인 태도를 취할 가능성이 높다.

신경계에 맞춘 완벽한 대화 시간을 찾고 싶다면, '배화외피'라는 말을 기억하자. 둘 중 한 명이 배고프거나, 화가 났거나, 외롭거나, 피곤한 상태라면 제대로 된 대화가 힘들 것이다. 한 명이라도 이런 상태에 있다면 대화는 다음 기회로 미루는 게 낫다. 타이밍이 좋지 않으면 미리 계획한 대화라고 해도 굳이 진행할 가치가 없다.

말투

모든 대화가 그렇지만, 그중에서도 섹스에 관한 대화는 비난이나 비판이 아니라 호기심과 공감으로 이끌어가야 한다. 비난이나 비판은 대화를 가로막을 뿐이다. 여기서는 호기심을 갖는 태도가 무엇보다 중요하다. 질문에 파트너가 '모른다'고 대답해도 괜찮다. 상대방이 실제로 모르는 것이지, 의도적으로 진실을 숨기는 것이 아닐 테니 말이다. 우리는 함께 성을 탐구하는 학생이지 증인을 물어뜯는 변호사가 아니라는 사실을 기억하길 바란다.

질문을 할 때는 '내 느낌'이나 '우리'라는 말을 많이 사용해 둘이 같은 편이라는 사실을 상대방이 분명히 알 수 있도록 해야 한다. '절대'나 '항상' 같은 말은 피해야 한다. 이를테면 "입으로는 절대 안 하잖아"라든가 "항상 내가 먼저 시작하기를 바라잖아"라는 등의 말은 대화의 시작을 돕기는커녕 싸움을 거는 말처럼 들린다. "입으로 해주면 너무 흥분될 것 같아" "당신이 먼저 섹스를 시작하면 정말 섹시할 것 같아"라고 말하는 편이 더 낫다.

말은 하는 것만큼이나 듣는 것도 중요하다! 상대방의 말을 귀담아 듣고 있다는 것을 보여줄 수 있도록 적극적으로 호응하는 태도를 연습하길 권한다. 내가 특히 좋아하는 의사소통 방식은 하빌 헨드릭스Harville Hendrix와 헬렌 라켈리 헌트Helen LaKelly Hunt가 개발한 '이마고 부부관계 치료'(Imago Relationship Therapy, IRT)이다. IRT는 미러링mirroring, 타당화, 공감이라는 기법을 사용해 부부 사이의 갈등을 연민으로 전환한다. 이 치료법에서는 한쪽이 자신의 마음을 한 문장으로 말하면, 상대방은 확실히 경청했음을 보여주기 위해 그 말을 따라 한다. 그런 다음 역할을 바꿔 반복한다.

한 파트너가 구강성교를 좀 더 많이 받고 싶다고 말한 경우를 상상해보자. "어떻게 내가 충분히 안 해준다고 비난할 수가 있어요?"라며 방어적으로 반응하는 대신, 이마고 치료법은 "내가 오럴을 더 많이 해주길 바란다는 말인가요? 내가 이해한 게 맞나요?"라고 대답하길 권장한다. 처음 말을 꺼낸 사람은 자기가 말한 내용이 맞는다고 확인해줄 것이다. 그러면 답을 들은 상대방은 기분이 상해 "불공평해요! 당신은 맨날 내가 잘못했다고 비난하잖아요! 내가 뭘 하든 부족하지"라며 반박할 수도 있다. 그러면 처음 말을 꺼낸 사람은 "내가 당신을 비난하는 것 같고, 이 상황이 불공평하게 느껴진다는 당신의 말은 잘 들었어요"라고 대답해야 한다. 치료법은 이런 식으로 진행된다.

처음에는 어색하고 지루하게 느껴질 수도 있다. 그러나 이 방법은 타당한 근거가 있다. 대화의 속도를 늦추고 상대방의 말을 반복하면 상대방은 파트너가 진정으로 자신의 말을 듣고 있다고 느낀다. 들은 말을 잘못 해석했을 경우 상대방이 바로잡아줄 기회도 있다. 이런 식으로 파트너의 말이 곡해되지 않고 있는 그대로 전달된다.

마지막으로 알아야 할 점은 이 치료법이 상대방의 감정에 대한 논쟁을 허용하지 않는다는 것이다. 그런 논쟁은 모두가 질 뿐인 싸움이다. 상황이나 사건에 대한 파트너의 견해와 그로 인한 감정에 동의할 수 없다고 말하는 행동은 문제 해결에 도움이 안 된다. 우리가 그 일을 어떻게 생각하든 상관없이, 파트너의 생각과 감정을 있는 그대로 받아들여야 한다.

어떤 방법을 사용하든 대화중에 덜 반발하고 더 세심하게 주의할수록 서로를 이해하고 모두가 행복한 상황에 도달할 가능성이 높아진다.

장소

섹스에 관한 대화를 침실에서는 하지 말아야 한다는 사실만은 꼭 짚고 넘어가야겠다. 침실이야말로 섹스에 대해 이야기하기에 가장 완벽한 장소라고 생각할지도 모르나, 제발 침실만은 잠과 섹스를 위한 신성한 공간으로 남겨두길 바란다. 잠과 섹스를 더 많이 원한다면 말이다!

침실 대신 성적인 기대감이 들지 않는 중립적인 장소, 그중에서도 여러분과 파트너에게 편안한 느낌을 주는 곳이 좋다. 거실의 소파나 야외 테라스 같은 곳이면 된다. 산책을 하거나 주말에 식탁에서 커피를 마시며, 또는 여행 중 자동차 안에서 대화를 나누어도 좋다. 어떤 이들은 대화하는 동안 눈을 마주치지 않아도 되는 차 안이나 산책길에서 더 진솔하게 대화에 참여하기도 한다.

대화가
험악해질 때

어떤 관계에는 섹스나 관계의 모든 면에 대해 솔직하고 열린 대화를 나누기 어렵게 만드는 과거의 사건이 많이 존재한다. 자신이나 파트너의 내면에 분노가 많이 쌓여 있어 비난이나 비판, 반발을 하거나 방어적인 태도를 취하지 않고는 대화를 나눌 수 없는 경우에는 심리치료사와의 상담을 통해 이런 문제를 먼저 해결하기를 권한다. 도움을 받으면 섹스 문제뿐만 아니라 관계의 다른 문제에 대해서도 더 건강한 방식으로 소통할 수 있게 될 것이다.

파트너가 섹스에 관한 대화를 거부하고 심리 치료를 꺼리는 일은 매우 흔하다. 안타깝게도 많은 사람이 자신들의 관계에 위기가 닥쳐올 때까지는 파트너가 이런 일들에 심하게 저항한다는 사실을 알지 못한다. 내가 관계 초기에 섹스에 관한 대화를 시작하기를 권하는 이유다.

여러분이 이런 상황에 처해 있다면 의사소통의 세 가지 요소를 고려한 대화를 통해 파트너에게 심리치료를 거부하는 이유를 물어보길 바란다. 어쩌면 과거의 나쁜 경험 때문이거나 낯선 사람에게 개인사를 털어놓는 일을 불편하게 느껴서일 수도 있다. 혹은 심리치료사가 '상대방의 편'만 드는 건 아닐까 하고 걱정하는 것일 수도 있다. 파트너가 심하게 거부하는 경우에는 혼자서라도 먼저 치료를 시작하는 편이 좋다. 이는 여러분이 다음 단계로 나아가기 위해 필요한 힘과 자기 이해를 발달시키는 데 도움이 될 것이다. 파트너는 여러분의 성장을 보며 함께하고 싶어할 수도 있고 그대로 머무르는 것을 택할 수도 있다. 결과가 어떻든 여러분이 통제할 수 있는 사람은 자기 자신뿐이다. 그러니 자신의 성장과 진화를 위해 필요한 일을 하길 바란다.

섹스 토크의 유형

섹스에 관해 파트너에게 하고 싶은 말을 이미 정확히 정한 사람도 있고, 단순히 이런 대화를 시작해 어디로 흘러가는지 보고 싶은 사람도 있을 것이다. 어떤 경우든 잠시만이라도 대화의 목표에 관해 생각해보길 바란다. 구체적인 요청 사항이나 원하는 대화 주제가 있는가? 단지 섹스에 대한 파트너의 생각과 느낌이 궁금한가? 파트너가 만족하고 있는지, 새롭게 시도해보거나 고치고 싶은 점이 있는지 알고 싶은가?

대화로 얻고자 하는 바가 무엇인지에 따라 도움이 될 대화 기법을 몇 가지 소개하겠다. 지금부터 전달하고자 하는 내용에 따른 섹스 토크의 예시와 나의 모범 답안을 살펴보자.

피드백 주기

파트너에게 침대에서의 행동에 대해 조심스럽게 피드백하기란 무척 어렵다. 그러나 종종 이런 피드백은 장기적인 관점에서 둘 모두의 쾌감을 위해 꼭 필요하다. 일단 섹스에 대해 솔직하게 대화하기 시작하면 파트너의 어떤 행동이 혹은 하지 않는 행동이, 심지어는 파트너의 어떤 점이 욕구를 차갑게 식힌다고 말해야 할 때가 올 것이다. 어휴.

섬세한 피드백을 위해 내가 즐겨 사용하는 해결책은 **칭찬 샌드위치** 기법이다. 칭찬 사이에 건설적인 피드백을 조심스럽게 집어넣어 상대방을 무장해제하는 대화 방법이다. 칭찬은 누구나 좋아하기 마련이니까 말이다. 칭찬 샌드위치는 긍정적인 말로 시작해 피드백으로 넘어간 다음, 다시 긍정적인 말로 대화를 끝낸다. 간단하지만 효과적이다.

파트너가 땀을 많이 흘리는 사람이라고 가정해보자. 저녁에 체취가 심해지는 파트너가 섹스하기 전에 샤워하기를 바란다면, 이렇게 말하면 된다. "당신 몸이 정말 좋아요. 너무 섹시해요. 당신이 집에 오자마자 옷을 찢어버리고 당장 달려들고 싶은걸요. 그렇지만 그전에 같이 샤워를 하면 더 끝내줄 것 같아요. 엉망으로 되기 전에 상쾌함을 함께 느껴봐요."

많은 사람, 특히 음부 소유자들은 파트너가 천천히 진행하기를 원한다. 그럴 때는 "당신이 나를 이렇게나 원한다니 정말 기뻐요. 거칠게 하는 것도 정말 좋아요. 너무 짜릿해요. 그런데 충분히 흥분하고 젖을 수 있게, 조금 더 오랫동안 나를 애태워주면 좋겠어요. 그러면 섹스도 더 열렬해지고 우리 둘 다 기분이 훨씬 더 좋아질 거예요"라고 말하면 된다.

좀 더 과감한 모험이 하고 싶다면, 이렇게 말하자. "내 인생에서 누군가와 이렇게 가깝게 느껴진 적은 처음이에요. 우리는 너무 잘 맞고, 또 같이 있으니 안전하게 느껴져요. 새로운 섹스 토이나 체위를 실험해보면 어떨까요? 이렇게 좋은 사람이랑 그런 걸 하면 어떤 기분일지 너무너무 궁금해요."

보다시피 칭찬 샌드위치는 민감한 피드백을 하는 데 매우 유용하다. 특히 성공적인 의사소통을 위한 세 가지 요소와 결합하면 더욱 그렇다. 당연한 말이지만, 상황이나 사람에 따라 이 샌드위치의 내용물이 달라진다. 하나의 해결책만으로 모든 문제를 해결할 수는 없다! 그리고 칭찬 샌드위치의 칭찬은 진심어린 것이어야 한다. 원하는 것을 다정하고 사려 깊은 방식으로 표현해야 상대방이 그 말을 귀담아듣고 반응할 가능성이 더 높아진다.

피드백을 줄 때 내가 즐겨 사용하는 또 다른 방법은 **보여주고 말하기** 기법이다. 다른 섹스 토크와 달리, 이를 실제로 침실에서 실천하면 좋지 않은 상황을 배움의 기회로 바꿀 수 있다.

키스를 하자마자 전희도 거의 없이 파트너가 바로 삽입 성교로 넘어가서 답답함을 느끼는 경우를 생각해보자. 완전히 흥분하지도 않았는데 파트너는 이미 삽입을 시작했다. 앞서 언급했듯, 이런 상황은 음부 소유자들의 공통적인 불평 사항이다. 그렇다면 직접 손을 써보면 어떨까?

다음에 키스할 때 파트너에게 자신이 원하는 것을 정확하게 보여주면 좋다. 일부러 파트너의 목에 천천히 관능적인 키스를 퍼부어라. 그런 다음 바지 위로 파트너를 애무하거나 파트너의 눈을 빤히 쳐다보며 천천히 구강성교를 해주면 좋다. 그리고 파트너에게 "섹스하기 전에 이렇게 나를 탐색해주면 정말 흥분될 것 같아요"라고 말하면 된다.

보여주고 말하기 방법을 통하면 피드백을 더 이해하고 받아들이기 쉬워진다. 여러분이 원하는 섹스를 파트너가 직접 느끼고 경험할 수 있는 기회이기 때문이다. 파트너에게도 자신이 섹스에서 원하는 바를 보여줄 기회를 주기를 바란다. 어쩌면 서로 원하는 것이 많이 겹칠지도 모른다.

좋았던 것 말하기

과거의 섹스 중 가장 좋았던 점을 콕 집어서 이야기하면 앞으로의 성생활을 개선하는 데 도움이 된다. 이런 대화는 가장 기억에 남은 섹스를 회상하며 시작하면 된다. "그때 기억나요……?"

그때 무엇이 그렇게 좋았는지를 설명하면 된다. 그 순간 어떤 기분이었는가? 장소나 체위가 색달랐는가, 아니면 상대방이 더 마음에 들고 자신을 흥분하게 만드는 특별한 다른 요소가 있었는가?

아마도 가장 기억에 남는 순간은 연애 초기 모든 것이 새로웠을 때일 것이다. 보편적인 현상이다. 허니문 시기라고 부르는 데는 다 이유가 있다! 이때는 모든 것이 신선하다. 이 사람과 처음으로 하는 키스, 처음으로 보이는 알몸, 혹은 처음으로 하는 특정 체위 등 모든 것이 너무 설렌다.

그리고 이제 시간이 지나며 익숙하고 친밀한 시기로 자연스럽게 넘어간다. 이때는 편안함과 안정감을 느낀다. 새로움이나 짜릿함과는 정반대의 감정이다. 처음 만났을 때 경험했던 섹스를 그리워하는 것은 당연한 결과이다. 그렇다면 어떻게 침실에 다시 신선함을 불러올 수 있을까? 과거에 한 번도 해보지 않은 일을 시도해보면 좋다. 혹은 새로운 장소에서 섹스를 하거나 역할극을 하는 것도 괜찮다. 가장 기억에 남는 섹스를 통해 자신의 욕망을 알아차린 다음, 그 욕망을 활용해야 한다.

또 다른 가장 기억에 남는 섹스는 보통 휴가 때의 섹스이다. 휴가 중에는 일상의 스트레스에서 벗어나 자유로움과 편안함을 만끽한다. 게다가 충분히 푹 쉬는 데다가 침대에서 노닥거릴 시간도 더 많다. 뜨거운 섹스를 위한 완벽한 조건인 것이다.

그런 경험이 있다면 휴가의 분위기를 어떻게 집으로 불러올지 생각해보자. 주말 동안 아이들을 다른 곳에 보내거나 함께 지내는 저녁 시간의 분위기를 느긋하고 편안하게 만들면 된다. 혹은 근처 호텔에서 하룻밤을 지내는 것도 괜찮은 방법이다. 작은 변화가 큰 차이를 만든다.

이런 종류의 대화를 시작하려면 섹스와 관련한 가장 좋아하는 기억 하나를 이야깃거리로 삼아 자연스럽게 이어가면 된다. 혹은 게임을 하듯이 해도 된다. 가장 기억에 남는 성적 경험 세 가지를 함께 적은 다음, 서로 비교해볼 수도 있다. 목록에서 얻은 정보를 활용해 더 나은 성생활을 이어갈 방법을 찾아보길 바란다.

섹스 소원 목록

우리 대부분에게는 한번쯤 하고 싶지만 파트너에게 말하기가 주저되거나 말할 엄두가 나지 않는 성행위가 몇 가지 있을 것이다. 아직까진 말이다. 섹스 소원 이야기하기는 섹스에 대한 상상력을 키우고 파트너와 긴밀히 협력할 수 있는 좋은 방법이다.

"평소 침실에서 하고 싶었던 것이 있나요?"나 "내가 한 번이라도 해보길 꿈꿔왔던 것이……"라는 말로 대화를 시작할 수 있다. 아니면 역시 게임으로 만들어도 좋다. 각자 세 가지 '소원'을 적은 다음 교환해 보면 된다.

둘 다 스리섬에 호기심을 가졌거나 파트너가 당신 생각보다 신체 결박에 흥미가 있음을 알게 될 수도 있다. 소원이 서로 겹치지 않을 수도 있다. 그러나 시간을 투자해 파트너와 자신의 욕망을 알아보는 일은 둘 모두의 성적 쾌락을 위해 할 수 있는 가장 필요한 일 중 하나다.

이런 대화는 인내심을 갖고 꾸준히 하는 것이 중요하다. 시간이 흐르며 대화를 나누기가 더 쉬워지고, 결국에는 이런 대화가 관계의 기본 틀이 되기에 굳이 억지로 노력하지 않아도 되는 경지에 이를 것이다. 이 과정에서 여러분은 해결해야 할 문젯거리였던 성생활이 함께 진화하고 성장할 수 있는 영역으로 바뀌는 경험을 할 것이다.

식당에서는 메뉴판을 주니 고를 수 있는 음식에 어떤 것이 있는지 알 수 있다. 그런데 섹스를 위한 메뉴판은 잘 없다. 그래서 우리 대부분은 침실에서 할 수 있는 수많은 흥미로운 행동에 대해 거의 모른다.

섹스 메뉴판 게임을 시도해보자. 각 항목에 '좋아' '싫어' '아마도'로 답하면 된다. 이를 통해 자신에 대해 많은 것을 알아낼 수 있다. 더 좋은 점은 파트너와 서로의 목록을 함께 살펴봄으로써 각자의 욕구와 한계, 호기심, 욕망을 비판적이지도 부끄럽지도 않은 유쾌한 방식으로 표현할 수 있다는 것이다. 파트너에 대해 더 많이 알아낼 수 있다는 점도 장점이다. 둘 다에게 함께 목욕하거나 가벼운 구속 기구를 사용하고 싶다는 욕망이 있다는 사실을 찾아낼 수 있다니 정말 끝내주지 않는가!

'아마도'라는 대답에는 많은 비밀이 숨어 있다. 종종 수치심이라는 쾌락 도둑이 '좋아'라는 대답을 '아마도'가 되도록 만든다. 일단 수치심을 쫓아내고 나면 목록에 '좋아'가 더 많아질 것이다. 그러면 "진짜 좋아!"라고 소리 지를 기회도 더 많아질 것이다.

이 페이지의 목록은 단지 출발점일 뿐이다. 대화의 시작점으로 삼거나 자신만의 섹스 소원 목록을 작성하는 데 참고 자료로 사용하면 좋다. 내 웹사이트 sexwithemily.com에서도 이 목록(영문)을 다운로드할 수 있으니 인쇄한 다음 각 항목에 여러분의 답을 적어보길 바란다.

항문 성교	칭찬(하기/받기)
항문 애무(하기/받기)	다른 사람과의 섹스
항문용 섹스 토이(해주기/하기)	(자세한 내용은 337쪽 참조)
깨물기(하기/받기)	껴안기
눈가리개(본인/파트너)	함께 절정에 도달하기
함께 목욕하기	함께 심호흡하기
구속하기(하기/받기)	음란한 말(하기/듣기)
애무(하기/받기)	코스튬 플레이
목 조르기(하기/받기)	애태우기(본인/파트너)

눈 맞춤

얼굴 위에 주저앉기(하기/받기)

손가락으로 해주기(하기/받기)

주먹으로 해주기(하기/받기)

유혹하기(하기/받기)

음식 사용하기

발 마사지(하기/받기)

G-스폿 자극(하기/받기)

입마개(본인/파트너)

성기 마사지(하기/받기)

그룹 섹스

머리카락 잡아당기기(하기/받기)

손으로 해주기(하기/받기)

수갑(본인/파트너)

성관계 촬영하기

굴욕감(주기/받기)

뜨거운 촛농(떨어뜨리기/받기)

상대방의 무릎 위에 앉아서 춤추기
(하기/받기)

핥기(하기/받기)

프렌치 키스

상호 자위

허벅지 안쪽 마사지(하기/받기)

목에 키스하기(하기/받기)

유두 애무하기(하기/받기)

구강성교(하기/받기)

깊은 구강성교(하기/받기)

오르가슴 지연시키기(하기/받기)

폰섹스

생리 기간 중의 섹스

페니스 링

음경 숭배(하기/받기)

섹스 후 함께 샤워하기

전립선 자극(하기/받기)

역할극 하기

야한 문자 메시지 주고받기

섹스 게임

섹스 파티

야외 섹스

섹스 토이 사용하기(하기/받기)

함께 섹스 토이 쇼핑하기

느린 섹스

엉덩이 때리기(하기/받기)

애액 분출하기

스트랩온 딜도 사용하기(하기/받기)

스트립쇼(하기/보기)

스와핑 섹스

그네 위에서 섹스하기

탄트라 섹스*

스리섬

온도 놀이**(하기/받기)   야한 속옷 입기

함께 포르노 보기   음부 숭배(하기/받기)

현 상태와 계획 점검

이 책을 쓰며 내가 세운 목표는 여러분이 섹스에 대해 이야기할 때도 휴가나 즐거운 밤을 보낼 장소를 계획할 때처럼 편안하고 정상적인 기분을 느끼게 하는 것이다. 열린 대화와 올바른 마음가짐을 통해, 여러분은 꿈에 그리던 성생활을 누릴 수 있다. 이를 위해서는 지금의 성생활에서 자신과 파트너 모두에게 효과가 있는 것과 그렇지 않은 것을 확실하게 알아내야 한다. 커플의 섹스 상태 점검표는 이런 대화를 시작할 수 있는 좋은 방법이다.

데이트 중의 재미있는 대화나 전희의 하나로 삼을 수 있으니, 한 달에 한 번씩 섹스 상태 점검을 해보길 제안한다. 아래의 질문에 파트너가 "모르겠어요"라고 답한다면 아직 자신의 흥분 요소를 파악하지 못했기 때문일 수도 있다는 점을 명심하길 바란다. 파트너가 자신의 변태적인 성향, 성적 환상, 페티시, 욕망을 모두 알고 있기를 기대하기보다는 여러분 자신의 비밀을 먼저 드러내고 호기심을 가진 채 대화를 가볍고 유혹적으로 이어가길 바란다. 대화는 재미있어야지 스트레스를 주는 일이어

---

*   섹스를 이용해 열반을 추구하는 요가의 한 종류.

**   뜨거운 물질이나 차가운 물질을 사용해 애무하는 행위.

서는 안 된다는 점을 잊지 말라!

아래의 질문들은 처음 대화를 시작할 때 도움이 될 것이다. 시간이 흘러 이런 대화에 익숙해지면 여러분의 관계에 맞게 질문을 자유롭게 조정하면 된다.

◇ 현재 성생활의 어떤 점을 즐기고 있나요?

◇ 우리의 성생활에서 더 경험해보고 싶은 부분은 무엇인가요?

◇ 새롭게 시도해보고 싶은 것이 있나요?

◇ 우리가 경험할 수 있는 가장 짜릿한 섹스는 어떤 섹스일까요?

◇ 성적 환상을 실현하기 알맞은 장소는 어디인가요?

◇ 당신을 더욱 만족시키기 위해 내가 무엇을 하면 좋을까요?

◇ 우리가 함께 했던 섹스 중 가장 기억에 남는 섹스는 무엇인가요?

◇ 근래 최고로 흥분했던 순간은 언제였나요?

◇ 섹스 중에 더 하고 싶은 것을 말해도 될까요?

◇ 우리의 섹스 중에 가장 좋아하는 부분은 무엇인가요?

성적 환상에 대한 짧은 연설

'엘리베이터 피치'Elevator Pitch란 누군가에게 자신의 생각이나 중요한 이야기를 전달하고 싶을 때 그 내용을 요약해 짧고 간결하게 말하는 것을 의미한다. 엘리베이터 문이 닫혔다가 가고자 하는 층에 도착해 다시 열릴 때까지 말하려는 바를 다 전달해야 해서 엘리베이터 피치라고 부른다. 이때 여러분의 이야기는 짧으면서도 매력적이어야 한다.

이제 여러분은 여러분의 성적 환상을 소개해야 한다. 자신이 원하는 것과 그 이유를 재빠르게 전달하면서 파트너에게도 그 환상이 쾌감을 가져다준다는 점을 설득해야 한다. 일단 설명을 끝낸 뒤에는 다른 말을 덧붙이지 않는 편이 좋다. 더 자세한 설명을 위해 계속 떠들고 싶겠지만 파트너에게 잠시 생각할 틈을 주자.

성적 환상에 대한 예문으로는 다음과 같은 것들이 있다. "나는 우리가 침대에서 에로틱하게 행동하는 게 정말 좋아요. 내가 눈가리개를 한다면 얼마나 더 짜릿할까 생각해봤어요. 내 눈을 가리면 내 몸에 닿는 당신의 손길이 더 강하게 느껴질 거예요. 한번 해볼래요?" 원하는 행동을 하면 두 사람의 섹스가 향상된다는 점을 설명하는 데에 주목하길 바란다. 이런 말은 파트너로 하여금 함께 쾌락을 탐색하는 행동에 협력하도록 이끈다.

"당신은 정말 섹시한 연인이에요. 당신이 다른 사람과 하는 모습을 보고 싶을 정도로요. 스리섬을 상상해본 적이 있나요? 당신만 좋다면 난 찬성이에요. 그 생각이 당신을 흥분시킨다면 함께 경험해보고 싶어요." 이 예문에서는 '파트너의 쾌락을 위한다'라는 맥락으로 환상을 이야기한다는 점에 주목해야 한다. 환상은 단지 한 사람만을 위한 것이 아니라 두 사람 모두의 쾌락을 위한 것이어야 한다.

"나는 우리가 모험적인 성생활을 유지한다는 사실이 정말 감사해요. 전에 해본 적이 없다는 사실은 알아요. 그렇지만 항문 성교를 경험해보고 싶어요. 기분이 좋을 수도 있으니 한번 해보지 않을래요? 준비만 제대로 하면, 우리 둘 다 좋아할지도 몰라요." 두 사람이 함께 하는 모험이라는 점을 강조한다. 언제나 협력이 중요하다는 점을 잊지 말자!

짧고 명확하게 말하는 데 익숙해지면 한 단계 더 발전시켜 실제 엘리베이터에서 이야기를 해도 좋다. 섹시한 게임으로 만들면 더 좋다. 엘리베이터에 둘만 있을 때마다 둘 중 하나가 성적인 환상을 이야기해야 한다는 규칙을 만들면 된다. 이번에 내가 했으면 다음에 엘리베이터를 탔을 때는 파트너가 할 차례인 것이다. 약속건대, 이제 다시는 엘리베이터 안에 서 있는 시간이 지루하지 않을 것이다!

유혹을
시작하라

유혹은 대화를 통해 성적 긴장감을 불러오는 좋은 방법이다. 따라서 섹스에 관한 모든 대화에 약간의 추파를 섞는 것은 당연한 일이다. 추파를 던질 때 우리는 호기심, 유머, 공감, 장난기 등을 모두 동원한다. 상대방에게 스포트라이트를 비춘다. 그러니 유혹을 받는 일이 거부할 수 없을 만큼 짜릿하게 느껴지는 것도 당연하다.

유혹은 지금 당장 원하는 바를 얻는 것이 목적이 아니다. 섹시하게 절제하는 행동으로, (노골적이지 않은) 은근한 몸짓과 (필사적이지 않고) 인내하는 분위기를 갖추어야 한다. 유혹을 할 때, 우리는 파트너에게 집중한다. 일부러 우리의 쾌감을 뒤로하고 욕망이 충분히 쌓일 때까지 욕망의 불꽃을 키운다. 최고의 유혹은 약간 밀고 당기며 장난기어린 분위기로 상대방을 끌어오는 것이다.

어떻게 하면 파트너를 더 많이 유혹할 수 있을지 생각해보자. 유혹은 관계가 오래되면 종종 사라지는 행동 중 하나이다. 유혹을 다시 시작하면 성적인 긴장감이 돌아오고 성생활이 전체적으로 좋아진다. 그리고 섹스에 대한 이야기도 훨씬 더 재미있어진다.

문자메시지를 이용한 유혹, 소위 '섹스팅'도 추파를 던지는 좋은 방법이다. 많은 사람이 섹스팅의 개념을 오해해 갑자기 파트너에게 지나치게 노골적인 메시지나 심지어는 누드 사진을 보내기 시작한다. 유혹을 위한 문자메시지는 기대감을 불러일으키는 내용이어야 한다. 즉 휴대전화를 이용해 성적 긴장감을 조성하는 일이 바로 섹스팅이다.

섹스팅을 시작하기 전 제일 중요한 일은 상대방의 동의를 얻는 일이다. 문자메시지나 사진이 유출되지 않도록 미리 약속하는 것도 좋다. "괜찮다면 왓츠앱WhatsApp에서 이 대화를 계속하고 싶어요(해당 앱의 보안 메시지 옵션을 선택한 경우)"라고 하거나 "나도 하고 싶지만, 나중에 모두 삭제한다고 먼저 약속해줄래요?"라고 제안하면 된다.

도움말을 하나 더 보태자면, 이런 대화를 시작하기 전 휴대전화의 설정을 먼저 확인해보길 바란다. 누드 사진을 찍고 저장했는데, 그 사진이 자녀의 아이패드에 업로드될 수 있기 때문이다. 절대로 있어서는 안될 일이지 않은가. 그리고 받는 사람이 '아버지'가 아닌 '댄'이 확실한지 거듭 확인해야 한다. 실수로 부모님께 보내는 일이 없도록 말이다.

자, 상대방의 동의도 받고 기본 규칙도 정했으며 휴대전화도 멀쩡하다면 이제 시작할 시간이다. 예이! 시작 메시지로는 조금 장난스럽고 열린 질문을 추천한다. 고전적인 "지금 뭐 입고 있어요?"는 항상 인기 있는 선택지이다. 다음으로는 "비밀 하나 말해줄까요?"가 있다. 여기서 여러분이 할 일은 유혹적인 내용을 보내 둘 사이에 성적 긴장감과 에너지를 쌓는 것이다. 불꽃놀이를 시작하기 전에 약간의 야한 분위기를 풍겨보자.

상대방과 관련된 성적인 환상을 이야기하며 분위기를 달구어보자. 이 이야기가 상대에게 말하고 싶었던 '비밀'인 것이다. "당신 바지에 손을 넣어 당신이 단단해지는 걸 느끼는 상상을 멈출 수가 없어요" 같은 이야기 말이다. 또는 "나를 벽에 밀어붙였을 때 기억나요? 그때 정말 흥분했어요. 빨리 또 그렇게 해줬으면 해요" 같은 말도 좋다.

현재가 중요하긴 하지만, 과거의 좋은 추억과 미래에 대한 상상을 하며 성적인 영감을 얻는 일도 즐거운 시간을 보내는 좋은 방법이다. "당신이 절정에 도달하며 나를 내려다본 얼굴 표정이 얼마나 섹시했는지 잊을 수가 없어요"라든가 "당신이 내 위에 앉은 채 내 손에 엉덩이를 잡혀 신음하는 모습이 보고 싶어 견딜 수가 없네요"라는 메시지가 그 예이다.

메시지를 보내는 목적이 기대감을 쌓는 것임을 기억해야 한다. 섹스팅의 가장 좋은 부분은 상대방이 다음에 무슨 말을 할지 궁금해하며 답장이 올 때까지 기다리는 시간이다. 그러니, 기대감을 끌어내자! 앞서 나온 "당신 바지에 손을 넣어 당신이 단단해지는 걸 느끼는 상상을 멈출 수가 없어요"라는 예문을 한번 쪼개보자.

섹시함을 주기 위해 한눈에 들어오는 크기로 나눠 메시지를 보낼 수 있다.

"자꾸 그런 상상을 해요…"

"…당신 바지에 손을 넣으면…"

"…당신이 단단해지는 상상."

너무 사랑스럽지 않은가? 상대방을 최대한 고통스럽고 에로틱한 방식으로 기다리게 만들면서 성적인 긴장감과 기대감을 끌어내고 싶을 때마다 이 간편한 기술을 사용하면 된다.

다음 단계로, 상대방에게 무언가를 샀다고 말하는 건 언제나 효과가 있다. 물론 그 무언가는 식료품이 아니라 성적인 물건이어야 한다. 섹스 토이, 속옷, 콘돔 같은 것들 말이다. "방금 맛이 나는 윤활제를 샀어요…… 누구에게 바르고 핥아보는 게 좋을까요?"(힌트: 흥분을 더하기 위해 해당 물건의 사진을 함께 보내면 더 좋다. 싫어하는 사람은 없을 것이라고 장담한다.)

누드 사진의 경우에는, 괜찮은 사람과 그렇지 않은 사람이 있다. 보내고 싶지 않더라도 괜찮으니 안심하길 바란다. 보내보고 싶다면 스트립쇼처럼 열기를 조금씩 높이는 방법을 사용하면 좋다. 완전한 나체 사진을 보내기 전, 처음에는 약간의 선정성이 드러나는 사진, 예를 들어 속옷차림이나 손으로 주요 부위를 가린 사진을 먼저 시도해본다. 완전한 나체 사진을 보내는 행위가 불편하게 느껴질 수도 있는데, 그럴 때는 물론 보내지 않아도 아무런 문제가 없다.

상대방도 이런 문자가 즐겁다면 기꺼이 비슷한 답장을 보낼 것이다. 둘 모두의 재미가 이 모든 일의 목적이라는 점을 잊지 말자! 그 어떤 것도 강제적이라고 느껴져서는 안 된다. 그리고 상대가 나에게 미치는 성적인 영향을 꼭 언급하는 것이 좋다. 다른 유형의 유혹과 마찬가지로 섹스팅 또한 행동과 대화를 넘나들어야 한다. 우리는 모두 긍정적인 평가를 좋아한다. 그러니 파트너에게 섹시한 문자메시지 때문에 자신이 매우 흥분했다는 사실을 알려주면 좋다. "당신 정말 죽여주네요"라거나 "너무 능숙한데요" 같은 간단한 대답은 큰 효과가 있다.

내가 소개한 모든 섹스팅 요령은 실제로 만나서 하는 유혹에도 간단하게 적용할 수 있다. 오래된 관계이더라도 파트너를 유혹하는 일을 멈추어서는 안 된다. 무엇보다 이런 행동은 파트너에게 내가 여전히 그를 원한다는 사실을 보여주며, 그 사실 자체가 흥분을 불러일으키는 강력한 자극제이다. 약간의 유혹만 있으면 어렵고 어색한 대화도 섹시하고 재미있을 수 있다.

동의와 경계

지금보다 더 어렸을 때는 섹스를 일단 시작한 후 중단시키는 일은 무례하거나 심지어는 심술궂은 짓이라고 생각했다. 음경 소유자는 흥분했을 때 사정하지 못하면 '고환의 통증'을 느끼며 진짜로 힘든 상태를 겪는다고 믿었다(주목! 사실이 아니다). 나는 시작했으면 끝내야 한다고 생각했기에 섹스를 계속했다. 진심을 다해 거절하지 않은 적도 많았지만, 기꺼이 그러겠다고 승낙하지 않은 경우 또한 많았다.

더 젊었던 시절의 나와 비슷한 상황에 처한 사람에게 해주고 싶은 조언은 자신의 몸에 주의를 기울이라는 것이다. 행동을 잠시 멈추고 스스로에게 "완전한 '승낙'인가 아니면 완전한 '거절'인가?"라고 물어보면 명백한 답을 얻을 수 있다. "어, 내 몸은 시큰둥한데"와 "와, 이거야, 완전 느낌 좋아!" 사이에는 마음이 흔들릴 여지가 거의 없다.

성적인 결정을 위해 이런 몸의 신호를 귀담아듣는 일도 몸 알아차림의 한 과정이다. 이런 과정을 연습하면 시간이 지남에 따라 더 예민하게 반응할 수 있게 되며 자신의 진정한 욕구와 욕망을 활용하는 것도 훨씬 쉬워질 것이다. 이 연습은 자기 이해를 구축하는 강력한 방법이기도

하다.

이제는 나는 몸이 "와, 좋아"라고 말하지 않는다면 "으악, 싫어"라는 뜻인 것을 안다. 전적으로 자신이 선택한 섹스가 아니거나 좋아서 하는 섹스가 아니라면 절대로 섹스에 동의할 필요가 없다. 내가 하고 싶은 말은 이게 다다.

물론 그 순간에는 거절하기가 어려울 수 있다. 게다가 고환이 아프다는 거짓말은 차치하고 어렸을 때는 거절이 상대방의 기분을 상하게 하거나 나를 좋아하지 않게 만들까봐 걱정했다. 나는 항상 사람들을 기쁘게 하고 싶었으니까! 몸 알아차림을 연습하면서 몸이 하는 말에 귀를 기울이는 것이 더 쉬워졌다. 여러분도 같은 경험을 할 수 있다. 그러면 원하는 것에는 '좋아'를, 원하지 않는 것에는 '싫어'를 말하는 일이 더 쉬워질 것이다.

때로는 일이 정말 빠르게 흘러갈 때가 있는데, 이때는 잠깐 멈춰서서 스스로 이것을 진짜 원하는지 질문해보아야 한다. 이를 위한 가장 쉬운 방법은 휴식을 요청하는 것이다. "잠깐, 숨 돌릴 시간 좀 주세요" "천천히 해요" "물 한 잔 마시고 싶어요"라고 말하거나, 아예 "지금은 싫어요"라고 말하면 된다.

거절하고 싶은 마음이 확실하다면 더 명확하게 말하는 편이 가장 좋다. "저기, 지금은 기분이 안 좋아요" "내 몸이 싫다고 하네요" "이건 옳지 않은 것 같아요" "지금은 그럴 기분이 아니에요" 같은 말들이 있다.

단호하게 말하기가 어렵다는 것을 잘 안다. 그러나 이것이 자신을 존중하는 가장 좋은 방법이며, 이런 말은 익숙해질수록 더 하기 쉬워질 것이다. 여러분의 "싫어"를 존중하지 않는 파트너는 여러분도 싫을 것이다!

　"와, 좋아"의 상황에서도 동의를 구하고 받는 일은 전혀 그 순간을 망치지 않는다. 동의를 구하는 일을 유혹과 전희의 일부로 만들면 정말 섹시한 행동이 된다. "키스해도 될까요?"라고 묻는 대신에 "당신과 키스하면 어떤 느낌일지 궁금하군요"라고 말하는 편이 좋다. 두 문장의 함의는 미묘하게 다르다. 전자가 단순히 허락을 구하는 말이라면, 후자는 협력을 권유하는 말이다. 상대방은 결정의 부담감 대신 "흠, 나도 그 느낌이 궁금한데……"라고 생각하게 된다.

　어떤 단어를 사용하든 상대방의 동의는 필수다. 모든 사태가 시작되기 전 동의를 얻는 것이 가장 좋다. 함께 할 모든 야한 일에 대한 이야기와 섹스 전의 동의는 전혀 분위기를 망치지 않는다. 유혹적으로만 한다면 오히려 욕망과 흥분을 높일 수도 있다. 선택 가능한 메뉴에 무엇이 있는지 미리 알려주면 파트너가 선을 넘어 여러분의 취향이 아닌 행위를 시도할지 걱정하지 않고 자신의 안전범위 안에서 자유롭게 즐길 수 있다.

　섹스 또는 특정 성행위에 대해 승낙했다고 해서 섹스를 멈출 수 없다는 뜻은 아니다. 일단 시작했어도 혼란스러운 점이 있다면 언제든 중단할 수 있다. 진행되는 도중에도 파트너에게 기분이 어떤지, 지금 자신이 하는 일이 기분 좋게 느껴지는지 물어봐야 한다. 마찬가지로, 불편하게 느껴지거나 다른 방식으로 하고 싶거나 잠시 휴식을 취하고 싶거나 속도를 늦추거나 멈추고 싶을 때가 있다면 파트너에게 이야기를 해야 한다. 전부 해도 괜찮은 일이다.

　원하는 바가 변할 수 있으니 계속해서 동의를 받아야 한다는 사실을 염두에 두어야 한다. 이를테면 자신을 묶는 데 동의했지만, 막상 손목이 묶인 후에는 두려움과 스트레스가 느껴질지도 모른다. 동의했다고 해서 그 일을 계속할 필요는 없다. "잠깐 쉴까요?"라고 말하라. 그리고 파트너에게 자신의 기분을 전하면 된다. 섹스를 할 가치가 있는 사람이라면 기꺼이 상황을 바로잡을 것이다. 두 사람 모두를 위해 함께 하는 일이 편안하고 즐겁도록 노력할 것이다.

섹스에는 상호 동의만큼이나 확실한 경계 설정 또한 중요하다. 경계를 명확히 표현하는 것, 그것을 상대방이 지키도록 만드는 것, 자신의 경계를 인식하는 것, 어느 것 하나 쉬운 일은 아니다. 경계의 전체적인 개념을 이해하기까지 시간이 걸릴 수 있다. 성 의학과 정신의학은 경계를 설정하고 유지하는 법을 배우는 일이 건강한 의사소통의 중요한 부분이라는 데 의견을 같이하고 있다.

경계를 규칙이자 한계로, 본질적으로 파트너가 여러분을 대하는 법에 대한 안내서로 생각하면 쉽게 그 개념을 이해할 수 있다. 마찬가지로 파트너의 경계는 파트너가 받고 싶은 대우에 대한 안내서이다.

막상 그 순간이 오면 경계를 설정하기 위해 무슨 말을 해야 할지 몰라 종종 우물쭈물하게 된다. 아예 아무 말도 하지 않거나 불분명하거나 소극적인 말을 내뱉기도 한다. 이런 일이 없도록 미리 자신의 확실한 경계에 대해 생각해보는 편이 좋다. 노력하면 할수록 자신의 한계를 정하는 일에 더욱 익숙해질 것이다.

경계를 설정하는 것이 어렵다면, 경계가 오히려 긴장을 풀어준다는 점을 생각하면 좋다. 경계는 신뢰를 구축한다. 다시 한번 말하지만 당신의 경계를 존중하지 않는 사람은 당신의 파트너로서 자격이 없다.

섹스를 할 때 콘돔을 꼭 착용해야 한다는 경계를 가졌다고 가정해 보자. 처음부터 명확한 경계를 알려주는 행동은 자신의 안위를 위해 필수적이며 그 순간의 즐거움을 극대화하는 데도 도움이 된다. 이를 전달했음에도 파트너가 이 경계를 무시하거나 하지 말자고 한다면, 글쎄, 이제 여러분은 어떤 행동을 해야 할지 잘 알 것이다. 상대방이 잊어버리거나 내 말을 듣지 않은 걸까? 아니면 경계를 다시 한번 말해줄 필요가 있나? 자신의 경계에 더 확신을 가질수록 우리는 자신을 보호할 수 있다는 자신감을 점점 더 많이 갖게 된다. 또 사람들에게 우리가 어떻게 대우받기를 바라고 기대하는지도 보여줄 수 있다.

당연한 말이지만, 파트너의 경계도 존중해야 한다. 성적인 환상을 털어놓고 참여를 요청했음에도 상대방이 거절할 수도 있다. 설득하려 하지 말고 확실하게 말해주어 고맙다고 해야 한다. 상대방이 그렇게 경계를 정한 이유나 대신 원하는 다른 것이 있는지 열의를 갖고 물어보는 행동은 괜찮다.

서로를 신뢰하는 건강한 관계에서 성적인 환상을 처음 듣고 낯설거나 이해되지 않아 거절하는 경우가 오히려 많다. 그러나 이때가 파트너를 흥분시키는 것이 무엇인지 알아낼 수 있는 좋은 기회이다. 때로는 파트너의 성적 환상에 대한 거절이 둘 모두에게 적당한 환상을 찾는 타협으로 이어질 수도 있다. 파트너는 당신만큼 스리섬에 흥미가 없을지도 모르지만, 스리섬에 대한 이야기나 스리섬 포르노를 보는 것은 좋아한다는 사실을 알게 될 수도 있다. 두 사람의 협력이 멋지게 작동한 결과이다. 한 명은 자신의 욕구를 충족시킬 수 있고, 상대방에 대해 더 잘 알게 된 다른 한 명은 자신의 경계를 지키면서도 여전히 상대방을 만족시

커줄 수 있게 된다.

파트너가 원하지 않는 행위를 강요하는 일은 바람직하지 않다. 파트너의 거부를 과감하게 무시하는 행동은 성적 착취이다. 성적 착취란 원치 않는 성행위를 하도록 상대방을 학대, 위협, 강요, 기망, 조종하는 행동이다. 이런 행동은 쾌락과는 **매우 거리가 멀며**, 특정 권력 관계에서는 심지어 불법이기까지 하다. 상대방의 선이 어디인지 알고 그 선을 넘지 않아야 한다. 물론 이 행동 원칙은 상대방에게도 적용된다.

처음으로 섹스에 대한 이야기를 시작하면 마음 속 깊이 묻혀 있던 불안감과 두려움, 심지어는 과거의 트라우마까지 떠오를 수 있다는 사실을 염두에 두어야 한다. 여러분과 파트너가 서로를 안심시키고 지지하며 진정으로 경청하는 시간을 보낸다면, 더 깊은 유대감을 형성하는 데 도움이 될 것이다. 그리고 이는 틀림없이 더 짜릿하고 훌륭하며 만족스러운 섹스로 이어질 것이다.

**69가지
질문**

섹스에 관한 대화를 시작하기 위해 파트너와 함께 할 수 있는 재미있고 섹시한 게임이 있다. 시작을 위해, 파트너와 마주 보고 앉아 서로의 눈을 지그시 바라본다. 먼저 눈을 깜빡이는 사람부터 질문에 답한다. 첫 번째 질문부터 시작해 번갈아가며 각 질문에 답하면 된다. 최상의 효과를 얻기 위해서는 적극적으로 경청해야 한다. 물론 언제든 게임을 잠시 멈추고 두 사람 모두를 흥분시키는 것을 시도해보는 것도 좋다.

1. 가장 섹시하다고 생각하는 자신의 신체 부위는 어디인가요?

2. 남들이 섹시하다고 칭찬하길 바라는 신체 부위는 어디인가요?

3. 섹시하다고 생각하는 유명인은 누구인가요?

4. 성적인 관계에서 가장 중요하게 생각하는 것은 무엇인가요?

5. 제일 흥분되는 요소나 행동은 무엇인가요?

6. 성적 금기는 무엇인가요?

7. 성적으로 가장 자신 있을 때는 언제인가요?

8. 성적인 불안에는 어떤 것이 있나요?

9. 사람들의 어떤 점이 가장 아름답고 매력적이라고 생각하나요?

10. 가장 에로틱하다고 느끼는 물건이나 경험에는 어떤 것이 있나요?

11. 성적으로 관심은 있지만 시도해보지 않은 것이 있나요?

12. 기억나는 성적인 꿈은 무엇인가요?

13. 흥분되는 단어는 무엇인가요?

14. 성욕을 달아나게 하는 단어는 무엇인가요?

15. 음부/음경을 가리킬 때, 가장 좋아하는 말은 무엇인가요?

16. 어떤 음식이 흥분을 일으키나요?

17. 가장 좋아하는 포옹 방식은 무엇인가요?

18. 어떤 역할극에 제일 마음이 끌리나요?

19. 섹스에 대해 부모님으로부터 배운 좋은 점은 무엇인가요? 나쁜 점과 추한
   점은 무엇인가요?

20. 지금까지 경험한 섹스 중 가장 창의적인 섹스는 어떤 것이었나요?

21. 어떤 의상이나 옷차림이 섹시하다고 생각하나요?

22. 이상적인 전희란 어떤 것이라고 생각하나요?

23. 어떻게 키스하는 것을 좋아하나요?

24. 섹스를 위한 휴가 판타지는 무엇인가요?

25. 어떤 손놀림이 가장 흥분되나요?

26. 성적인 불만에는 어떤 것이 있나요?

27. 어떻게 하면 당신을 가장 잘 유혹할 수 있을까요?

28. 애무를 하는 것과 받는 것, 서로 하는 것 중 어느 것을 제일 선호하나요?

29. 당신에게 성적 신뢰란 무엇인가요?

30. 거친 섹스와 부드러운 섹스 중 어느 것이 좋은가요?

31. 섹스할 기분이 되려면 제일 필요한 것은 무엇인가요?

32. 핥기, 삽입, 손장난 등등 어떤 것이 제일 흥분되나요?

33. 당신의 성적인 비밀은 무엇인가요?

34. 지배하고 복종하는 성관계에 대해 어떻게 생각하나요? 신체 결박에 대해
    서는 어떻게 생각하나요?

35. 어떤 금지된 성적 환상을 가지고 있나요?

36. 어떤 영화, 음악, 책이 당신을 가장 흥분시키나요?

37. 지금까지의 경험 중 가장 자유로운 성행위는 무엇인가요?

38. 섹스해본 가장 이상한 장소는 어디인가요?

39. 자위할 때 가장 흥분되는 생각은 무엇인가요?

40. 그룹 섹스 경험이 있나요? 아니면 그런 성적 환상이 있나요?

41. 지금까지의 섹스 중 가장 변태적인 것은 무엇인가요?

42. 성적으로 더 개방적일 수 있는 부분은 무엇이 있을까요?

43. 언제 섹스에 관해 거짓말을 했나요?

44. 어떤 섹스 규칙을 어겼나요?

45. 성적으로 후회되는 일이 있나요?

46. 성적으로 당신을 놀라게 하는 것은 무엇인가요?

47. 섹스하는 동안 당신을 주눅 들게 하는 것은 무엇인가요?

48. 내가 신경 써줬으면 하는 성적 트라우마를 말해줄 수 있나요?

49. 섹스를 위해 술이나 약에 취하는 것을 어떻게 생각하나요?

50. 당신의 어떤 성적인 부분을 이해받고 싶나요?

51. 무엇이 당신의 흥분을 높이나요?

52. 무엇이 당신의 흥분을 식히나요?

53. 섹스 후 가장 필요한 것은 무엇인가요?

54. 섹스 중 감정적으로 가장 친밀하다고 느끼는 순간은 언제인가요?

55. 제일 좋아하는 체위는 무엇인가요?

56. 어떤 체위가 불편한가요?

57. 성적으로 당신을 당황하게 하는 것은 무엇인가요?

58. 성적으로 역겨운 것은 무엇인가요?

59. 성적인 관계를 망치는 요인은 무엇인가요?

60. 섹스 중에 무엇이 가장 긴장을 풀어주나요?

61. 하루 중 언제가 성적으로 가장 왕성한가요?

62. 성과 관련되어 가장 좋았던 기억은 무엇인가요?

63. 섹스에 대해 어떤 상상을 하나요?

64. 구강성교와 관련해 좋아하는 점과 싫어하는 점은 무엇인가요?

65. 항문성교와 관련해 좋아하는 점과 싫어하는 점은 무엇인가요?

66. 아무런 방해 요소 없는 완벽한 환경이라면, 얼마나 자주 섹스를 하고 싶나
요?

67. 선호하는 피임법은 무엇인가요?

68. 성적 실수를 통해 무엇을 배웠나요?

69. 당신이 자신의 성적 경험에 관한 자서전을 쓴다면, 어떤 제목이 어울릴까
요?

성적 경계나 동의, 성적 환상, 피드백 등 주제에 상관없이 섹스에 관한 대화는 일회성으로 끝낼 수 있는 일이 아니다. 만족스러운 성생활을 위해서는 관계가 지속되는 동안 계속 대화를 나누어야 한다. 이런 소통의 기술은 관계의 개선과 협력에 도움이 되며, 신뢰와 친밀감, 최고의 의사소통이 필요한 다채롭고 섬세한 성적 상황으로 이끌 때도 유용하다.

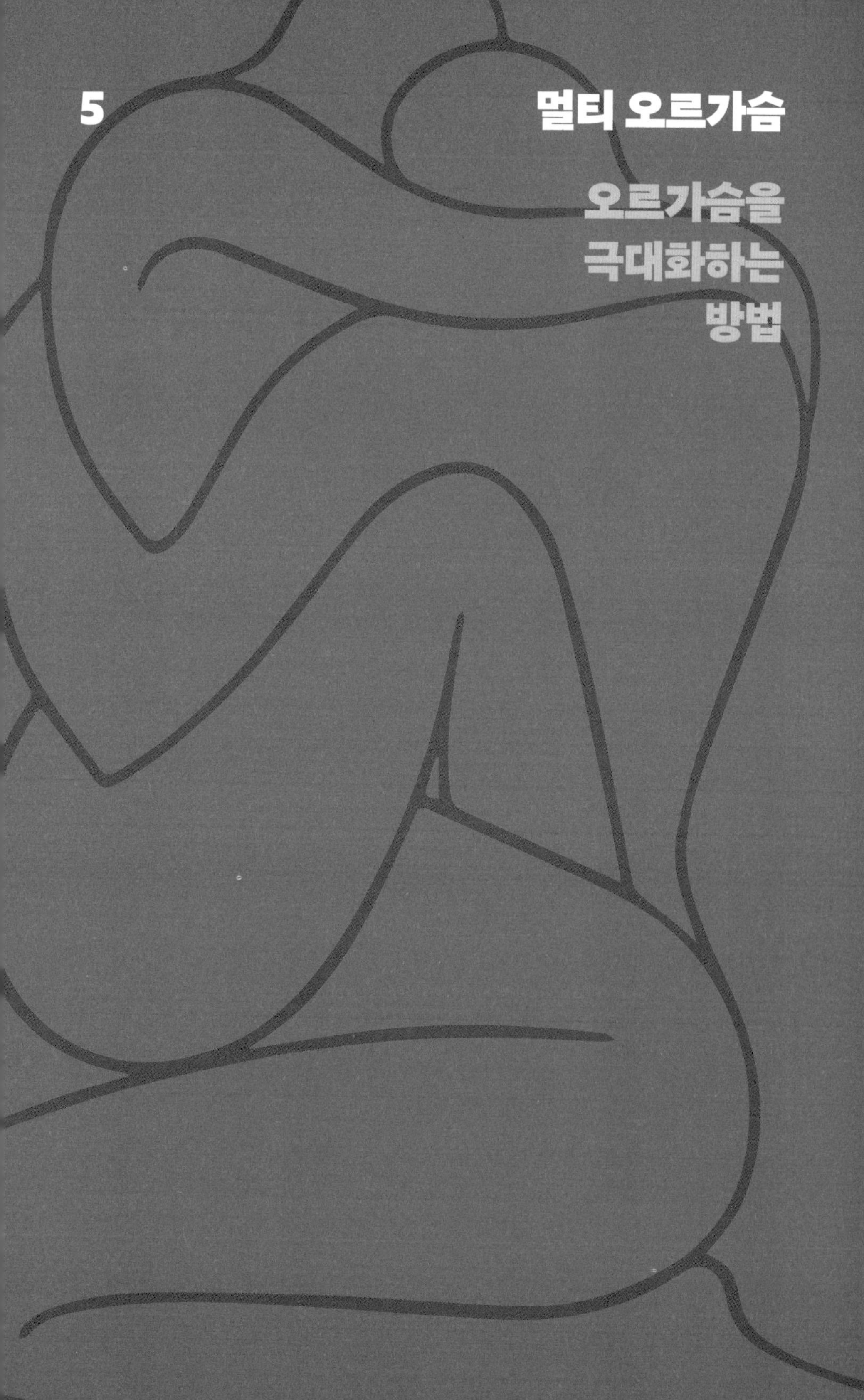
5
멀티 오르가슴

오르가슴을
극대화하는
방법

부정적인 혼잣말이나 죄책감, 두려움, 수치심 같은 감정은 뇌에 무언가 잘못되었다는 메시지를 주어 오르가슴을 방해할 수 있다. 뇌는 이 메시지를 지금 느끼는 쾌감이 마음에 들지 않는다는 의미로 잘못 해석해 흥분 상태에서 벗어나려 한다.

고백할 것이 있다. 나는 지난 20년 동안 오르가슴을 느끼지 못했고 섹스할 때마다 가짜 오르가슴을 연기했다. 그러나 최근 들어 멀티 오르가슴을 느끼는 사람이 되었다. 나의 개인 최고 기록은 하룻밤 동안 23번이다. 이 기록을 책 표지에 넣었어야 했는데!

우리는 모두 오르가슴을 애타게 바란다. 오르가슴은 궁극적인 쾌락의 원천이며 정신과 신체의 건강에 모두 이롭다. 오르가슴을 느낄 때마다 우리 몸은 기분을 좋게 하고 불안과 스트레스를 줄이는 강력한 호르몬들을 방출한다. 게다가 면역 시스템도 강화된다. 우리의 몸은 쾌락을 위해 설계된 존재인 것이다!

그러나 오르가슴은 여전히 우리에게 파악하기 힘든 수수께끼이다. 우리는 이 주제에 대해 거의 대화하지 않는다. 심지어 파트너와도 말이다. 오르가슴을 느끼는 방법은 물론 오르가슴을 느꼈는지조차 정확히 알지 못한다. 음, 이 건강하고 강렬한 쾌락의 원천을 더 이상 우연에 맡겨서는 안 된다고 말하고 싶다. 이제 '오 선생님'을 지배하고 소유할 때가 왔다.

현재 오르가슴과 어떤 관계이든, 이 장에서는 오르가슴을 개선하는 비결을 만날 수 있을 것이다. 오르가슴을 한 번도 느낀 적 없는 경우, 혼자만 느끼고 파트너와는 함께 느낀 적이 없는 경우, 너무 빨리 오르가슴을 느낀다고 생각하는 경우, 오르가슴을 느끼는 데 너무 오래 걸리는 경우, 특정한 방식으로만 오르가슴을 느끼는 경우, 더 강렬하고 다채로운 오르가슴이나 완전히 다른 느낌의 오르가슴을 원하는 경우 등이 있을 것이다. 이 장에서는 이런 모든 경우를 다루니 안심하길 바란다.

오르가슴의 생리학

기분이 좋다는 점 외에 오르가슴이 정확히 무엇인지 모르는 사람이 많으므로 기본부터 알아보자. 오르가슴은 성적 흥분이 절정에 이르렀을 때 생식기와 골반저 근육이 규칙적으로 수축하는 현상이다. 세상에서 가장 기분 좋은 근육 경련이다! 오르가슴을 느끼기 위해서는 신경종말과 혈류, 골반저 근육, 마지막으로 가장 큰 성 기관인 두뇌 사이의 협업이 필요하다.

신경종말은 생식 기관이 느끼는 쾌감을 감지해 뇌에게 성기로 더 많은 혈액을 보내도록 부추기며, 그 결과 신경종말의 민감도가 높아진다. 뇌는 생식 기관의 감각을 해석해 그 감각이 마음에 드는지 아닌지를 결정하는 역할을 맡는다. 뇌가 마음에 들지 않는다고 판단하면 오르가슴을 느끼기는커녕 그 과정을 시작도 하지 않을 것이다.

뇌가 지금 일어나는 일이 마음에 든다고 판단하면 오르가슴 과정이 시작된다. 제일 처음 일어나는 일은 혈류의 증가이다. 음부든 음경이든 더 많은 혈액이 모여들어 성기가 부풀며 크기가 커지고 발기하고 윤활액이 흘러나온다. 음경에는 한 쌍의 음경 해면체와 요도와 귀두를 감싸고 있는 하나의 해면상체가 있다. 음경 조직의 대부분을 구성하는 이 세 개의 해면체에는 혈액이 가득 차 있다. 발기는 이곳의 혈관이 확장될 때 일어난다. 음경은 또한 사정 전에 윤활액의 일종인 쿠퍼액을 분비한다.

음부의 경우에는 음핵이 커지고 발기한다. 증가된 혈류량은 질이 윤활액을 분비하도록 돕는다. 질 윤활액은 사실상 여분의 혈류에서 걸러진 혈장이다. 남성과 여성 모두의 골반저 근육도 혈액으로 가득 찬다. 흥분 상태가 계속되면 이 근육이 수축하며 오르가슴에 도달한다.

일부 전문가와 연구자들은 오르가슴이 차례대로 일어나는 선형적 과정이라는 관점에는 동의하지 않지만, 일반적으로 네 단계를 거친다는 것에는 동의한다. 첫 번째 단계는 뇌가 성적 욕망을 자각하는 것에서 시작되어 생식기에서의 혈류량 증가, 유두의 발기, 호흡 증가로 이어진다. 혈액이 피부 표면으로 몰려들어 촉각도 더 예민해진다.

성적 흥분 단계 다음에는 정체 단계가 있다. 이때도 혈류량의 증가와 조직의 발기, 윤활액의 분비 현상 등은 계속된다. 그러다가 성기로 혈류가 몰리는 순간, 세 번째 단계인 오르가슴이 시작된다! 근육이 수축하고 뇌는 호르몬을 뿜어낸다. 이때 대부분의 음경 소유자(그리고 일부 음부 소유자)가 사정한다.

오르가슴 이후는 마지막 단계인 해소기이다. 이때 성기의 혈류량은 감소하고 호흡은 느려지고 깊어지며 호르몬은 여전히 방출된다. 일반적으로 여러 호르몬의 강력한 작용 덕분에 평온함과 만족감이 찾아온다. 오르가슴이 방출하는 호르몬은 다음과 같다.

옥시토신 '애착 호르몬'으로 여겨지며, 친밀감과 유대감을 불러온다. 피부와 피부가 접촉할 때 뇌에서 분비된다. 엄마가 아기에게 모유를 먹일 때, 사랑하는 사람과 껴안을 때, 오르가슴을 느끼는 동안과 그 이후에 분비된다. 심지어는 사랑하는 사람의 목소리를 들을 때도 분비된다! 왜 섹스 후 서로 껴안고 있는 일이 그토록 기분 좋은지, 어째서 오르가슴 후에 파트너를 향해 강한 유대감이나 심지어는 사랑을 느끼는지 알 수 있다.

에스트로겐 에스트로겐은 중요한 일을 많이 하는 호르몬이다. 콜라겐 생성을 촉진하는 역할도 맡고 있다. 섹스 후에 종종 얼굴에 광채가 나는 이유가 이것이다! 이전 장에서 설명했듯이 에스트로겐은 또한 성욕을 높인다. 섹스는 하면 할수록 더 하고 싶어진다는 말은 사실인 것이다.

엔도르핀 엔도르핀은 신체의 에너지 대사에 영향을 주는 호르몬으로, 뇌에서 분비되는 천연 진통제이다. 오르가슴은 생리통, 요통, 두통을 완화할 수 있다.

도파민 앞서 설명했듯 도파민은 기분을 좋게 하며, 다시 기분이 좋아지도록 행동하는 동기를 부여한다. 섹스가 섹스를 낳는 또 다른 이유이다. 도파민은 새로움을 먹고 산다. 그러니 침대에서 새로운 것을 시도하면 흥분과 쾌락 반응이 높아질 것이다. 섹스 루틴이 지루하게 느껴지면 변화를 주어라. 그러면 도파민 생성을 촉진할 수 있다.

세로토닌　행복 호르몬인 세로토닌은 기분을 조절하며 자부심도 증진한다. 오르가슴을 느껴 세로토닌이 분비되면 행복감은 물론 자신에 대한 자부심까지 느낄 수 있다. 또 세로토닌의 증가는 스트레스 호르몬인 코르티솔의 감소를 불러와 스트레스를 덜 느끼게 된다.

프로락틴　프로락틴은 수유 중인 여성의 모유 생산을 유도하는 호르몬이지만, 오르가슴 중에 분비되기도 한다. 졸음을 일으키는 이 호르몬은 불응기(refractory period, 오르가슴에 도달한 후 다시 성적 흥분을 느낄 수 있기까지 걸리는 시간)에도 영향을 미친다. 흥미롭게도 타인과의 섹스가 불러오는 프로락틴의 양이 자위를 할 때보다 400퍼센트 더 많다. 그래서 어떤 사람들은 자위 후에는 활력을 느끼지만, 다른 사람과 섹스를 한 후에는 잠에 빠지곤 한다.

　이제 오르가슴을 둘러싼 그 모든 소란의 이유를 알았을 것이다. 강렬한 쾌감과 행복감, 유대감, 자부심, 통증 감소, 스트레스 감소, 윤기 나는 피부 등 나쁜 것이라고는 찾아볼 수가 없다. 종류와 상관없이 모든 오르가슴은 이러한 놀라운 효능을 지닌다.

모든 오르가슴은 평등하다

오르가슴은 일반적으로 남성 오르가슴과 여성 오르가슴이라는 성별 이분법적인 방식으로 논의된다. 하지만 음부 소유자와 음경 소유자 모두 여러 가지 방식으로 오르가슴을 느낀다. 각각의 오르가슴과 신체 내 반응 방식을 이해하면 자신이 오르가슴을 경험하는 데도, 파트너가 오르가슴을 경험하도록 돕는 데도 모두 도움이 된다.

먼저 이 주제와 관련된 배경지식을 조금 알아보도록 하자. 오르가슴 분야에 대한 과학적 연구는 여전히 부족하지만, 현재 계속해서 이루어지고 있다. 내가 이 장을 쓰고 있을 때 음핵에는 과거의 연구 결과보다 2천 개 더 많은 1만 개의 신경종말이 있다는 새로운 연구 결과가 발표되었다! 과거의 연구는 사람이 아닌 소의 음핵을 연구한 결과였다. 그리고 《뉴욕 타임스》는 음핵을 "거의 모든 사람이 완전히 무시했다"라는 연구 보고서의 문장을 기사 제목으로 골랐다.

이는 아주 오랫동안 사실이었다. 1905년 지그문트 프로이트는 음핵 오르가슴이 "청소년기의 현상"이며, 사춘기가 끝나면 음부 소유자는 이를 졸업하고 성교로 인한 질 오르가슴으로 넘어가야 한다는 이론을 펼쳤다.

당연하게도 프로이트는 이 이론에 대한 증거를 전혀 내세우지 못했다. 반 세기가 지나서야 성 과학자 앨프리드 킨지Alfred Kinsey가 음부 소유자들과의 실제 인터뷰 후에 이 이론을 처음으로 비판했다. 어이가 없다! 킨지는 음부 소유자와 음경 소유자 모두의 오르가슴을 자세히 살펴보고 나서, 프로이트의 이론은 근거가 크게 부족하다고 결론 냈다.

프로이트의 잘못된 이론은 여전히 막대한 영향을 끼치고 있다. 심지어 오늘날에도 주류 미디어와 포르노에서 섹스가 묘사되는 방식은 너무나도 비현실적이다. 음경 소유자가 음경을 (전희도 거의 없이, 혹은 윤활제도 바르지 않은) 질에 삽입하면 약 30초 뒤에 음부 소유자가 황홀경에 빠져 소리를 지르며 몸부림치는 광경을 종종 본다.

이런 묘사는 실제와는 거리가 있는 데다 심하게 해롭기까지 하다. 그 결과 사람들 사이에서, 특히 이성애 관계의 음부 소유자 사이에서 혼란과 수치심, 지속적인 오르가슴 격차가 초래됐다. 이성애 커플의 경우 남성의 95퍼센트가 파트너와의 성관계에서 대부분 혹은 항상 오르가슴을 느낀다고 응답한 반면 여성은 고작 65퍼센트에 불과했다. 동성애 관계에 있는 음부 소유자는 그 비율이 86퍼센트였다. 음부 소유자는 음부가 오르가슴을 느끼게 하는 방법과 걸리는 시간을 체험으로 알고 있으므로, 이는 당연한 결과일 것이다.

이성애 커플로부터 많이 받는 공통적인 질문은 '왜 여성이 (주로 구강성교나 진동기구를 통한) 음핵 오르가슴은 느끼면서 삽입시 질 오르가슴은 느끼지 못하는가'이다. 남성은 자신이 무언가 잘못하고 있어 파트너를 만족시키지 못하는 게 아닌가 걱정하고, 여성은 삽입 성교 중 오르가슴을 느끼지 못하는 자신에게 무슨 문제가 있는 것은 아닌가 걱정한다.

그들의 걱정은 충분히 이해된다. 나도 예전에는 그랬다. 그러나 진실은 이렇다. 실제 음부 소유자의 최대 80퍼센트는 오르가슴을 느끼기 위해 손이나 입, 혹은 섹스 토이 같은 외부적인 음핵 자극이 필요하다. 질 삽입만으로 오르가슴을 경험하는 사람은 20퍼센트밖에 되지 않는다.

겨우 20퍼센트다!

삽입으로 오르가슴에 도달하지 못하더라도 아무 문제가 없는 사람인 것이다. 망가진 것도, 부족한 것도, '섹스에 서투른' 것도 아니다. 여러분의 욕구는 합법적이고 완전히 정상이다. 파트너가 자신에게 오르가슴을 선사하길 원한다면 혀나 손, 또는 섹스 토이를 이용해 음핵을 자극해달라고 요청하면 된다. 음경이 오르가슴을 일으키지 못하는 대부분의 경우에 음핵 자극은 성공적일 수 있다.

많은 경우 삽입 섹스 중 여성이 오르가슴을 느끼는 능력은 생리학적인 이유, 특히 음핵과 질 입구 사이의 거리에 따라 결정된다. 연구에 의하면 이 거리가 짧은 사람이 삽입 섹스 중 오르가슴을 더 자주 경험한다고 한다. 성교 중 꾸준하게 자극 받기 쉬운 곳에 음핵이 있기 때문이다.

남성이 여성 파트너의 오르가슴을 위해 할 수 있는 가장 좋은 방법은 아름다운 음부를 칭찬하며 오르가슴까지 오랜 시간이 걸려도 그 일을 하는 게 좋다고 말해주는 것이다. 구강성교를 통해서든, 여성이 원하는 또 다른 방식으로든 간에 말이다.

평균적인 섹스에서 음경 소유자는 오르가슴까지 약 5분이 걸리는 데 비해, 음부 소유자는 18분 이상 걸린다. 정확한 비율은 연구마다 다르지만, 음경 소유자가 일반적으로 음부 소유자보다 더 빨리 더 자주 오르가슴을 느낀다는 사실을 유념해야 한다. 이런 사실 때문에 많은 음부 소유자가 파트너의 '노력'에 대해 불안감이나 죄책감을 느낀다. 남성들도 이 사실을 모른다면, 자신이 뭔가 잘못하고 있다고 느낄 수도 있다. 이런 감정들이 바로 쾌락 도둑이다!

긴장을 풀고 모든 기대감을 내려놓은 채 몸의 감각에만 집중할수록 더 많은 쾌감을 주고받을 수 있다. 과거에 나는 남자가 구강성교를 해줄 때 나도 모르게 몇 번씩이나 시계를 쳐다보곤 했다. 오르가슴에 도달하는 데 너무 오래 걸린다고 걱정하며 말이다. '벌써 15분이나 지났는데, 그냥 관두는 게 낫겠네!'라고 생각했다. 이런 생각은 오르가슴으로 가는 길이 아니다. 짜릿하지 않은 걱정이 많아질수록 오르가슴을 느낄 가능성은 작아진다. 어떤 쾌감도 얻기 힘들 것이다.

내가 말하고 싶은 요지는 오르가슴이 섹스의 전부는 아니지만 모든 오르가슴은 놀랍고 건강하고 특별하다는 것이다. 어느 하나가 다른 것보다 '더 훌륭한' 것도 더 발전된 것도 아니다. 오르가슴에는 귀천이 없다! 다만 7가지 종류로 구별할 수는 있다.

음경 오르가슴

음경 소유자가 경험하는 가장 대표적이고 흔한 오르가슴이다. 주로 귀두와 음경 기둥, 음경 소대, 포피(포피가 있는 경우) 자극의 결과이다. 오르가슴 직전이 되면 정자를 몸 밖으로 배출하는 데 도움을 주는 정액이 음경의 아랫부분에 축적된다. 그리고 골반저 근육과 음경 근육이 수축을 일으켜 정액을 요도 밖으로 밀어낸다. 이때 사정과 동시에 오르가슴을 경험한다.

전립선 오르가슴

음경 소유자에게만 있는 전립선은 항문으로만 접근할 수 있으며 방광의 바로 아래에 있다. 항문을 통해 전립선을 자극하면 음경 소유자도 내부 오르가슴을 느낄 수 있다. 흥미롭게도 이 오르가슴은 발기가 되지 않아

음경의 구조 1

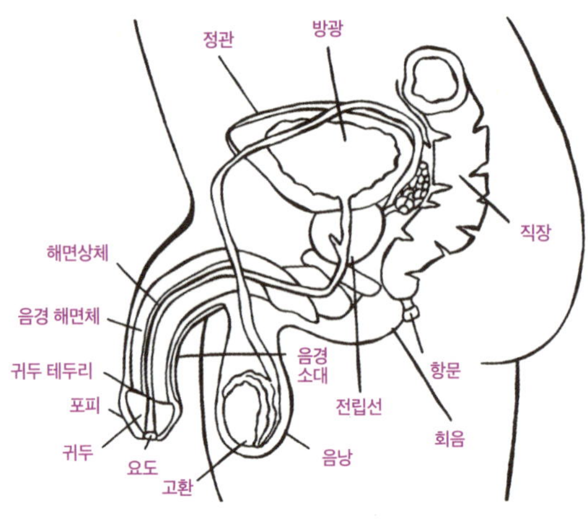

음경의 구조 2

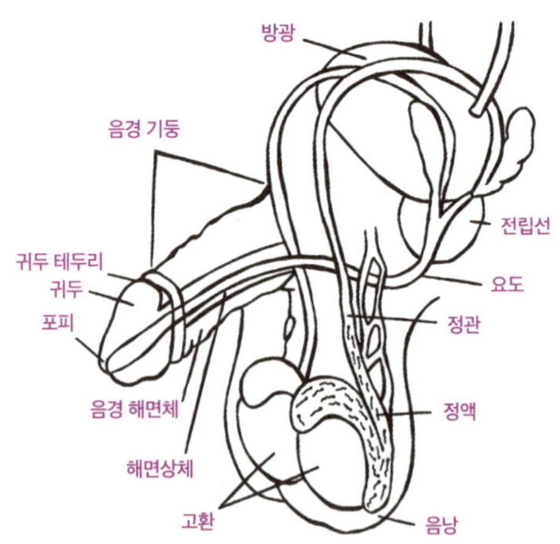

도 경험할 수 있다.

건조한 오르가슴

음경 소유자는 사정하지 않고도 오르가슴을 느낄 수 있다. '건조하다'는 용어를 쓴 이유이다. 오르가슴이 '건조한' 가장 흔한 이유는 음경 소유자가 이미 오르가슴을 경험해 소위 우물이 말라버렸지만, 여전히 발기가 가능하고 오르가슴의 근육 수축을 경험할 수 있기 때문이다. 잠시 시간을 주면 신체는 다시 사정하기에 충분한 정액을 생성한다.

건조한 오르가슴은 정액이 음경 끝에서 배출되지 않고 방광으로 역류할 때도 발생할 수 있다. 그러나 걱정할 일은 아니다. 일반적으로 역류한 정액은 다음 소변을 통해 몸 밖으로 배출된다.

'정액 보유'semen retention는 의도적으로 건조한 오르가슴을 느끼기 위한 방법이다. 최근에 트렌드로 조금 떠올랐지만, 실제로는 5천 년 이상 오래된 건강법이다. 탄트라 섹스 전통에 따르면 정액의 보유는 생명 에너지를 강화한다. 보다 자세하게는, 오르가슴 후 발기 상태를 유지하는 데 도움을 주며 사정을 늦출 뿐만 아니라 여러 번의 오르가슴을 느끼도록 이끈다. 연구에 따르면 정액 보유는 또한 정자의 운동성을 개선하고 잠재적으로 테스토스테론 수치를 높인다.

건조한 오르가슴을 시도하기 좋은 때는 사정 후, 이상적으로는 두 번 이상 사정을 한 후이다. 말하자면 우물이 마른 상태에서 성적인 자극을 계속 주면 사정 없는 오르가슴을 느낄 가능성이 더 커진다. 정액 보유를 연습하는 또 다른 방법은 애태우기이다. 이 연습은 사정 시기를 알아차리는 데, 그리고 사정은 억제하면서 오르가슴을 느끼는 데 도움이 된다.

코어 오르가슴

믿거나 말거나, 코어 근육 강화 운동을 하는 동안 발생하는 오르가슴이다. 이런 오르가슴은 확실히 운동을 더 흥미진진하게 만들 것이다! 코어를 안정시키기 위해 근육을 쓰다가 나도 모르게 골반저 근육도 수축시켜 오르가슴을 유발할 수도 있다. 이때 사정을 하는 음경 소유자도 있다.

음부 소유자의 경우, 코어 오르가슴은 질 오르가슴과 비슷한 느낌을 준다. 하복부, 허벅지 안쪽 또는 골반 부위에 자극이 오기 때문이다. 내가 헬스장에서 허벅지 운동기구를 사용하다 처음으로 이 오르가슴을 느꼈을 때가 아직도 기억이 난다!

유두 오르가슴

음부 소유자에게 유두 자극은 음핵·질을 자극할 때와 동일한 뇌 영역, 즉 생식기 감각 피질을 활성화한다. 유두는 신경종말이 가득하기 때문에 계속해서 자극하면 오르가슴을 경험할 수 있다. 특히 감각이 예민한 사람들은 더욱 그러하다. 유두 자극은 오르가슴으로 이어지지 않더라도 신체를 전반적으로 더 흥분 상태로 만든다. 다만 사람마다 유두의 민감도가 다르다는 사실을 명심하자. 전혀 민감하지 않은 사람도 있지만, 너무 민감해서 유두 자극을 완전히 피하고 싶어 하는 사람들도 있다.

혼합 오르가슴

둘 이상의 성감대가 동시에 자극을 받으면 혼합 오르가슴을 느낄 수도 있다. 예를 들어 음경과 전립선 오르가슴을 동시에 경험하거나 음핵과 질 오르가슴이 한꺼번에 오기도 한다. 음부 소유자는 다른 성감대와 동시에 음핵을 자극할 때 이런 현상이 발생할 가능성이 높다. 이렇게 하면 많은 사람이 더 쉽게 혼합 오르가슴을 경험한다. 특히 섹스 토이를 사용하면 아주 많은 도움이 된다.

음핵 오르가슴

유명한 쾌감 버튼인 음핵은 몸 밖에 나와 있는 것보다 사실은 훨씬 더 큰 기관이다. 끝만 살짝 보이고 대부분은 수면 아래에 잠겨 있는 빙산처럼 말이다. 우리가 볼 수 있는 음핵의 일부, 즉 음핵 머리glans는 크루라crura라고 불리는 음핵 다리, 그리고 신체 **내부**로 뻗어 있는 질어귀망울이라 불리는 음핵 망울과 연결되어 있다. 크루라는 V자 모양의 위시본wishbone처럼 생겼으며 질관과 요도를 둘러싸고 있다. 이곳은 예민한 신

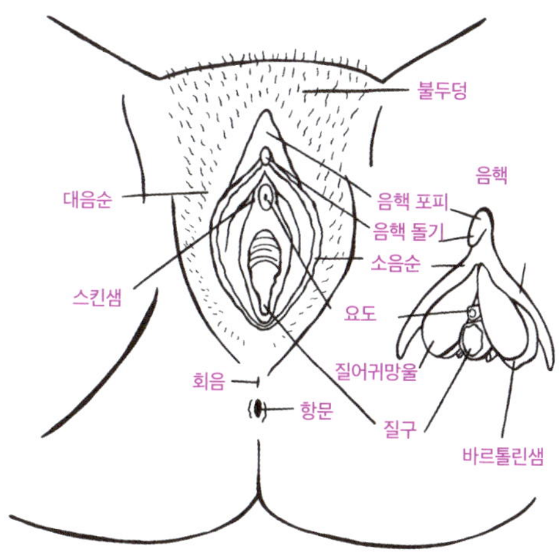

외음부와 음핵의 구조

경종말로 가득 차 있어 음핵 자체의 자극만으로 오르가슴을 불러온다. 그리고 이 기관은 외부 기관이자 내부 기관이기 때문에 질의 바깥쪽과 안쪽 **양쪽**에서 자극할 수 있다.

자궁경부 오르가슴

C-스폿이라고도 불리는 자궁경부는 민감한 데다가 질관 안쪽 깊숙한 곳에 위치하기에 강력한 내부 오르가슴을 일으킬 수 있는 잠재력을 지니고 있다. 몇몇 음부 소유자는 자궁경부에서 시작된 쾌감이 복부 전체로 퍼진다고 묘사하며, 이 오르가슴이 전신 오르가슴에 더 가깝다고 설명한다. 그러나 자궁경부를 자극하는 감각이 불편하거나 심지어는 고통스럽다고 느끼는 사람도 많다.

G-영역 오르가슴

질구에서 5센티미터 안쪽에 위치한 G-영역은 전립선과 비슷한 기능을 하는 스킨샘 바로 아래에 있다. 스킨샘은 여성이 사정할 때 분출하는 액체를 생산한다. 그래서 여성 사정을 위해서는 G-영역 자극이 필요하다.

A-스폿 오르가슴

G-영역과 자궁경부 사이에는 A-스폿(전질천장)과 U-스폿(요도)이 있다. 모두 질 내벽의 다양한 위치를 가리킨다. 이 부분의 신경종말을 자극하면 오르가슴을 도울 수 있다.

질의 구조와 여성의 생식 기관

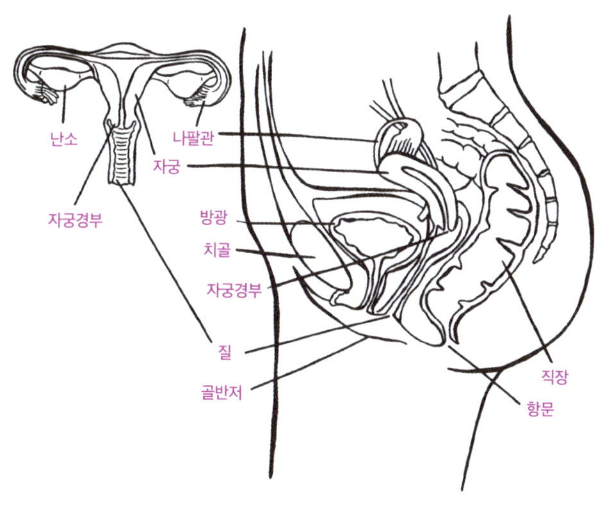

질의 쾌감 포인트

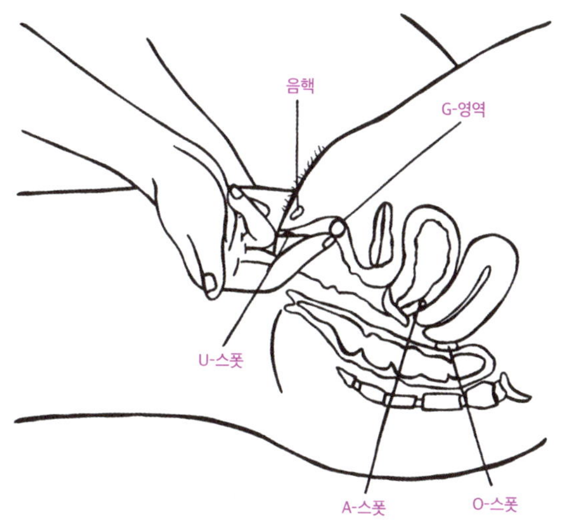

G-영역과 여성 사정은
실재한다

섹스와 관련된 많은 것들과 마찬가지로, 흔히 G-스폿이라고 불리는 G-영역에 대한 오해가 많이 존재한다. G-스폿이라는 말은 실제로 이 영역이 없는 남자(에른스트 그라펜베르크)가 만들었는데, G-영역이라는 용어가 더 정확하다고 할 수 있다. 질은 사람마다 고유하며 쾌감과 오르가슴을 불러오는 여러 성감대를 지니고 있다.

일반적으로 G-영역은 질구에서 약 5센티미터 안쪽의 앞쪽 질벽에 자리 잡고 있다. 정확한 크기와 위치는 사람마다 다르지만, 만졌을 때의 울퉁불퉁한 느낌으로 찾을 수 있다. 대체로 호두 같은 느낌이다. 물론 모든 사람의 G-영역이 이런 표면을 갖고 있지는 않다. 음부 소유자가 흥분하면 이 영역의 조직 세포가 부풀어 올라 더 찾기 쉬워지며 손길에도 더 민감해진다.

또 질에는 질 뒷벽에 위치한 해면 조직인 O-스폿과 질 안쪽 약 13~15센티미터 깊이에 배꼽 밑 자궁경부 앞에 위치한 A-구역도 존재한다. 이 두 부위와 자궁경부의 신경은 집합적 성감대를 이루며, 많은 사람이 이곳을 자극 받으면 오르가슴을 느낀다.

통념과는 달리 삽입 성교로는 G-영역을 효과적으로 자극하지 못한다. 먼저 자위를 통해 이 영역을 탐색해보길 권한다. 일단 자신이 그 위치를 파악하고 나면 파트너에게도 알려주기가 쉽다.

G-영역을 찾고 싶다면 손바닥을 위로 하고 손가락을 한 개나 두 개 정도 질에 삽입한다. 질벽의 앞쪽을 부드럽게 쓰다듬으며 살짝 울퉁

불퉁하거나 툭 튀어나온 부분을 찾는다. G-영역을 건드리면 작게 헉 소리가 나올 만큼 놀랄 수도 있다. 제대로 하고 있다는 증거이다. 해당 부위를 찾았다면 검지와 중지를 까딱거리며 쓰다듬는다. 누르는 강도를 조절하며 같은 손놀림을 반복하다 보면 효과가 있는 동작을 찾게 될 것이다. 그러면 그 동작을 계속하면 된다.

G-영역은 육안으로도 확인할 수 있다. 손거울을 들어 성기를 비춘 다음 손가락으로 음순을 벌린다. 골반저 근육에 힘을 주면 음순 사이로 볼록 튀어나온 부분이 보일 것이다. 바로 G-영역이다. 일단 한번 눈으로 그 존재를 보면 나중에는 보지 않고도 쉽게 찾을 수 있는 경우가 많다.

G-영역 오르가슴은 보통 꾸준한 자극이 필요하다. 단번에 얻기 힘들 수도 있다. 인내가 중요하다. 일정한 리듬으로 계속 쓰다듬어라. 끝내 주는 오르가슴은 당연히 시간이 걸린다. 손놀림이 능숙하지 못하거나 힘들다면 섹스토이를 사용해도 좋다.

몇몇 음부 소유자들은 음핵 자극을 같이 주면 G-영역 오르가슴을 더 쉽게 경험한다. 내가 음핵 오르가슴으로 G-영역 탐험을 시작하길 추천하는 이유이다. 음핵 오르가슴은 G-영역에 혈류를 보내며, 이런 조건 아래에서는 다른 오르가슴을 더 쉽게 느낄 수 있다. 기분이 좋으면 G-영역을 탐색하며 음핵을 계속 자극하면 된다.

G-영역 오르가슴을 경험하기 시작한 사람은 여전히 신비로 둘러싸여 많은 호기심을 불러일으키는 애액 분출 현상, 소위 여성 사정을 경험할 수도 있다.

대부분의 음부 소유자가 사정을 경험한 적 없더라도 사정하는 법을 배울 수 있다는 연구 결과가 있다. 전 세계의 음부 소유자를 대상으로 한 어느 연구는 대상자 중 69퍼센트가 성적 쾌감을 느낄 때 요도에서 액체를 분출한다고 밝혔다. 초음파 기계를 통해 비어 있는 방광이 자위 행위 중 천천히 액체로 채워지고 오르가슴을 느낄 때 배출되는 모습이 관찰되었다. 방광에서 나왔지만 액체의 성분은 소변이 아니었다. 전립선과 같은 구조로 되어 있어 흔히 여성의 전립선으로 불리는 스킨샘이 생성한 액체였다.

대부분의 음부 소유자는 요도 양쪽에 하나씩, 한 쌍의 스킨샘을 지니고 있다. 이들 스킨샘의 주요 역할은 윤활액 역할을 하는 액체를 요도로 분비하는 일이다. G-영역이 올바른 방식으로 충분한 시간 동안 자극을 받으면 스킨샘은 요도로 액체를 분비하고, 이는 오르가슴에 의해 근육 수축이 일어나는 동안 밖으로 배출된다.

평균적인 여성 사정액은 약 60밀리미터 정도의 양에 투명하거나 유백색을 띤다. 기본적으로 정액과 같은 물질로 만들어지며 정자만 없을 뿐이다. 많은 사람이 소변이 배출되지 않을까 걱정한다. 물론 일부는 소변일 수도 있다. 그러나 섹스를 하면 지저분해지는 것은 당연하며, 이런 문제는 수건 한 장으로 간단히 해결할 수 있다는 점을 기억하길 바란다. 사정액은 주르륵 흘러내릴 수도 있고 세차게 분출될 수도 있다. 사정하기 전의 느낌은 소변이 마려울 때와 비슷하지만 사정액이 분출되면 기분 좋은 놀라움과 황홀한 해방감을 느끼게 된다. 창피한 일도 부끄러운 일도 아니다. 사정을 하는 여성 대부분은 자신의 특별한 기술이 성생활을 더욱 풍요롭게 하며 파트너들도 대체로 좋아한다는 사실을 알게 된다.

여성 사정을 위해서는 G-영역의 자극이 꼭 필요하므로, 앞서 설명한 단계를 따르길 바란다. 먼저 음핵 오르가슴을 즐긴 후 잠시 쉬며 흥분 상태를 유지한다. 그다음 G-영역을 찾는다. G-영역을 자극할 때는 천천히 해야 한다. 자극하려는 신경이 내부 깊숙한 곳에 있다는 사실을 기억해야 한다. 이때 인내심이 필요하다. 절정 상태의 해방을 위해 성적 긴장감을 고조시켜야 한다. G-영역의 발기 조직을 부풀게 하려면 시간이 걸린다. 느리고 일정한 리듬으로 쓰다듬는다.

소변을 보고 싶은 느낌이 든다면 제대로 하고 있다는 뜻이다. 실제 약간 소변을 지리더라도 겁먹지 말길 바란다. 사정이 다가왔을 때와 실제로 소변이 마려울 때의 미묘한 차이를 뇌가 구별하기까지는 약간 시간이 걸린다. 그때까지는 수건을 밑에 깔기 바란다. 다시 한번 말하지만, 섹스는 지저분해지는 행위이다. 인간도 동물이며 약간의 소변은 누구에게도 해를 끼치지 않는다.

'오줌이 마렵다'는 감각이 느껴지면 골반저 근육에서 힘을 빼고 깊게 숨을 쉰다. 그리고 섹스 토이나 음경, 손가락 등을 빼내 질 안을 깨끗이 비워야 한다. 대부분의 음부 소유자는 질 안에 무언가가 있으면 사정할 수 없다.

이제, 오르가슴 수축이 시작되는 게 느껴지면 배와 골반저 근육에 힘을 주어라. 사정액이 분출될 수 있는 길을 열어주는 것이다. 여기서 음부는 오르가슴 유무에 관계없이 사정이 가능하다는 점을 분명히 하고 싶다. 강렬한 해방감은 느끼겠지만, 반드시 놀라운 오르가슴을 경험하게 되지는 않는다.

사정액 분출은 포르노 때문에 지난 20년간 인기 있는 '섹스 목표'가 되었다. 모든 음부 소유자가 사정을 원하거나 그럴 능력이 있지는 않다. 물론 걱정할 필요는 하나도 없다! 엄청난 쾌락에 다가서는 방법은 이외에도 무수히 많다. 이 오르가슴은 흥미진진한 많은 섹스 메뉴 중 한 가지일 뿐이다.

하나에 만족하지 말자

음경 소유자가 오르가슴을 더 빨리 느끼는 면에서는 유리할지도 모르지만, 음부 소유자는 오르가슴의 다양성이라는 측면에서 더 유리하다. 멀티 오르가슴이란 한 번의 섹스나 흥분 상태 동안, 즉 한 시간 내에 두 번 이상의 오르가슴을 느끼거나 한 번의 오르가슴을 느낀 후 20~30초 내에 연달아 다음 오르가슴을 느끼는 것을 말한다.

음부 소유자는 불응 시간, 즉 회복 시간이 더 짧다는 이점이 있다. 음경 소유자는 사정에 의한 오르가슴을 느낀 후 다시 흥분(그리고 사정) 하기까지 더 긴 시간이 필요하다. 짧게는 몇 분, 길게는 몇 시간이 걸린다. 나이가 더 들면 다시 발기하기까지 12시간에서 24시간이 필요할 때도 있다. 이는 완전히 정상적인 상황이지만, 불응 시간을 단축하고 싶다면 운동을 하면 된다. 심혈관의 건강이 발기와 오르가슴에 필수적인 혈류의 건강을 좌우한다.

내 생각에 모든 음부 소유자는 멀티 오르가슴을 느끼는 법을 배울 수 있다. 그러나 여기에는 시간과 노력이 꼭 필요하다. 성공하지 못하더라도, 자신에게(또는 파트너에게) 부담을 주거나 '부족한 사람'이라고 느껴서는 안 된다. 제일 필요한 능력은 인내심이다. 꾸준히 노력하다 보면 결국에는 자신의 몸이 얼마나 큰 쾌감을 줄 수 있는지 놀라게 될 것이다.

멀티 오르가슴을 경험하기 위한 첫 번째 단계로, 좋아하는 자위법으로 자신의 몸을 탐색해보기를 권한다. 앞서 말했듯 음핵 오르가슴을 겪고 나면 성기가 이미 흥분한 상태이기 때문에 내부 오르가슴(예를 들면 G-영역 오르가슴)을 느끼기가 훨씬 더 쉬워진다. 그러므로 또 다른 '오 선생님'을 기대하며 섹스 토이(혹은 파트너와 함께라면 구강성교)로 먼저 음핵을 자극하는 데 집중하기를 권한다.

첫 번째 오르가슴 후에는 음핵이 예민해지기 때문에 직접적인 자극은 피해야 할지도 모른다. 이때 흥분 상태를 유지하기 위해 몸의 다른 예민한 부위, 이를테면 유두에 신경쓰면 좋다. 또 심호흡도 좋다. 멀티 오르가슴을 얻는 비결 중 하나는 첫 번째 오르가슴 이후에도 정신적·육체적으로 자신의 몸과 연결 상태를 유지하는 것이다. 천천히 숨을 쉬며 들숨과 날숨에 정신을 집중한다. 호흡은 몸을 이완시키고 성적 만족도를 높여준다.

또한 깊은 호흡은 우리 몸에 산소를 공급하여 신경계가 제대로 일하도록 돕는다. 그 결과 뇌가 처리할 수 있는 쾌감의 양이 늘어난다. 혼란스럽거나 좌절감을 느껴 호흡이 짧아지면 몸의 쾌감을 느끼는 기능이 멈출 수도 있다. 나는 숨이 골반으로 흘러들어 음핵을 가득 채우는 상상을 즐겨 한다.

소리 지르는 것 또한 겁내서는 안 된다. 신음이나 콧소리 같은 진동 소리는 목을 따라 내려가 자궁경부까지 이르는 미주신경을 자극한다. 오르가슴을 느낄 때 신음 소리를 내면 부교감신경계가 이완 상태를 계속해서 유지하게 되고, 그 결과 더 많은 쾌감을 느낄 수 있게 된다.

두 번째 오르가슴을 경험하려면 진동기구의 세기를 한 단계 낮추고 몸의 다른 부위를 자극하면 좋다. 유두, 엉덩이 등 몸 전체를 어루만지며 흥분을 높이는 다른 부위를 찾아보아야 한다. 준비가 되었다고 생각되면 내부(G-영역) 자극을 위한 섹스 토이를 사용한다.

음핵에 집중하고 싶다면 직접적인 접촉을 피해 음핵 주변을 손으로 둥글게 감싸 자극하거나 문지르면 된다. 자세와 압력, 쓰다듬는 속도에 변화를 주어 느낌을 새롭게 하면 좋다. 그 뒤 천천히 진동기구의 세기를 높여 절정을 향해 내다르면 황홀한 열락을 맛보게 될 것이다.

오르가슴 강화법

모든 오르가슴의 느낌이 멋지지만, 어떤 오르가슴은 다른 오르가슴보다 더 강력해 더 많은 쾌감을 선사한다. 그리고 오르가슴을 훨씬 더 강력하게 만들 다양한 방법도 있다. 다음은 오르가슴을 최대한 강렬하게 만드는 몇 가지 비결이다.

애태우기

애태우기 또는 에징Edging은 오르가슴에 도달하기 직전 다시 물러나는 것을 반복해 사정을 통제함으로써 쾌감을 극대화하는 방법이다. 이 방법은 두 가지 목적을 가진 기술이다. 성기의 종류에 상관없이 오르가슴의 쾌감을 더 강력하게 만든다. 또 음경 소유자는 이 기술을 사용하여 너무 이른 사정, 즉 조루를 방지할 수 있다.

의학적 정의에 따르면 조루는 음경 소유자가 삽입 후 1분 이내에 사정하는 일이 계속되고 그런 현상을 스스로 통제할 수 없다고 느끼는 상태를 말하는데 비교적 드문 증상으로 여겨진다. 그러나 일반적으로 음경 셋 중 하나는 주인이 바라는 것보다 일찍 사정한다. 그 원인은 신체적인 것일 수도, 심리적인 것일 수도 있다. 애태우기는 조루 예방에 매우 효과적이다.

음부 소유자에게 애태우기는 쾌감의 강도를 높이는 방법에 가깝다. 나는 많은 음부 소유자들에게 오르가슴으로 향해 가는 과정이 마치 에베레스트산을 오르는 것처럼 느껴진다는 사실을 안다. 멈출 이유가 있겠는가? 그러나 애태우기는 그 길을 다시 미끄러져 내려오는 것이 아니라 점점 더 높이 올라가는 방법이다.

애태우기 연습을 위한 첫 단계는 '애태우기 점수'를 익히는 것이다. 1에서 10까지의 점수표에서 1점은 아무런 쾌감도 없는 상태이며 10점은 오르가슴을 느끼는 상태이다. 애태우기 연습을 하려면 일단 7점이나 8점 정도까지 두어 번 올라가고 나서 10점에 도달하도록 하면 된다.

처음에는 솔로 섹스, 즉 자위행위로 연습을 시작하면 좋다. 초기에는 손을 사용하길 추천한다. 애태우기 과정에서는 몸이 보내는 신호에 주의를 기울이는 것이 중요하다. 진동기구의 강력한 강도는 오르가슴에 빨리 도달할 때는 효과적이지만 천천히 올라갔다 내려오는 애태우기 연습을 할 때는 과할 수 있다. 그러나 원한다면 진동기구로 연습을 해도 좋다. 속도나 진동 패턴을 여러 가지로 바꿔가며 실험하면 된다.

연습하는 동안 오르가슴에 가까워지고 있다는 몸의 신호에 주의를 기울여야 한다. 호흡이 변하고 있는가? 몸의 어떤 부위에 힘이 들어가는가? 심박수는 어떻게 변화하는가? 미묘한 변화를 기록해두면 시간이 지남에 따라 연습 방식을 미세하게 조정할 수 있다. 처음에는 애태우기 연습에서 목표를 이루지 못할 수도 있다. 그러나 어쨌든 오르가슴을 보상으로 받을 것이다! 참을 수 없는 지점에 도달하기 위해 자신에게 필요한 요소가 무엇인지를 알아내어 더 깊은 자기 이해를 얻을 수 있다.

파트너와 함께 연습한다면 연습의 목적을 알려주고 언어적·비언어적 신호를 사용해 파트너와 계속 소통해야 한다. 오르가슴에 가까워졌으니 잠시 멈추라는 신호를 보내야 한다. 그러고 나서 키스, 상호 자위, 구강 애무 등 좋아하는 전희로 다시 천천히 시작한다. 참, 호흡도 잊지 말자!

쾌감이 7점이나 8점에 이를 때까지 더 많이 어루만지거나 삽입하거나 섹스 토이를 사용해서 강도를 계속 높여야 한다. 그리고 다시 자극을 잠시 멈추거나 강도를 낮추면 된다. 이 과정을 한두 번 더 반복한 다음 최종 마무리로 들어간다. 매번 오르가슴에 더 가까이 갈 수 있도록 연습하면 좋다. 예를 들어 첫 번째 시도에서 7점에 도달했다면, 다음 시도에서는 8점에, 그다음에는 9점에 도달하는 식이어야 한다. 제때 멈추지 못하고 오르가슴을 느껴버렸다 해도, 음, 그것 역시 상이지 벌이 아니다.

섹스 토이

섹스 토이는 오르가슴을 향상하는 좋은 물건이다. 솔로 섹스를 강화할 섹스 토이를 찾고 있다면 3장을 다시 참조하기 바란다. 이 장은 파트너

와의 섹스에서 오르가슴을 다양화하고 증가시키는 섹스 토이에 초점을
맞추고 있다.

많은 파트너가 처음에는 섹스 토이를 사용할 때 긴장한다. 어떤 사
람들은 섹스에 서툰 사람들이나 사용하는 거라고 생각한다. 그러나 섹
스 토이는 말 그대로 인간은 할 수 없는 기능을 지니고 있다. 규칙적인
압력이나 진동 기능을 사용해 신체 깊숙한 곳 구석구석을 완벽하게 자
극할 수 있다. 섹스 토이는 접근하기 어려운 신경종말을 자극하는 효과
적인 도구이기에 파트너와의 섹스에 다채로움과 재미를 더할 수 있다.
둘 다 혹은 한 명이라도 섹스 토이를 사용하는 일이 긴장되거나 두렵거
나 부담스럽다면, 둘이 함께 섹스 토이를 쇼핑하며 편안하고 기대되며
흥분되는 분위기를 만들어나가길 추천한다.

할 수만 있다면 내 마술봉(내가 제일 애용하는 진동기구 중 하나이다)을
흔들어 진동기구의 사용에 대한 모든 편견, 걱정, 수치심을 없애버리고
싶다. 음경 소유자는 종종 진동기구가 자신을 대체할까 걱정하고, 음부
소유자는 진동기구에 중독될까 걱정하거나 사용 자체를 왠지 꺼린다.
마치 진동기구가 가져다준 오르가슴은 속임수를 써서 얻은 결과물이거
나 가짜 오르가슴인 양 말이다. 이런 생각은 모두 진실과는 거리가 멀다.
성 경험을 하며 음경 소유자는 거의 항상 오르가슴을 느낄 거라고 기대
하는 반면 음부 소유자는 많은 경우 느끼지 못할 것이라고 걱정하는 현
실을 고려해야 한다. 진동기구를 사용하면 이런 걱정을 없앨 수 있다. 이
것은 대체물이 아니라 보완물이다.

음경 소유자에게도 알맞은 진동기구가 있다. 내가 강력하게 추천
하고 싶은 물건은 진동 페니스 링이다. 보통의 페니스 링(또는 거시기 반

지)은 음경 안에 혈액을 가두어 발기 상태를 유지하는 데 사용된다. 진동 페니스 링은 회음의 신경종말을 자극해서 발기된 음경을 더 단단하게 만드는 이차적 장점이 있다. 회음은 음경 신경과 연결되어 있는 매우 민감한 부위이다. 발기에는 문제가 없지만 결승선을 통과하기가 어려운 음경 소유자에게 진동 페니스 링은 기적을 일으키는 일꾼이다. 부드러운 진동을 주는 이 섹스 토이를 사용해보길 추천한다.

페니스 링 중에는 삽입 성교 시 음핵을 자극하도록 디자인된 제품들도 있다. 많은 음부 소유자에게 이런 페니스 링은 삽입 성교 중 마침내 오르가슴을 선사하는 만능열쇠가 될 수 있다. 다시 한번 말하지만, 음부 소유자 중 80퍼센트가 삽입 성교만으로는 오르가슴을 경험하지 못한다.

또 다른 방법으로는 섹스 도중 총알형 진동기를 사용하거나 음핵을 자극하기 위해 원하는 대로 모양을 잡을 수 있는 신축성 있는 기구를 사용하는 것이다. 이를테면 숟가락 체위나 후배위처럼 파트너와 서로 마주 보지 않는 체위에서 사용하면 좋다. 음경 소유자인 파트너가 뒤에서 삽입하는 동안, 파트너(또는 본인)가 진동기구를 사용해 음핵을 자극할 수 있기 때문이다.

요즘에는 삽입 성교를 하는 커플을 동시에 자극하는 핸즈프리 웨어러블 진동기구도 많이 출시되어 있다. 음경과 음부가 만나는 섹스에는 음순에 끼울 수 있는 섹스 토이를 추천한다. 일단 제자리를 잡으면 음핵과 음경의 뿌리 부분을 자극한다. 음핵과 G-영역을 자극하는 삽입형 섹스 토이는 물론 삽입 운동 시 음경의 기둥 부분을 자극하는 섹스 토이도 있다. 양쪽으로 삽입할 수 있도록 머리가 두 개인 더블엔드 딜도도 출시되어 있다.

섹스 토이의 사용법을 익혀 루틴의 하나로 구성하기까지는 시간이 좀 걸릴지도 모르겠다. 처음에는 어색하게 느껴질 수도 있다. 괜찮다! 이럴 때 도움되는 세 가지가 있으니까 말이다. 바로 열린 마음, 파트너와의 솔직한 대화, 그리고 윤활제 한 병이다.

케겔 운동

골반저 근육은 자궁, 방광, 내장 등 주요 장기를 지지하는 해먹과 같다. 출산에 중요한 역할을 하며 성 건강에도 영향을 미친다. 왜냐하면 오르가슴이 골반저 근육에서 비롯되기 때문이다. 골반저 근육이 강할수록 오르가슴도 더 강렬해진다. 강하고 탄탄한 골반저 근육에는 오르가슴 전후에 생식기의 신경종말을 자극하는 근섬유가 더 많이 존재한다. 케겔 운동은 이런 골반저 근육을 단련하는 운동이다.

음부 소유자에게 케겔 운동이 중요하다고 많이들 말하지만, 사실 음경 소유자에게도 이 운동은 필수적이다. 음경 소유자가 골반저 근육을 단련하면 더 세차게 사정할 수 있다. 음부 소유자는 단련된 골반저 근육 덕분에 더 깊숙한 내부 오르가슴을 많이 느낄 수 있다.

어떤 성기를 가지고 있든 골반저 근육 운동을 하려면 먼저 방광을 비우고 편안하게 앉거나 눕는다. 몸 전체의 혈류를 촉진하기 위해 몇 번 심호흡한다. 이제 소변을 갑자기 멈출 때처럼 그 부위의 근육을 꽉 조인다. 3초에서 5초간 근육을 단단하게 유지한 후 힘을 뺀다. 힘을 빼고 3초에서 5초간 기다렸다가 다시 근육을 조인다.

한 번에 10회씩 근육 조임을 반복하는 이 운동을 하루에 세 번씩 하면 된다. 오전, 오후, 밤에 한 번씩 하자. 전체 운동 과정은 겨우 1~2분밖에 걸리지 않지만 그 결과는 정말 즐겁고도 엄청나다. 그러나 케겔 운동이 언제나 좋은 점만 있는 만병통치약은 아니라는 사실을 명심해야 한다. 골반저 근육이 너무 꽉 조여져 있어 발생하는 질환도 있기 때문이다. 질경련은 골반저 근육의 불수의적 수축 때문에 생기는 증상으로 삽입 성교 시 통증을 유발하기도 한다. 그러나 이런 증상이 있어도 너무 걱정할 필요는 없다. 이 증상은 물리치료를 통해 개선할 수 있다. 그러니 지금 음부에 손가락이나 섹스 토이, 음경을 삽입할 때 고통스럽다면 잠깐 케겔 운동을 중지하고 골반저 근육 재활을 전문으로 하는 물리치료사에게 찾아가길 바란다.

케겔 운동을 해도 괜찮은 신체 상태라면 질에 삽입하는 케겔용 추부터 전류를 사용해 골반저 근육을 활성화하는 첨단 자극 전자기기에 이르기까지 다양한 도구를 사용할 수 있다. 많은 음부 소유자가 케겔 운동을 시도하지만 정확한 운동 방법을 모르는 경우가 많다. 그럴 때는 자동으로 케겔 운동을 해주는 골반저 근육 강화기를 써보길 추천한다.

오르가슴에 이르는 호흡법

직접적인 자극(이나 접촉) 없이 호흡의 힘만으로도 오르가슴을 느끼는 일도 가능하다. 다소 힘들기는 하지만 연습을 통해 골반저 근육을 강화하면 몸 알아차림도 더 쉬워진다. 그러면 방법에 상관없이 더 강력한 오르가슴을 경험할 수 있다.

먼저 깊은 복식 호흡을 천천히 세 번 한다. 그리고 다시 같은 방식으로 호흡하며 이번에는 성기 부위에 정신을 집중한다. 어떤 느낌이 있는가? 성기의 느낌을 묘사하는 말을 떠올려본다. 무감각한가? 찌릿찌릿한가? 아니면 따뜻한가? 다른 느낌이 있는가?

눈을 감고 계속해서 천천히 심호흡하며 숨이 목구멍을 통해 가슴과 배를 지나 성기까지 내려가는 모습을 상상한다. 이런 상상을 몇 번 반복한 후, 골반저 근육에 주의를 집중한다. 숨을 들이마시며 소변을 멈출 때처럼 골반저 근육을 꽉 조인다. 그 상태에서 1초간 숨을 참았다가 천천히 다시 내쉰다. 숨을 내쉬는 동시에 근육에서 힘을 뺀다. 방금 배운 호흡에 맞춰 케겔 운동을 연습한다. 숨을 들이마실 때 근육을 조이고, 내쉴 때는 힘을 뺀다.

일단 이 리듬에 익숙해지면 호흡의 속도를 더 늦춘다. 빨대로 공기를 빨아들이듯 숨을 천천히 마시며 골반저 근육을 수축한다. 그리고 다시 빨대를 통해 내뱉듯 천천히 숨을 내쉬며 힘을 뺀다. 숨을 다 내쉬기 전에 힘을 완전히 풀어서는 안 된다.

이 연습을 충분히 하면 호흡과 골반저 근육의 수축 운동을 동시에 하며 오르가슴을 느낄 수 있다. 오르가슴을 느끼지 못하더라도 이 연습을 통해 골반저 근육을 단련하고 신경을 안정시켜, 부교감신경이 활성화되어 몸과 교감하는 효과를 누릴 수 있다.

'오 선생님'의 적

혹시라도 오르가슴을 경험한 적이 없어 이 책을 읽으며 좌절감을 느꼈더라도 걱정할 필요는 없다. 실제로 오르가슴을 느낄 능력이 없는 불감증이라기보다는 아직 오르가슴을 느끼지 못한 오르가슴 전 단계일 가능성이 크기 때문이다. 불감증 환자는 음부 소유자의 약 10퍼센트에 불과하다. 불감증의 원인으로는 신경질환, 노화, 중독 같은 신체적 요인과 PTSD(외상후스트레스장애), 심각한 신체 이미지 왜곡, 심한 수치심 같은 정서적·심리적 요인이 있다.

이 장에 나온 비결을 모두 시도했음에도 여전히 오르가슴을 느끼지 못한다면 그리고 과거에도 느낀 적이 없다면 성 건강 전문의와 상담해 자신이 불감증인지 알아보길 권한다. 그러나 자신이 훨씬 더 흔한 경우인 오르가슴 전 단계라고 생각된다면 솔로 섹스를 더 열심히 연습해보라고 조언하고 싶다. 솔로 섹스 연습은 쾌감을 느끼는 신경회로를 키우는 데 도움이 된다.

아, 그리고 윤활제도 잊으면 안 된다. 항상 윤활제를 사용하라. 킨지연구소Kinsey Institute에 따르면 음부 소유자는 윤활제를 발랐을 때 오르가슴을 느낄 가능성이 80퍼센트나 더 높았다. 앞으로는 모든 집의 침대 협탁에 윤활제가 한 병씩 있기를.

과거에는 오르가슴을 경험해본 적 있지만 지금은 턱을 넘지 못하는 사람은 성적 민감도와 혈류량을 저하하는 나쁜 생활 습관이 있지 않은지 살펴보길 바란다. 과도한 음주, 건강에 나쁜 음식 섭취, 흡연, 운동 부족, 특정 약물 복용 같은 것들은 모두 오르가슴을 느끼는 능력을 감소시킨다.

앞서 설명했듯 생활 습관과 전반적인 건강 상태가 오르가슴에 미치는 영향을 이해하는 일은 섹스 IQ의 중요한 부분이다. '오 선생님'을 만나지 못하고 있다면 식습관을 개선하고 운동을 하고 섹스 전 술을 덜 마시고 담배를 끊고 복용 중인 약물의 잠재적인 부작용을 조사하는 등 작게나마 변화를 꾀해보자. 의사에게 정기적으로 검진을 받고 이런 문제들을 상담하는 것도 좋다.

그러나 때로는 더 복잡한 의학적 문제가 있을 수도 있다. 에스트로겐이나 테스토스테론의 감소 같은 호르몬 변화가 오르가슴을 방해할 수도 있다. 나이가 들면 자연스럽게 오르가슴을 더 적게 경험하기 시작하는데, 이는 대개 성호르몬 수치의 감소 때문이다. 의사와 상의해 (필요한 경우라면) 호르몬 대체 요법도 고려해보길 바란다.

정신 건강은 오르가슴을 느끼는 능력에도 크게 영향을 미친다. 뇌가 가장 큰 성 기관이라는 사실을 기억할 것이다. 여러분의 뇌리에 깊이 박힐 때까지 나는 이 말을 계속 반복할 생각이다. 섹스 전, 섹스 중, 섹스 후에 자신에게 도움이 되지 않는 생각을 많이 한다면 이는 오르가슴을 느끼는 능력에 직접 영향을 준다. 뇌가 산만해지거나 걱정하거나 불안하거나 우울하면 '오 선생님'을 만나지 못할 수도 있다. 좋은 소식은 일단 뇌가 문제라는 점을 파악하면 그 문제는 해결 가능하다는 것이다. 뇌는 매우 유연하다. 더 많은 쾌락을 경험하기 위해 제 신경회로를 재구성할 수 있다.

앞에서도 말했지만 쾌락은 찰나적인 속성을 가진다. 지금 여기, 이 순간을 즐겨야 한다. 내일의 중요한 회의나 외모에 대한 고민, 혹은 침대에서의 '행위'에 대한 걱정으로 뇌가 산만해지면 온전한 흥분도 오르가슴도 느낄 수 없다. 부정적인 혼잣말이나 죄책감, 두려움, 수치심 같은 감정은 뇌에 무언가 잘못되었다는 메시지를 주어 오르가슴을 방해할 수 있다. 뇌는 이 메시지를 지금 느끼는 쾌감이 마음에 들지 않는다는 의미로 잘못 해석해 흥분 상태에서 벗어나려 한다.

기본적으로 뇌에게 무언가 잘못되었다고 말하는 모든 신호는 신체가 쾌락 대신 생존에 집중하도록 한다. 관계 내의 문제와 갈등이 오르가슴을 방해하는 요소가 되는 이유이기도 하다. 파트너를 완전히 안전하고 편안하다고 느끼지 못하면 이성을 내려놓고 '오 선생님'을 만날 수 없다.

아이러니하지만 오르가슴을 방해하는 흔한 걱정 중 하나는 바로 오르가슴을 느낄 수 있을지에 대한 걱정이다! 이 때문에 나는 항상 섹스의 목표는 오르가슴이 아니라고 말한다. 오르가슴은 훌륭하지만, 자신(또는 파트너)에게 오르가슴을 느끼도록 압박하는 일은 비생산적이다. 오르가슴을 원하면 오르가슴이 있는지 없는지, 그것에 얼마나 접근했는지 스트레스 받지 말고 그 순간에 온전히 집중해야 한다. 오르가슴을 느끼려 '노력'할수록 도달 가능성은 더 낮아진다.

파트너와의 섹스에서 깊은 쾌감을 누리기 위해 반드시 오르가슴에 도달할 필요는 없다. 다른 관능적인 즐거움도 매우 많다. 오르가슴을 못 느껴도 파트너와 가깝고도 솔직한 관계를 맺고 파트너에게 쾌감을 선사하는 일만으로도 충분한 만족감이 느껴질 것이다.

오르가슴은 쾌락의 산에 있는 봉우리이지 산 그 자체가 아니다. 정상에 오르는 일에 대한 걱정으로 산을 오르는 즐거움을 놓쳐서는 안 된다. 현재 느끼는 감각에 정신을 쏟아야 부정적인 생각에 휩쓸리지 않고 산을 넘어 오르가슴을 향해 떨어져내릴 때의 쾌감이 더 활짝 다가올 것이다.

오르가슴의 쾌감을 가로막는 요소 중 하나는 쾌락의 무아지경에 빠져 있을 때 자신의 외모, 소리, 행동에 대해 자의식을 느끼는 것이다. 자제력을 잃는 일이 겁난다는 점은 이해한다. 특히 다른 사람 앞에서라면 더욱 그럴 것이다. 자신이 완전히 드러나고 상처받기 쉬운 상황에 놓인 듯이 느껴질 수 있다.

오르가슴 중의 얼굴 표정이나 목소리가 걱정되어 완전히 그 순간에 집중하지 못한다면 스스로 인생의 큰 쾌락 중 하나를 망치고 있는 것이다. 게다가 내 평생 오르가슴 중의 이상한 표정이나 소리 때문에 파트너와 다시는 섹스하고 싶지 않다고 말하는 사람은 본 적이 없다. 대부분의 사람들은 파트너가 완전히 이성을 잃은 모습에 오히려 더 흥분한다.

그래도 여전히 불안하다면 노출 요법이 도움이 될 것이다. 웹사이트 '아름다운 고뇌'Beautiful Agony에서는 오르가슴을 느끼는 사람들의 얼굴을 촬영한 동영상을 보여준다. 물론 얼굴만 보여준다. 이 아름답고 에로틱한 동영상을 보고 나면 자신의 오르가슴도 엄청나게 섹시하다는 사실을 인정하게 될 것이다.

직접 확인해보면 어떨까? 침대나 소파 근처에 거울을 두고 자위를 해보자. 오르가슴의 쾌감이 덮쳐왔을 때 눈을 뜨고 자신을 관찰하면 된다. 이 행동은 자기 이해와 자기 수용을 높여 섹스 IQ를 발달시키는 강력한 방법이다. 오르가슴을 느끼는 자신의 모습을 마침내 볼 수 있을 뿐만 아니라, 어렴풋이 상상하기만 했던 실제 모습을 시각적으로 생생하게 알게 된다. 이 광경은 다음에 오르가슴의 쾌감을 느낄 때 또 다른 쾌감의 원천이 될 수 있다.

이 장의 비결을 사용해 생애 첫 번째 오르가슴을 느꼈든, 파트너와의 섹스에서 처음으로 오르가슴을 느꼈든, 멀티 오르가슴을 느꼈든, 여러 종류의 오르가슴을 느꼈든, 혹은 특별히 강력한 오르가슴을 느꼈든 상관없이 앞으로 여러분은 점점 더 많은 쾌락을 경험하게 될 것이다. 그리고 이 책에서 여러분이 자신의 몸에 대해 배우고 있는 새로운 지식은 쾌락을 얻는 강력한 무기가 될 것이다.

마지막으로 다시 한번 말하는데, 오르가슴은 멋지긴 하지만 목표가 되어서는 안 된다. 여기서 주는 정보를 흡수해 그 정보를 실험하고 활용한 후에는 모두 내려놓길 바란다. 어떤 압박도 목적도 없이 단지 쾌감을 주고받는 일에만 집중해 모든 성적인 상황을 자유로이 즐기기를 바란다. 오르가슴이 케이크의 장식이라면, 쾌락은, 어떤 모습이든 간에, 케이크 그 자체이다.

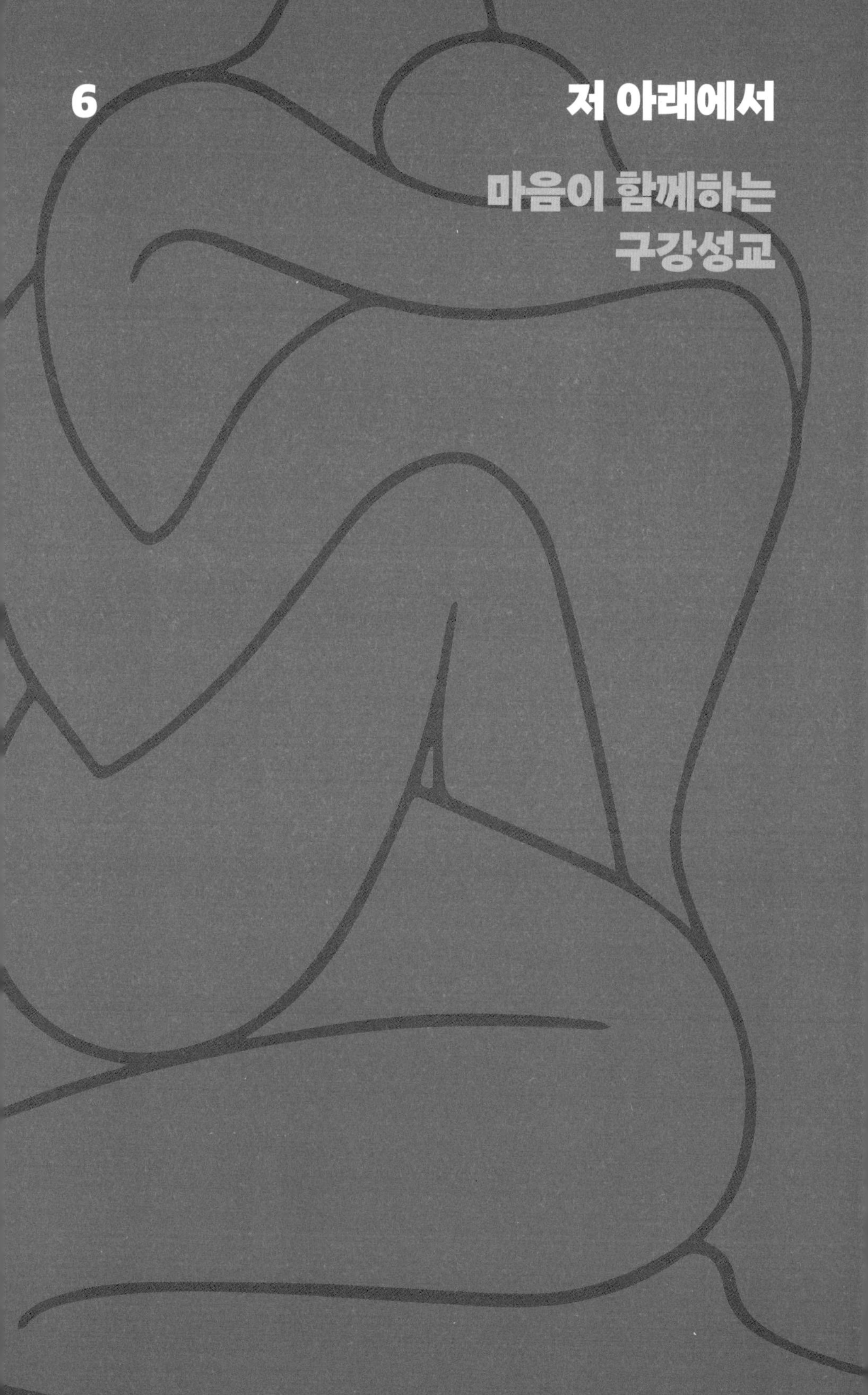

6
저 아래에서

마음이 함께하는
구강성교

구강성교를 서로 주고받는 일은 성적으로 건강해지고 좋은 연인이 되는 데 필수적인 요건이다. 쾌감을 선사하려는 파트너에게 자신을 온전히 노출하는 행위는 믿을 수 없을 정도로 사적인 행위이다. 긍정의 행위이기도 하다.

내가 30대 초반이던 무렵 데이트하던 남자가 하나 있었다. 이제부터 그 남자를 '잭'이라고 부르겠다. 관계 초창기에는 내가 잭의 다리 사이로 내려가는 만큼 그도 내 다리 사이로 내려왔다. 횟수도 매우 빈번했다. 그러나 몇 달이 지나자 그가 내려가는 횟수가 한 달에 한 번으로 줄더니 나중에는 두 달에 한 번이 되었다. 그러다 마침내 그는 그 일을 완전히 그만두었다.

당시 나는 내 성적 취향을 충분히 파악하고 있었다. 구강성교가 나를 매우 흥분시키고 내게 엄청난 쾌감을 주는 행위라는 사실을 알 만큼은 말이다. 대부분의 음부 소유자가 그럴 것이다. 성생활에 대한 건강한 소통이 우리 관계에 얼마나 중요한지도 알았다. 그래서 평소 내 지론에 따랐다. 그때 잭과 나는 말리부에서 낭만적인 주말 휴가를 보내던 중이었기에 그가 느긋한 기분이겠거니, 우리의 성생활에 관한 솔직한 대화를 잘 받아들이겠거니 기대했다.

저녁식사 때 와인 한 잔을 마시며 내가 말했다. "잭, 물어볼 것이 있어. 우리 성생활에 대해 어떻게 생각해?"

잭은 내 질문을 듣고 놀란 표정을 짓더니, "맙소사, 진짜 끝내주지"라고 대답했다. "모든 게 다 훌륭해. 당신 생각은 어떤데?"

"글쎄." 나는 조심스럽게 말을 시작했다. "당신도 알겠지만, 나는 구강성교를 좋아해. 당신이 내 다리 사이로 내려가면 기분이 진짜 좋아. 그런데 요즘 들어 한동안 안 해준 이유가 뭐야? 그거 하는 거 싫어해? 아니면 나를 만족시키는 방법을 잘 몰라서 그래?"

나는 그때까지 많은 음경 소유자와 상담을 한 경험이 있었기 때문에, 그중 많은 수가 구강성교 해주길 좋아한다는 사실을 알았다. 그들이 구강성교를 피하는 이유는 대개 자신이 제대로 하고 있는지 확신할 수 없는 데다 물어보기도 겁나기 때문이었다. "내가 좋아하는 혀 놀림을 잘 모르겠다면, 기꺼이 가르쳐줄게." 나는 살짝 추파를 던지며 덧붙였다.

"그런 게 아냐." 잭이 대꾸했다. "그냥 내 취향이 아니라서 그래."

대화는 거기서 끝나버렸다. 우리는 묵묵히 저녁을 먹고 와인을 마셨다. 그 주제에 대해 더 이상 할 말이 없었다. 나는 내 생각을 분명히 밝혔고 잭도 내게 솔직한 대답을 해주었다. 잭이 이 문제에 대해 입장을 바꾸지 않으리라는 사실이 명백했다. 구강성교를 하는 것은 "그의 취향이 아니었다". 내가 아무리 원해도 잭은 그걸 하지 않기로 결정했던 것이다.

마음 한편으로는 더 빨리 이 질문을 했으면 좋았겠다고 생각했다. 그날 밤, 나는 내가 원하는 대답을 듣지 못했을 때의 결과를 감당하기 싫어 이 대화를 미뤄왔다는 사실을 깨달았다. 잭이 나를 기쁘게 하는 방법을 몰라 불안했던 경우라면 문제를 훨씬 더 쉽게 해결할 수 있었을 것이다.

그러나 적어도 나는 이제 가장 필요한 정보를 얻었고 그 정보를 바탕으로 최선의 결정을 내릴 수 있게 되었다고 스스로 위안했다. 내게 가장 커다란 쾌감을 주는 행위 중 하나를 포기하고 이 관계를 계속 유지할 수도 있었다. 아니면 이 관계를 끝내고 내가 좋아하는 행위를 같이 좋아해주는 다른 사람을 찾을 수도 있었다.

스물다섯 살의 에밀리였다면 최소한 1년은 더 그 관계를 이어가며 적어도 서류상으로는 잭이 괜찮은 사람이라고 스스로를 설득했을 것이다. 그리고 섹스가 정말로 중요한지에 대해서도 의문을 품었을 것이다. 지금의 나는 다른 남자를 찾을 때까지 명백한 사실을 못 본 척하거나, 원하는 쾌락이 부족한 현실을 더 참지 않거나 둘 중 하나를 선택해야 했다.

나는 쾌락을 우선시하는 태도를 갖기까지 오랜 시간이 걸렸기에 다시 과거로 돌아가고 싶지 않았다. 게다가 잭이 나와 이 문제를 함께 해결하는 데 관심이 없다는 것 자체가 우리 관계에 좋은 징조가 아니었다.

나는 구강성교를 하는 것이 잭의 취향이 아니라면 잭은 내 취향이 아니라고 결론을 내렸다.

구강성교에 대한 진실

내가 이기적이거나 섹스를 너무 중요하게 여기는 사람처럼 보이는가? 글쎄, 그렇다면 펠라티오를 해주지 않아서 자기 파트너랑 헤어진 음경 소유자에 대해서는 어떻게 생각하는가? 다른 점이 있을까? 성기에 상관없이 우리 모두는 자신의 쾌락을 존중하는 태도를 지녀야 한다. 물론 파트너의 쾌락도 존중해주어야 한다.

이기심 때문이라기보다는 건강한 권리의식 때문이라고 하고 싶다. 단지 구강성교가 주는 쾌감과 오르가슴이 아쉬워서가 아니었다(물론 아쉽기도 했다). 나는 그 행위가 지닌 관능이 그리웠다. 내 파트너가 나를 온전히 받아들인다는 느낌과 이 특별한 성적 행위에 완전히 굴복함으로써 따라오는 감정 같은 것들 말이다.

구강성교를 서로 주고받는 일은 성적으로 건강해지고 좋은 연인이 되는 데 필수적인 요건이다. 쾌감을 선사하려는 파트너에게 자신을 온전히 노출하는 행위는 믿을 수 없을 정도로 사적인 행위이다. 긍정의 행위이기도 하다. "나는 당신의 모든 것을 원한다"는 메시지를 주기 때문이다. 이런 메시지는 자신이 가치 있고 사랑받는 존재라는 느낌을 주며 엄청나게 흥분되는 감정을 불러일으킨다.

구강성교가 중요하다고 생각하는 사람은 나뿐만이 아니다. 미시간주립대학교는 이성애 커플 884명을 대상으로 그들의 평균적인 행복감, 정신건강에 대한 자기 보고서, 성행위에 관한 데이터를 분석했다. 그 결과, 구강성교를 주고받는 행위와 행복감이 긍정적 상관관계가 있다는 사실을 발견했다. 사람들은 구강성교를 받을 때보다 해줄 때 더 큰 행복감을 느꼈다. 연구진은 구강성교가 시간이 지날수록 행복하고 만족스러운 관계를 유지하는 열쇠가 된다고 결론지었다. 이 사안에 관해서는 과학이 하는 말을 따라야 한다고 주장하고 싶다.

하지만 여전히 너무나 많은 사람이 구강성교에서 문제를 겪고 있다. 미국인의 4분의 1은 구강성교가 재미없다고 답했고, 또 다른 4분의 1은 구강성교를 하면 남의 이목이 의식된다고 답했다. 나는 이런 인식이 변화하기를 간절히 바라지만, 이들이 그렇게 생각하는 데는 그럴 만한 이유가 있다. 적어도 이해는 할 수 있다.

우선 구강성교는 상당히 최근까지 금기로 여겨졌다. 믿기지 않겠지만, 일부 주에는 구강성교 금지법이 여전히 공식적으로 존재한다. 걱정할 필요는 없다. 2004년 대법원 판결은 이 법이 위헌이므로 강요할 수 없다고 공표했다. 파트너에게 구강성교를 해주었다고 해서 체포되지는 않겠지만, 이 성행위의 금기적인 측면은 여전히 희미하게 남아 있다.

최근 몇 년 동안 펠라티오는 좋은 평판을 갖게 되었으며 한 명 이상의 음경 소유자가 있는 관계에서는 비교적 정상적인 성행위로 여겨지게 되었다. 그러나 미디어가 이를 묘사하는 방식은 구강성교를 하는 사람의 자존감을 낮추는 해로운 방식으로 그 중요성을 지나치게 부풀렸다. "최고의 펠라티오 방법을 배우면 모든 남자가 당신과 사랑에 빠질 것이다!"와 같은 헤드라인을 생각해보면 알 것이다. 이 말은 '최고의' 펠라티오를 하지 않으면 사랑받을 수 없다는 말이지 않은가? 이런 압박을 받으면 불안감을 느끼기 쉽다.

이에 비해 음부의 평판은 끔찍하다. 많은 음경 소유자가 종종 쿤닐링구스 방법을 잘 몰라 겁을 먹을 뿐만 아니라 많은 음부 소유자 자신이 본인의 성기에 대한 수치심을 지니고 있어 성기를 애무받는 즐거움을 누리지 못한다. 나는 음부 소유자들이 자신의 성기를 묘사할 때 '징그럽다' '역겹다' '더럽다' 등의 단어를 사용하는 것을 항상 듣는다. 당연하지만, 이런 단어가 머릿속을 떠도는 상황에서 자신의 다리 사이에 파트너의 얼굴을 집어넣은 채 완전히 편안하게 느끼기는 어렵다.

음부 소유자는 또한 자신의 쾌락보다 음경 소유자의 쾌락을 더 우선시하는 경향이 있다. 최근 한 젊은 여성이 흥미진진했던 "섹스 파트너이자 친구"와의 상황을 내게 자세히 이야기해 주었다. 어떻게 남자가 절정에 올랐는지, 어떻게 그녀가 펠라티오를 했는지, 그리고 어떻게 그들이 섹스했는지를, 심지어 그 후에 피자를 주문한 것까지 모두 말해주었다.

"재미있었겠네요"라고 대꾸하며, 그녀에게 물었다. "그 남자가 당신의 다리 사이로도 내려갔나요?"

"으, 징그러워요. 절대 안 되죠." 그녀가 대답했다. "절대로 못 하게 했을 거예요. 그가 그런 시도를 안 해서 정말 다행이죠."

나는 그녀에게 물었다. "그러면 당신은 그 관계에서 어떤 이득을 얻나요?"

이 젊은 여성이 그 상황에 흥분했던 이유는 그녀가 섹스했던 남자와 친구가 된 경우가 처음이어서 '단순한 하룻밤 놀이'처럼 여겨지지 않았기 때문이었다. 하지만 내 눈에는 그냥 피자를 먹은 하룻밤 놀이처럼 보였다. 그녀는 아무런 쾌락도 누리지 못한 듯 보였기 때문이었다.

이런 일은 너무 흔하다. 예외가 좀 있긴 하지만, 대부분의 음경 소유자는 구강성교 받기를 좋아하고 심지어는 받게 될 것을 기대하는 데 반해 많은 음부 소유자는 구강성교를 받기보다는 해주는 상황을 더 편안하게 느낀다. 이들의 펠라티오 행위가 자존감과 연관되어 있다는 사실과 자신의 성기에 대한 내면화된 깊은 수치심을 생각하면 이해가 안 가는 일도 아니다.

몇몇 음부 소유자는 오르가슴에 도달하기까지 '너무 오래' 걸릴까, 혹은 전혀 오르가슴을 느끼지 못하는 게 아닐까 걱정한다. 그래서 파트너가 좌절하거나 지루해하거나 턱이 빠질까 걱정한다. 나도 예전에 남자가 내 다리 사이에 얼굴을 파묻고 있는 동안 시간이 얼마나 지났는지 확인하려 시계를 슬쩍 쳐다본 적이 얼마나 많았는지 모르겠다. 그러나 이제 나는 그런 짓이 내가 그 순간에 집중하는 것을 철저히 방해하고 그 순간의 쾌감을 급정지시켰다는 사실을 깨달았다. 덧붙여, 오르가슴을 느낄 가능성도 낮추었다.

내가 말하고 싶은 점은 쾌락은 내부 작업이라는 사실이다. 왜 이렇게 절정까지 가는 데 오래 걸리는지, 아니 애초에 오르가슴을 느낄 수나 있을지 걱정하다 보면, 자기충족적인 예언이 되어버린다. 스트레스를 받으면서 동시에 쾌감에 몸부림칠 수는 없다는 사실을 기억하길 바란다.

그렇다면, 오르가슴을 느끼지 못하거나 시간이 오래 걸리면 어떻게 해야 할까? 평균적으로 음부 소유자는 음경을 소유한 파트너보다 오르가슴에 도달하기까지 시간이 더 걸린다. 구강성교는 상당한 성적 흥분 반응을 일으키기에 오르가슴을 불러오는 좋은 방법이지만, 오르가슴이 구강성교의 목적은 아니다. 목적은 에로티시즘에 있다. 성적인 흥분과 잠재적 오르가슴은 커다란 보너스일 뿐이다. 자신을 내려놓은 상황에서 파트너의 관대한 선물이 주는 쾌감은 한계가 없다.

구강성교는 하는 사람에게도 쾌감이 있다는 사실을 잊어서는 안 된다. 대부분의 사람들은 파트너에게 쾌감을 선사하는 행위를 즐기고, 그 사실에 흥분한다. 구강성교는 역겹거나 불편한 행위가 아니다. 오히려 사람들이 진심으로 하고 싶어 하는 행위일 때가 더 많다.

구강성교는 한 사람이 주면 다른 사람이 받는 매우 구체적인 방식으로 섹스의 협력적인 측면을 나타낸다. 그렇기에 훌륭한 구강성교의 핵심은 편안함을 느끼며 (이상적으로는) 두 사람 모두 흥분하는 상황에서 서로 주고받는 에너지이다. 결국 환상적인 구강성교는 기교보다는 그 행위가 나타내는 특별한 감정, 즉 열정·친밀감·취약성 같은 감정적 특성이 더 중요하다.

나는 커플이 평등하게 구강성교를 주고받으며 즐거움과 자신감을 느끼며 우리 모두가 눈앞에 있는 쾌감을 편안하게 받아들일 수 있는 세상을 꿈꾼다. 구강성교의 비결은 나중을 위해 잠시 미뤄두고, 똑같이 중요한 구강성교를 받는 태도에 관한 이야기를 먼저 하겠다.

구강성교가 주는 쾌감에 편안해지려면

구강성교를 받을 때 생기는 정신적 방해물을 없애기 위해 신경써야 할 세 가지 주요 영역이 있다. 섹스 IQ에 바탕을 두고, 몸과 마음을 이완해 더 많은 쾌락을 받아들이고 경험할 수 있도록 훈련하는 방법이다. 뇌를 재구성하기, 섭취하는 물질이 우리 몸에 미치는 영향을 이해하기, 자신의 성기를 있는 그대로 받아들이기 등이 그것이다.

뇌를 재구성하기

앞서 솔로 섹스에 관해 말할 때, 마음챙김 자위를 몸 알아차림을 강화하고 쾌감을 더 민감하게 받아들이기 위한 의식의 하나로 바라보았다. 이 행위는 또한 구강성교를 받을 때 몸과 뇌를 준비하는 데도 도움이 된다.

구강성교 시 편안하게 쾌감을 느끼는 연습을 솔로 섹스 때에 하고 싶다면, 마음챙김 자위 연습을 약간 수정할 필요가 있다. 자신을 자극할 때 구강성교를 받고 있다고 계속 상상해야 한다. 손가락이나 진동기구가 아닌 파트너의 혀라고 상상하면 된다.

처음에는 어려울지도 모른다. 마음챙김 자위에 깊이 빠져들어 구강성교를 받는 자신의 모습을 상상하다가 갑자기 흥분이 사라질 수도 있다. 그런 일이 일어나면 실망스럽겠지만, 계속 연습해야 한다.

구강성교를 받는 자신의 모습을 쾌감과 연결하는 연습을 많이 하면 할수록 구강성교가 더 즐거워질 것이다. 구강성교로 더 많은 쾌감을 얻기 위해 말 그대로 뇌를 속이는 것이다! 몸이 주는 신호에 주의를 기울이면 쾌감을 확대하고 원하는 즐거운 미래를 경험할 수 있다. 스스로 쾌락의 설계자가 될 수 있다.

이때 또 하나의 이점이 있다. 오르가슴을 느끼면 뇌가 학습 및 동기부여 호르몬인 도파민을 분비한다. 균형 있는 도파민 수치의 유지에 주의할 필요는 있지만, 지금 여기서 나오는 도파민은 우리의 조력자이다. 도파민은 뇌에게 무엇이 기분 좋은 것인지 가르친다. 오르가슴을 느끼며 구강성교를 받고 있다고 상상하면 도파민이 구강성교를 받는 행위는 최고로 즐거운 행위라고 뇌를 교육한다.

섭취하는 물질이 몸에 미치는 영향을 이해하기

음부 소유자와 음경 소유자 모두 자신의 성기가 지닌 냄새나 맛이 파트너에게 불쾌감을 주지 않을지 종종 걱정한다. 내가 알려주고 싶은 중요한 사실은 전반적으로 건강하다면 성기의 냄새와 맛은 괜찮다는 점이다. 사실 상대방은 성기의 자연적인 냄새와 맛에 흥분할 가능성이 더 크다. 질 세정제나 특별한 향수를 사용할 필요는 없다. 이런 제품들은 감염과 염증을 유발하거나 건강하고 균형 잡힌 질의 자연적 미생물 생태계를 붕괴시킬 수도 있다. 몸에서 과일 냄새나 꽃향기가 나지 않는 것은 당연한 일이다. 질의 맛이나 냄새는 매일 조금씩 달라질 수 있으며 특정 약물 때문에 냄새가 변할 수도 있다. 이에 불안감을 가지거나 이런 상황이 쾌감을 방해하지 않도록 노력해야 한다.

때로는 진짜 문제가 생긴 경우도 있다. 음부 소유자가 불쾌한 냄새를 유발할 수 있는 감염에 걸린 경우, 범인은 주로 세균성 질염이다. 매우 흔한 질환이며 큰 문제는 아니다. 항생제를 며칠 복용하면 사라진다.

문제는 코가 성기와 가깝지 않은 까닭에 많은 음부 소유자가 세균성 질염이나 다른 감염을 초기에 발견하지 못한다는 점이다. 이것이 파트너 사이의 건강하고 솔직한 대화가 중요한 이유 중 하나이다. 많은 사람이 파트너로부터 질의 냄새가 평소처럼 사랑스럽지 않다는 말을 들으면 너무 부끄러워 죽어버리지나 않을까 걱정한다. 그러나 이런 경우는 매우 흔하며, 이 일이 여러분의 잘못도 아니고 파트너가 여러분을 원하는 척도도 아니라는 사실을 알아야 한다.

파트너에게 이 소식을 전해야 하는 사람이라면, 의사소통과 대화에 관한 장의 모든 도움말을 기억해 칭찬을 충분히 포함하길 바란다. "자기야, 자기는 항상 맛이 좋아서 다리 사이로 내려가는 게 정말 즐거워. 그런데 최근에 뭔가 좀 달라진 듯해. 내가 당신을 원한다는 사실은 그대로야. 그러니 개인적으로 받아들이지는 마. 다만 검진을 받고 싶을지도 모른다는 생각이 들어서 알려주고 싶었어"라고 말하면 된다.

이런 감염 외에 정액이나 질 분비물의 냄새나 맛을 바꾸는 주요 요인은 생활 습관, 특히 식습관이다. 다행스럽게도 이런 요인은 통제할 수 있다. 그러니 걱정되는 점이 있더라도 쉽게 해결 가능하다.

나는 과거에 쿤닐링구스는 꺼리지만 펠라티오는 좋아하는 여자와 상담을 한 적이 있다. 그녀는 최근에 만난 파트너의 정액이 끔찍이도 불쾌한 맛이 났다고 말했다. 위생상의 문제는 아니었다. 그 남자는 정기적으로 샤워를 했고 때로는 섹스 직전에도 했다. 불쾌한 문제가 지속되었다. 그녀는 원인도 해결책도 전혀 떠올릴 수 없었다.

나는 몇 가지 질문에 이어 그 남자의 생활 습관에 대해 물었다. 거의 매일 패스트푸드를 먹고 매일 두 갑씩 담배를 피우며 술을 상당히 많이 마신다는 대답이 돌아왔다. 우리가 찾던 해답이 여기 있었다. 그가 몸 안으로 집어넣은 나쁜 물질이 정액의 맛을 오염시킨 것이었다.

매일 섭취하는 물질은 정액의 맛과 냄새, 그리고 질의 윤활 작용에 영향을 끼칠 수 있다. 한 번의 나쁜 식사나 음주, 아니면 잠시 무절제하게 보내는 휴가를 말하는 것이 아니다. 장기적인 생활 습관을 고쳐야 한다.

일반적으로 담배, 술, 카페인, 가공 식품에 있는 화학물질과 방부제 등 몸에 나쁘다고 알려진 물질들이 가장 큰 영향을 준다. 그렇다고 일상적으로 마시는 커피나 와인 한두 잔, 가끔 맛있게 먹는 맥도날드 햄버거까지 금지하자는 말은 아니다. 악영향은 이런 것들을 과도하게 섭취했을 때 발생한다. 육류와 유제품, 콜리플라워나 양배추처럼 유황이 많이 함유된 식품 또한 과도하게 먹으면 정액과 질 분비물의 맛과 냄새를 변화시킬 수 있다.

물론 뭐든지 지나친 섭취를 피하는 행동은 전반적인 건강과 행복을 위해서도 좋다. 전반적인 건강 상태가 성 건강에 미치는 영향에 대해서는 이미 알고 있을 것이다. 섹스 IQ가 높아질수록 자신감 있게 구강성교를 받을 수 있다니, 멋지지 않은가.

성기를 온전히 받아들이기

음부 소유자와 음경 소유자 모두 자신의 성기에 대해 어느 정도 불안감을 느낀다. 그리고 이런 불안감은 구강성교를 마음 놓고 즐기는 상황을 사실상 불가능하게 만든다. 이제 성기에 대한 수치심을 완전히 쫓아낼 때이다. 많은 사람에게 이런 수치심은 깊이 내재되어 있기에 하루아침에 고치기는 힘들 것이다. 그러나 꾸준히 노력하면 충분히 가능하다.

많은 음부 소유자는 음부가 '징그럽다'고 생각하기에 자신의 음부를 쳐다보기 싫어하기도 하고 완벽하게 정상적인 부위를 추하다거나 기형이라고 생각하기도 한다. 게다가 이런 이유로 파트너가 자신의 성기에 얼굴을 가까이하는 일을 피하려 한다.

보통 음부를 보는 일은 드물며, 어쩌다 본다고 해도 보정된 사진이거나 해부도, 혹은 소음순이 보이지 않는 완벽하게 대칭적인 표본만을 볼 뿐이다. 포르노에서 본 음부와 자신의 음부를 비교해본 적이 있을지도 모르겠다. 그러나 모든 음부는 다르게 생겼으며, 하나의 틀로 찍어낸 물건이 아니다. 우리는 종종 음부의 모양과 크기가 놀라울 정도로 다양하다는 사실을 잘 모른다. 그래서 음부에 '표준적인' 모양이 있다고 생각하기 쉽다.

음부에 대한 불안감의 원인은 일반적으로 포르노 때문이라고 여겨지지만, 실제로 이러한 불안감은 우리가 대체로 어린 시절부터 신체와 성기에 대해 부정확하고 겁을 주는 교육을 받아왔다는 사실에 뿌리를 두고 있다(교육을 받은 적이 있다면 말이다).

한 흥미로운 연구에서는 여성들에게 성형수술을 한 음부의 사진과 하지 않은 음부의 사진을 보여주었다. 한 그룹은 성형수술한 음부를 그렇지 않은 음부보다 먼저 보았다. 이 그룹은 변형된 음부를 '더 정상적'이라고 평가했다. 변형되지 않은 음부를 먼저 본 두 번째 그룹은 변형된 음부를 '덜 정상적'이라고 평가했다. 이 연구는 깊은 통찰을 불러일으키는데, 수술로 변형된 음부의 사진이 우리가 자신의 몸을 보는 방식을 변화시킨다는 사실을 보여주기 때문이다.

당연하게도 대부분의 음경 소유자도 자신의 성기에 대해 불안감을 가진다. 그들은 자신의 성기가 너무 작거나 너무 휘었거나 심지어는 너무 크다고 걱정한다. 세상에는 완벽한 음경이란 존재하지 않으며 설령 있다고 해도 완벽한 음경이 그 소유자를 자동적으로 훌륭한 파트너나 연인으로 만들어주지는 못한다.

음부 소유자와 음경 소유자 모두 자신의 성기를 있는 그대로 받아들이는 한 가지 방법은 자신의 성기를 살펴보는 것이다. 음경 소유자의 대부분은 굳이 이렇게까지 할 필요는 없다. 그러나 모든 각도에서 성기를 자세히 살펴본 적이 없다면 거울을 들고 한번 시도해봐도 좋다. 고환도 살펴보는 것을 잊지 말자. 오르가슴을 얻고자 하는 의도 없이 새로운 방식으로 자신의 성기와 친해지는 일도 나쁘지는 않을 것이다(그리고 이 연습 때문에 성기가 흥분한다고 해도 당연히 걱정할 필요는 없다).

대부분의 음부 소유자는 아마도 음부가 쭉 늘어서 있는 줄이 있다면 거기에서 자기 음부를 알아보지 못할 것이다. 손거울을 들고 음부를 살펴보기를 적극적으로 추천한다. 우리의 음부는 매우 복잡하고 다면적이다. 아래에 있는 그곳의 풍경을 보고 기분 좋게 놀랄 마음의 준비를 하길 바란다.

우리의 몸이 실제로 얼마나 다양하고 아름다운 모습인지 알고 싶다면 다른 사람의 성기를 보는 일도 도움이 된다. 나는 '모든 음부는 아름답다'All Vulvas Are Beautiful라는 웹사이트를 좋아한다. 네덜란드의 일러스트레이터 힐데 아탈란타Hilde Atalanta가 만든 웹사이트로, 음부의 아름다운 일러스트와 함께 개인적인 이야기가 소개되어 있다.

비슷하게, (훌륭한 인스타그램 계정을 가진) 예술가 알렉산드라 루빈슈타인Alexandra Rubinstein은 다양한 크기와 모양의 음경을 소재로 유화를 그린다. 이 작품들에서 음경은 초현실적인 배경 속에 등장하는데, 그녀의 음경에 대한 애정 어린 호기심이 잘 드러난다. 나는 여러분이 바로 이런 호기심을 가지고 자신의 음경을 바라보기를 바란다.

마지막으로, 이 연습의 목적은 자신의 성기가 '완벽하다'거나 '최고다'라고 스스로를 설득하는 것이 아니다. 예쁜 성기 선발 대회에 출전한 것이 아니잖은가. 나는 여러분이 중립적 수용의 상태에 도달하길 바란다. 내 성기는 그만하면 괜찮고 정상이며 세상의 모든 쾌락을 누릴 자격이 있다는 사실을 아는 그런 상태 말이다.

대담한 구강성교로 선사하는 쾌감

쿤닐링구스가 자신의 취향이 아니라고 생각하는 '객'들도 있지만, 파트너에게 구강성교를 하는 행위에 푹 빠진 '잭'들도 많다. 왜일까? 우선 쾌감을 주는 일, 특히 사랑하는 사람에게 주는 일은 기분이 좋기 때문이다. 파트너에게 해주는 구강성교는 파트너가 보살핌과 사랑, 인정을 받고 있다고 느끼게 하는 방법이다.

또한 자신이 완전히 통제할 수 있는 행위이다. 이런 힘의 역학관계는 많은 사람에게 큰 흥분을 불러일으킨다. 가만히 있는 파트너에게 오르가슴을 줄 수 있다는 사실을 알게 되면 왠지 권능감이 느껴진다. 이는 자기 정체성의 에로틱한 측면을 확장하는 데 도움이 된다.

근본적으로 구강성교 행위는 작업도 업무도 의무도 아니다. 다른 사람과 친밀하게 연결되고 서로의 삶에 더 많은 쾌락을 더하는 선물이다.

성기의 종류에 상관없이 넋이 나갈 만큼 멋진 구강성교를 위해 내가 가르쳐줄 수 있는 가장 중요한 비결은 기교보다 열정이 더 의미있다는 점이다. 구강성교에 쏟는 에너지가 입술, 혀, 입으로 하는 그 어떤 기술보다 훨씬 더 소중하다. 생각해보면 알 것이다. 파트너가 구강성교를 성의 없이 한다면 과연 흥분될까? 별로 그렇지 않을 것이다. 구강성교가 그토록 에로틱한 이유 중 하나는 파트너가 여러분의 성기를 입에 넣을 만큼 여러분을 간절히 원한다는 사실을 보여주기 때문이다. 이쪽이 훨씬 더 흥분되지 않는가?

오럴을 할 때는 파트너의 신호에 집중하는 일이 가장 중요하다는 점을 명심해야 한다. 똑같은 오럴을 하더라도 사람마다 반응이 다를 수 있다. 누군가에게는 기분 좋은 움직임이 다른 사람에게는 순전히 아픔만 불러올 수도 있다. 등을 구부린 채 "에밀리가 이렇게 하라고 했어!"라고 생각하며 귀를 닫아서는 안 된다.

이 책이 알려준 요령을 시험하며 파트너가 어떤 것을 기분 좋아하는지 항상 살펴야 한다. 혀를 어떻게 움직일 때 파트너가 신음소리를 내는가? 파트너가 집중하지 않거나 좋아하지 않을 때는 무엇을 해야 하는가? 걱정하지 말고 오럴을 하는 내내 확인해보길 바란다. "이거 좋아? 이렇게 하면 어때?" 하고 묻는 행동 또한 매우 섹시할 수 있다.

구강성교는 춤과 같다. 한 명이 대부분 움직이더라도 나머지 한 명 또한 성적 흥분을 자아내기 위해 협력하고 있다. 내가 알려주는 기교가 여러분의 자신감을 키우는 데 도움이 되기를 바란다. 가장 중요한 점은 열정과 마음의 연결이라는 사실을 기억하자.

이제 말은 그만하고, 음부나 음경을 구강성교로 만족시키는 최고의 요령을 알려주겠다.

음부에 오럴 하기

음부로 내려갈 때 제일 먼저 해야 할 가장 중요한 일은 파트너를 편안하게 하는 일이다. 파트너는 아마도 여러 가지 걱정으로 긴장된 상태일 것이다. 오르가슴을 느낄 수 있을지, 절정까지 가는 데 시간이 얼마나 걸릴지, 자기 성기의 맛과 냄새는 괜찮은지, 정말 상대방이 이 행위를 원하는지 등등. 파트너가 편안할수록 오르가슴에 도달할 가능성이 높아진다는 사실을 기억할 것이다. 행동에 착수하기 전에 자신이 얼마나 신나는지 확실하게 말해주면 좋다. "빨리 당신을 맛보고 싶어"라고 말하면 섹시할 것이다. "그냥 편하게 있어. 난 아무 데도 안 가고 밤새도록 할 생각이거든” 같은 말도 괜찮다.

일단 시작하고 나서 잠시 멈추고 “당신 정말 맛있어”라고 말하는 행동도 짜릿한 흥분을 불러일으킬 것이다. 파트너의 음부에 얼굴을 대며 흘리는 약간의 신음도 자신이 파트너만큼이나 즐기고 있다는 사실을 알리는 좋은 방법이다. 이런 말이나 행동을 하면, 파트너가 긴장을 풀고 당신이 선사하는 행위를 훨씬 더 많이 즐길 수 있다.

그렇다면, 정확히 무엇을 해야 할까?

1단계: 놀리며 지분거리기

음부에 구강성교를 할 때 가장 중요한 부분은 천천히 조금씩 달콤한 음핵에 접근하는 것이다. 바로 덮쳐서는 안 된다. 음핵은 대단히 민감한 성감대라서 너무 빨리 또는 너무 세게 자극하면 아픔을 느낄 수 있다.

다른 부위를 먼저 애무해서 흥분감을 충분히 불러일으킨 후 아래쪽으로 내려가는 편이 좋다. 파트너의 목에 키스하거나 살짝 깨물고 나서 유두를 핥거나 꼬집어본다. 계속해서 파트너의 눈을 쳐다보며 천천히 입술을 아래로 옮기면 된다. 파트너의 배를 따라 허벅지 안쪽까지 내려간다. 민감한 허벅지 안쪽에 키스하거나 입술로 오물거리면서 손으로는 허벅지를 주무르거나 가슴을 만진다.

머리를 다리 사이에 넣었더라도 바로 음핵으로 향하고 싶은 충동을 계속 참아야 한다. 속옷을 벗기지 말고 손가락으로 천 위에서 성기를 애무하기를 권한다. 이런 행동은 기대감을 조성하는 훌륭한 방법이다. 속옷 위를 슬쩍 핥는 행동도 흥분을 불러온다. 앞으로 일어날 일을 시각적으로 멋지게 보여줄 뿐만 아니라 천이 신경종말에 닿으면 정말로 기분이 좋기 때문이다.

속옷을 벗긴 후에는 입으로 허벅지 안쪽과 불두덩을 계속해서 애무한다. 질에 손가락을 집어넣어 천천히 안팎으로 움직인다. 이런 손가락 움직임을 싫어하는 사람도 있으므로 먼저 허락을 구한 다음 시도한다. 호흡의 변화나 신음, 엉덩이의 들썩거림처럼 숨길 수 없는 흥분의 소리나 움직임이 있는지 살펴본다.

2단계: 주변 애무하기

이제 음부에 신경을 쓸 때이다. 그러나 음핵은 아직 놔두어야 한다. 대음순과 질 입구를 핥는다. 음핵 주변을 따라 혀로 원을 그린다.

지금이 윤활제를 바르기에 알맞은 때이다. 많은 사람이 윤활제는 삽입 성교에만 필요하다고 생각하지만, 윤활제는 모든 성교에 꼭 필요한 물건이다. 음핵 자체는 스스로 윤활액을 분비하지 않기에 윤활제로 인한 미끄러운 느낌이 쾌감을 증폭한다. 구강성교에 좀 더 특별한 재미를 불어넣고 싶다면 맛이 나는 윤활제를 사용해보기를 강렬히 추천한다.

3단계: 열심히 하기

마침내 기다려온 순간이 왔다. 혀로 음핵을 부드럽게 누른 다음, 가볍게 할짝거려 쾌감을 차곡차곡 쌓는다. 이때 손을 놀려서는 안 된다. 입이 일하는 동안 자유로운 손으로 상대방의 허벅지나 손을 잡는다. 오럴을 하며 서로 손을 잡으면 엄청나게 친밀하며 심지어는 낭만적인 느낌을 준다.

파트너의 반응에 주의를 기울이며 더 강하게 핥는다. 위아래로 핥을 때와 좌우로 핥을 때, 어느 쪽을 더 좋아하는가? 강하게 핥는 것과 약하게 핥는 것 중에서는? 물어보기를 겁내서는 안 된다. 어떤 사람은 음핵을 빨아주는 것을 좋아하고 어떤 사람은 더 부드럽게 닿는 느낌을 선호한다. 이것저것 시도하며 파트너가 어떤 것을 더 좋아하는지 확인해보자.

혀와 입을 다양한 방법으로 움직여본다. 혀를 뾰족하게 내밀어 콕콕 찌르거나 넓적하게 만들어 부드럽게 핥거나, 혀로 원을 그리거나 위아래로 움직이는 등 여러 움직임을 실험해본다.

손가락을 한두 개 삽입해 파트너의 반응을 확인한다. 지금이 파트너의 G-영역을 찾기에 이상적인 기회이다. 질 안쪽으로 5센티미터 정도에 있는 G-영역을 누르거나 쓰다듬어 자극한다. 흥분한 상태의 G-영역은 혈액이 몰려들어 부풀어오른 상태이기 때문에 쉽게 찾을 수 있다.

이제 좀 더 공격적으로 행동할 때이다. 손가락으로 음순을 벌려 음핵을 더 많이 드러낸다. 다시 입을 대면 파트너는 더 강렬한 쾌감을 느낄 것이다.

입이나 턱이 피곤해지면 잠시 쉬며 손가락으로 파트너를 자극한다. 파트너가 손가락 애무를 좋아할 경우에만 해당된다. 이때 음핵을 자극하거나 질 안에 삽입하는 섹스 토이를 사용해도 좋다. 그리고 파트너가 좋아하는 경우에 한해, 윤활제를 바른 손가락을 항문에 삽입하며 입으로 음핵을 자극한다.

여러 움직임을 자유롭게 섞어 애무한다. 그러다 어느 순간 파트너가 "계속해줘"라고 말하면 그 동작을 그대로 계속한다. 오르가슴에 도달하려면 반복적인 움직임이 필요하기 때문이다.

4단계: 마무리

파트너가 오르가슴을 느꼈다면, 훌륭하다! 이제 삽입 성교로 이어가거나 반대로 파트너가 오럴을 하거나 그냥 마무리 지어도 된다. 어떤 선택이든 다 좋다. 파트너에게 또 한 번의 오르가슴을 선사할 수도 있다.

구강성교로 음핵 오르가슴을 느낀 후의 질은 내부에 혈액이 몰려들어 더욱 예민해진 상태가 된다. 파트너가 더 많은 쾌감을 원할 때는 허벅지에 키스하고 눈을 맞추며 애정 어린 말을 들려주면서 잠시 쉴 시간을 준다. 파트너의 원기가 회복된 듯 보이면 손가락이나 섹스 토이를 삽입해 G-영역을 찾는다. 파트너가 오르가슴에 다시 가까워지면 애액을 분출하기 위해 골반저 근육에 힘이 들어간다.

그러나 파트너가 오르가슴을 전혀 느끼지 못해도 완전히 괜찮다는 사실을 명심해야 한다. 오르가슴은 구강성교는 물론 어떤 성교에서도 목표가 아니다. 모든 성교의 목표는 친밀감과 유대감, 즐거움을 경험하는 일이다.

음경에 오럴 하기

재미있는 이야기를 하자면, 17세기 유럽에서 '불다'blow라는 말은 누군가에게 오르가슴을 선사한다는 의미였다. 그러나 음부 구강성교 때 설명했듯이 펠라티오도 단지 오르가슴만을 위한 행위는 아니다. 그보다는 받는 사람 누구나 꽤 좋아하는 대단히 친밀하고 창의적인 행위이다. 상대방은 완전히 긴장을 풀고 성적으로 주도적인 입장에서 벗어날 수 있다. 게다가 입이 주는 감각은 다른 곳에서는 얻기 힘들다. 이만큼 강력한 성행위는 아마 없을 것이다.

음부 소유자들처럼 음경 소유자들도 각자의 개성에 따라 좋아하는 애무의 종류가 다르다. 이것저것 실험해보며 파트너가 보내는 신호에 주의를 기울이며 어떤 것을 좋아하는지 물어보면 된다. 상대방의 신체 언어와 음성 반응에 익숙해지면 그들이 무엇을 좋아하는지 감이 올 것이다.

음경 소유자 또한 많은 칭찬과 열광을 파트너에게 보여주면 좋다. 많은 사람이 '펠라티오'라는 말을 속에 삼키고는, 파트너가 구강성교를 즐기지 않으리라고 생각한다. 그래서 하는 사람도 오럴을 즐기고 있다는 사실을 확실하게 알려주면 받는 사람의 기분은 더 좋아진다. "당신의 거시기를 사랑해" "어서 입에 넣고 싶어" 등은 좋은 출발점이다. 오럴을 하며 약간의 신음을 내는 행동도 열정을 보이고 새로운 쾌감을 불러오기에 좋다. 어떤 방법을 쓰든 상관없지만, 주된 목표는 자신이 지금은 오로지 음경에만 신경 쓰고 있다고 상대방이 느끼게 하는 것이다.

1단계: 기대감 끌어올리기

처음은 음부 구강성교를 시작할 때와 그리 다르지 않다. 천천히 아래로 내려가며 파트너의 가슴, 배, 허벅지 안쪽에 키스한다. 단순히 기계적으로만 하지 말고 시간을 들여 이 부위들을 찬찬히 탐색해 파트너를 흥분시킨다.

입으로 신체의 다른 부분을 탐험하면서 손가락으로 음경 기둥을 감싸 쥔다. 이때 침이나 윤활제로 촉촉함을 더한다. 다시 한번 강조하지

만, 맛이 나는 윤활제를 사용하면 이 경험이 더욱 즐거워진다. 충분히 촉
촉해지면 손을 위아래로 움직여 음경의 신경종말을 깨운다.

2단계: 본 공연

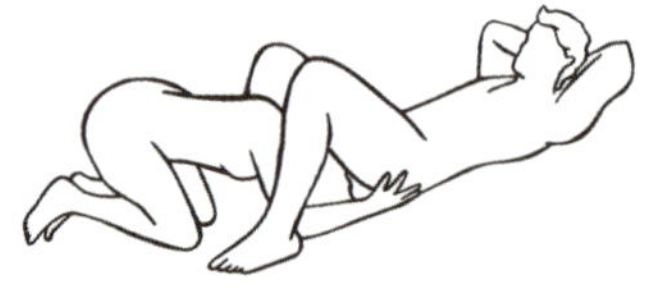

이제 펠라티오를 시작할 시간이다. 느
리고 일정한 속도로 음경을 핥는다.
손으로는 기둥을 계속 자극한다. 그리
고 흡입을 시작한다. 실수로 음경을
긁지 않도록 입술로 이를 감싼다. 입안에 음경을 집어넣고 빨기 시작한
다. 처음에는 부드럽게 시작해 조금씩 강도를 더해간다.

이때는 파트너의 반응에 주의를 기울여야 한다. 파트너의 반응은
어떠한가? 숨소리가 변하고 있는가? 신음을 내는가? 이런 반응을 보고
어떤 행동이 효과적인지 알아내야 한다. 상호 자위를 시도해본 적이 있
다면 파트너가 스스로 만족하기 위해 사용했던 동작을 따라해본다. 놀
라운 효과가 있을 것이다.

계속하며 손도 사용한다. 음경의 끝을 빨며 손으로는 기둥을 쓰다
듬는다. 손이 입의 연장선이라고 상상한다. 입이나 턱이 피곤하면 잠시
손으로 음경을 애무하며 휴식을 취한다.

3단계: 여러 가지 하기

파트너에게 다양한 쾌감을 주고 싶다면 고환을 자극하면 된다. 그러나
이 애무를 좋아하는 사람이 있는가 하면, 고환이 너무 민감해 싫어하는
사람도 있다. 시도해보고 싶다면 입으로 성기를 자극하면서 한 손으로

파트너의 고환을 잡고 다른 손으로 부드럽게 마사지한다. 또 잠시 음경에서 입을 떼고 손을 대신해 입으로 고환을 자극해도 좋다. 혀로 고환 위에 빙글빙글 원을 그린다.

약간 변화를 주려면, 입(또는 손)으로 파트너의 음경을 애무하며 손으로 회음을 가볍게 누른다. 이 부위는 신경이 예민해 손가락 한두 개로 부드럽게 쓰다듬거나 누르면 쾌감을 느낄 수 있다.

포피와 음경 기둥 사이의 음경 소대, 즉 음경 아랫면의 살짝 튀어나온 살 주름에도 주의를 기울여야 한다. 신경이 밀집된 이 부위를 자극하면 일부 음경 소유자는 엄청난 쾌감을 느낀다. 천천히 핥기와 빠르게 핥기를 번갈아 한다.

펠라티오를 하며 섹스 토이를 같이 사용하면 쾌감을 더 늘릴 수 있다. 진동기구를 음경 기둥에 대고 음경의 끝을 핥거나 빤다. 진동기구를 회음에 대는 것도 커다란 쾌감을 준다. 오럴을 하는 사람의 뺨이나 턱 밑에 진동기구를 대면, 파트너가 음경으로 그 진동을 느낄 수도 있다!

파트너가 오르가슴에 도달하도록, 가볍게 빨기 시작해 더 세게 빨면서 재빨리 머리를 위아래로 움직인다.

4단계: 마무리

파트너가 절정에 가까워지면 입안의 압력을 줄이지 말고 더 강하게 하며 오르가슴과 사정에 이를 때까지 계속 자극한다. 입안에서 사정하는 것을 원치 않으면 파트너에게 정액이 나올 때를 말해달라고 요청한 다음 손으로 마무리한다.

입안, 특정 신체 부위, 손 등 사정할 곳에 대해 두 사람이 미리 대화를 나누기를 권한다. 딱히 신경쓰지 않는다면 파트너에게 "어디에 사정하고 싶어?"라고 물어보는 것도 좋다.

전희의 하나로 오럴을 받고 싶어 하는 사람이 있는가 하면, 이 행위에 수반되는 친밀감과 포용이 중요한 사람도 있다. 펠라티오는 유대감과 흥분을 불러오는 좋은 수단이다. 부담감에서 벗어나 쾌감에 집중해보길 바란다.

포르노가 보여주는 섹스는 대부분이 비현실적이라는 사실을 항상 기억해야 한다. 여기에는 구강성교도 포함된다. 포르노에서는 오럴을 할 때 상대방의 음경을 '목구멍 깊숙이' 집어넣는 장면이 자주 나오는데, 이때는 음경 전체를 입으로 가져가 목구멍까지 깊게 넣는다. 일부 포르노 배우는 이걸로 유명한데, 실제로 이런 행위는 매우 불편하며 많은 사람에게 구역반사를 유발한다.

물론 목구멍 깊숙이 넣어주는 것을 좋아하는 사람도, 이를 받는 걸 좋아하는 사람도 있다. 그러나 음경이 큰 편에 속한다면, 이런 행위는 매우 어려울 수 있다. 포르노에서는 펠라티오를 잘하는 것이 매우 중요하다는 인상을 주지만, 사실이 아니다. 펠라티오가 하기 싫다면 꼭 할 필요는 없다(그리고 이 점은 다른 모든 성행위에도 적용된다).

그러나 목구멍 깊숙이 집어넣어보고 싶다거나 일반적인 펠라티오를 할 때도 구역반사가 너무 심하다면, 이를 완화하기 위한 방법이 있다. 매일 양치질을 한 후 칫솔을 혀에 대고 5초 동안 누른다. 날마다 조금씩 칫솔을 혀 뒤쪽으로 옮기고 조금 더 오래 누른다. 이 연습은 입과 목 근육의 반응을 둔화하고 무언가를 넣는 데 익숙해지도록 돕는다. 시간이 흐를수록 적응하게 된다.

그때까지는, 혹은 목구멍 깊숙이 집어넣는 것에 관심이 없거나 파트너도 원하지 않을 때는 이런 기술을 익히지 않아도 환상적인 펠라티오를 할 수 있으니 안심하길 바란다.

구강성교 체위

자주 사용되는 표준적인 구강성교 체위는 받는 사람이 등을 대고 누우면 하는 사람이 상대방의 다리 사이에 엎드리거나 무릎을 꿇는 자세이다.

이 자세도 물론 좋고 훌륭하지만, 시도해볼 만한 다른 좋은 자세도 많다. 자세마다 접근할 수 있는 부위와 느껴지는 감각이 조금씩 다르기 때문에 자신과 파트너에게 가장 마음에 드는 자세가 무엇인지 실험해보면 좋을 것이다.

편안한 자세는 오럴을 하는 사람에게 특히 중요하다. 구강성교 행위가 일처럼 느껴진다면 덜 지루하게 만들면 된다! 도중에 현재의 자세가 힘겨워지면 다른 자세를 취하면 된다. 이렇게 하면 구강성교 동안 끊임없이 새로운 느낌을 불러오기 좋다. 다음은 몇 가지 추천 체위들이다.

베개 두기

쿤닐링구스를 할 때 엉덩이 아래에 베개 한두 개를 놓는다. 특별히 제작된 섹스용 베개를 구입해도 좋은데, 이런 베개를 사용하면 궁둥이를 위로 향하게 해 음부와 항문에 다가가기가 쉬워진다.

강아지 체위

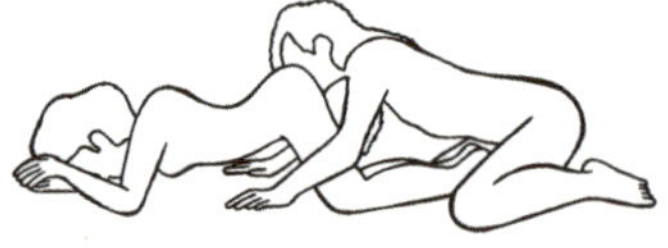

후배위 자세에서 음부로 다가간다. 이 자세는 받는 사람이 항문 플레이를 좋아한다면 그렇게 해주기에 매우 (말장난을 할 의도는 없지만) 손쉬운 자세이다.

얼굴 위에 앉기

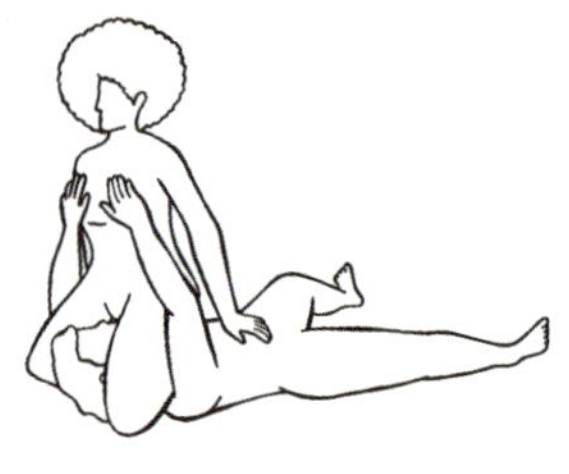

이 자세는 '얼굴 위에 앉기'보다는 '얼굴 옆으로 무릎 꿇기'가 더 알맞은 이름일지도 모르겠다. 무릎을 꿇고 앉으면 음부에 더 큰 압력이 느껴지기 때문이다. 일부 사람들은 '얼굴 위에 앉기'라는 말이 너무 공격적이라고 느낀다.

이 자세는 쿤닐링구스와 펠라티오에 모두 효과적이다. 하는 사람이 등을 대고 누우면, 파트너는 누운 사람의 가슴 위에 걸터앉은 다음 조금씩 움직여 성기가 입에 닿을 때까지 위로 올라온다. 이 자세를 취하면 파트너의 나머지 신체 부위를 만지거나 잡을 수 있기에 더 재미있다. 또 파트너에게 통제권을 조금 더 주므로 상황이 더 화끈해질 수 있다.

의자 이용하기

이 자세에서는 파트너가 의자나 소파 위에 앉고 오럴을 하는 사람은 파트너의 다리 사이에 무릎을 꿇는다. 의자를 사용하면 자세가 더 안정되고 단단해지며 침실에서 벗어나기에도 좋다. 하는 사람의 무릎 아래에 베개를 두면 더 편안할 것이다. 집 안의 다양한 장소, 특히 거울 앞에서 이 자세를 시도하면 좋다. 시각적 효과가 추가되어 정말 자극적일 것이다.

쿤닐링구스를 할 때 이 자세를 취했다면 음순을 벌려 음핵이 더 많이 노출되도록 해야 한다. 펠라티오를 할 때라면 음경의 각도를 어떻게 하고 싶은지 물어보아야 한다. 음경이 잡아당겨지는 느낌을 좋아하는 사람들도 있고 싫어하는 사람들도 있다.

69

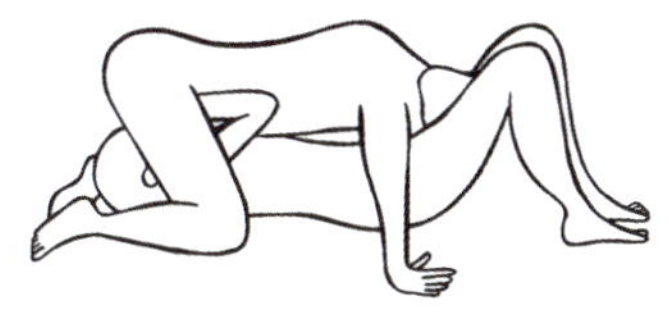

구강성교의 위대한 재주꾼, 69 자세는 진정한 협력을 보여줄 기회이다. 이 자세는 자유로운 시야와 움직임을 위해 둘 다 옆으로 나란히 누웠을 때가 제일 효과적이다. 팁을 하나 주자면 분위기를 주도할 사람을 미리 정해야 한다. 보통 한 명이 더 빨리 혹은 더 세게 핥기 시작하면 다른 한 명이 그걸 속도를 내라는 신호로 받아들이기 때문에 서로 그런 행동을 반복하다 보면 상황이 혼란스러워진다. 그러니 시작 전에 상황을 끌고 갈 사람을 미리 정하는 편이 좋다. 다른 사람은 그 사람의 강도와 속도에 맞추면 된다.

서로 차례대로 오럴을 해주는 방법도 괜찮다. 꼭 동시에 해줄 필요는 없다. 몇 분간 파트너에게 오럴을 하고, 다음에는 파트너가 오럴을 한다. 이 방법은 애태우기를 연습하기에 좋다. 지분거리기, 흥분감 쌓기, 물러나기의 순서를 반복하면 된다.

섹스 토이를 함께 사용할 수도 있다. 69의 목적은 동시에 쾌감을 주고받는 것이지, 꼭 입으로만 해야 한다는 법칙은 없다. 모두가 즐겁기만 하면, 손과 손가락, 섹스 토이를 돌아가며 사용해도 괜찮다.

참고로 이 자세를 싫어하는 사람도 많다. 개인적으로 나도 오럴을 하거나 받거나, 둘 중 하나에만 집중하고 싶지 동시에 두 가지 모두에 집중하고 싶지는 않다. 그러나 꼭 입으로만 할 필요는 없다는 사실을 깨달은 뒤 나는 다시 협동심을 지니고 69 자세에 훌륭하게 참여하고 있다.

선 자세

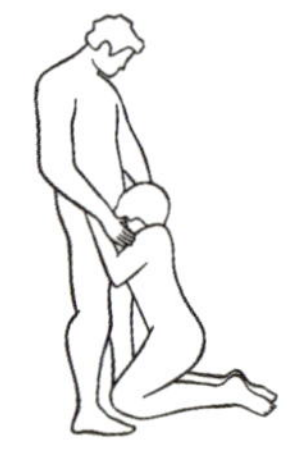

오럴을 받는 사람은 선 자세를 취하고 하는 사람은 파트너의 다리 사이에 무릎을 꿇는 자세를 취한다. 이때의 자세는 극적인 지배-피지배 관계처럼 보여, 어떤 이들은 정말로 섹시하게 느끼기도 한다. 이 자세에서는 음부에 접근하기가 어렵고, 펠라티오를 할 때 더욱 효과적이다. 그러나 쿤닐링구스를 할 때도 한번 시도해볼 만한 가치가 있다. 몇 분 뒤에 다른 자세로 바꾸면 되니까 말이다.

키빈 체위

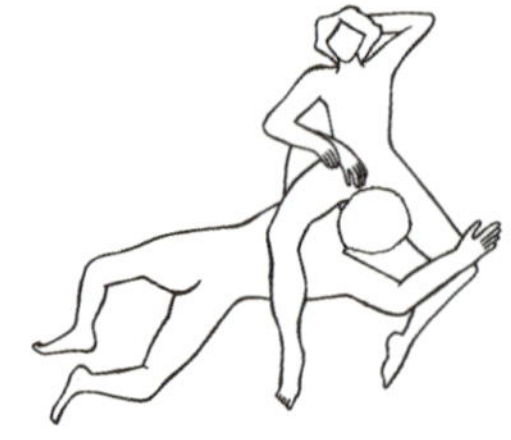

마지막을 위해 가장 좋은 자세인 키빈 체위The Kivin Method를 남겨놓았다. 적어도 쿤닐링구스를 하는 데는 최고의 자세이다. 내 방송에서 이 체위를 소개한 후의 반응은 압도적이었다. 이 자세가 어디서 유래했는지, 왜 이런 이름이 붙었는지는 아무도 모른다. 그러나 이 자세에 감사하고 있는 음부 소유자들은 많이 안다. 키빈 체위는 매우 강력하고 확실히 과대광고를 할 만큼 효과적이다.

옆에서 하는 오럴이라고도 불리는 이 방법은 받는 사람이 등을 대고 누워 있으면 하는 사람은 엎드려 파트너의 몸에 수직으로 걸친다. 즉 옆에서 음부로 접근한다. 이 자세에서는 다른 자세에서는 닿기 어려운 신경종말의 구석구석은 물론 음핵의 더 넓은 부위를 자극할 수 있다. 그러면 음부 소유자는 훨씬 더 강하고 빠르게 오르가슴을 느낄 수 있다.

자세를 잘 잡으려면, 파트너의 다리를 어깨 위에 걸치면 된다. 그리고 위아래가 아니라 좌우로 핥는다. 혀끝만이 아니라 혀 전체를 사용해 누르는 힘과 속도를 달리하며 파트너가 어떤 방식을 좋아하는지 살펴본다.

왼쪽이나 오른쪽으로 위치를 바꿀 수도 있다. 위치에 따라 파트너의 성감도와 반응에 큰 차이가 날 수 있다. 때로는 이 자세를 취하면, 음핵 포피 양쪽에 '음핵 구근'K-point으로 알려진 두 개의 작은 돌기가 드러나기도 한다. 이 돌기가 느껴진다면 혀로 이 민감한 부위를 부드럽게 쓸어본다. 다만 음핵 돌기가 두드러지지 않는 사람도 있으므로 찾을 수 없다고 해서 너무 스트레스를 받지는 말자.

결국 어떤 체위나 기교를 사용하든 최고의 구강성교라면 세 가지 필수 요소를 갖춰야 한다. 소통과 협력, 그리고 충분한 윤활제이다. 이 세 요소를 갖췄다면 파트너에게 놀라울 정도로 엄청난 쾌감을 선사할 수 있으리라고 확신해도 좋다.

더 많이 원할 때

모든 성행위가 그렇겠지만, 구강성교도 활발한 의사소통이 필요하다. 특히 서로 피드백을 주고받거나 더 많은 오럴을 요구하려면 말이다.

우리는 종종 오럴을 하는 파트너가 서툴거나 별로 쾌감을 주지 못할 때 실망하게 된다. 그러나 내 쾌락을 위해 나설 사람은 나 자신밖에 없다는 사실을 유념해야 한다. 구강성교는 협력과 상호작용이 불가피하다. 특히 새로운 파트너라면 더욱 그렇다.

의견을 나누고, 함께 해결해야 한다. 파트너에게 바라는 것과 좋아하는 것을 물어보고 자신도 같은 질문에 대한 답을 알려준다. 파트너와 피드백을 주고받는 사람은 구강성교 전문가가 될 수 있다. 입을 다물고 예의를 지키느라 소중한 쾌락의 시간을 낭비해서는 안 된다. 모두가 갈망하는 성행위인 구강성교를 가장 화끈하게 만들기 위해 약간의 행동 수정과 작은 변화, 효과적인 협력(그리고 윤활제)이 필요하다는 사실을 받아들이고 시작해보자.

이제 좋은 구강성교를 시작하는 방법을 알려주겠다. 많은(진짜로 많은) 사람이 파트너에게 구강성교를 더 많이 요청할 방법에 대한 조언을 얻으러 나를 찾아온다. 4장의 의사소통 비결을 사용하면 되지만, 여기서는 구강성교를 특별히 싫어하는 파트너에게 요청하는 방법을 몇 가지 소개할 것이다. 물론 이를 위해서는 먼저 의사소통 기술을 사용해 미리 대화를 나누어 문제가 무엇인지 알아내야 한다.

여기서 가장 중요한 점은 편견을 버리고 알고 싶어 하는 마음만을 가지고 대화를 시작해야 한다는 것이다. 오럴을 싫어하는 파트너에게는 아마도 나름의 이유가 있을 것이다. 오럴과 관련된 나쁜 경험을 했거나 오럴은 역겹다거나 더럽고 나쁜 짓이라는 말을 들었을 수도 있다.

많은 음부 소유자는 '걸레'와 '창녀'만이 펠라티오를 한다고 생각하거나 펠라티오가 남성에게 복종하는 짓이자 페미니즘 가치에 어긋난다고 생각하곤 한다. 비슷하게 많은 음경 소유자도 쿤닐링구스는 '남자답지 못한' 짓이라는 말을 듣는다. 모두 터무니없는 이야기지만, 이런 잘못된 신화가 우리 문화에 널리 퍼져 깊게 자리 잡고 있다.

이유야 어찌 되었든 친밀한 관계에서는 파트너의 마음을 더 잘 이해하기 위해 어려운 대화를 나누게 된다. 아래는 구강성교와 관련된 흔한 정신적 장애물을 해결하는 데 사용할 수 있는 몇 가지 샘플 대본이다. 대화는 개인적인 것이므로, 아래의 대화가 어색하거나 부자연스럽게 느껴질지도 모른다. 그러니 자신의 상황에 맞게 자유로이 수정해 사용하길 바란다.

파트너가 구강성교와 관련해 과거 나쁜 경험을 한 적이 있는 경우에는 이렇게 말해보자. "당신이 내게 오럴을 하는 생각을 하면 진짜 흥분돼. 그리고 나도 당신에게 오럴을 하고 싶어. 예전의 경험이 별로였던 거 알아. 어떤 점이 싫었는지 이야기해볼 수 있을까? 원인을 알아내서 우리 둘 다 좋아할 수 있게 함께 노력하면 좋겠어."

파트너가 구강성교를 더럽거나 역겹다고, 혹은 비위생적이라고 생각한다면 이렇게 말해보자. "충분히 이해해. 나도 자라면서 구강성교가 역겹다는 말을 들었어. 하지만 사람들이 일반적으로 성에 대해 갖고 있는 두려움과 무지에서 나온 말이라고 생각해. 구강성교에 대한 이미지를 바꿔주고 싶어. 나랑 같이 구강성교에 대해 배워볼 생각이 있어? 윤리적 포르노를 같이 보며 구강성교가 우리를 흥분시키는지 알아보자. 우리 둘에게 오럴이 섹시한 행위처럼 느껴지면 좋을 텐데. 그전에 함께 샤워하면 더 화끈할 거고."

파트너가 구강성교를 즐기지 않는다면 이렇게 말하면 된다. "망설이는 마음은 이해해. 나도 침대에서 내가 좋아하지 않는 일은 하고 싶지 않거든. 하지만 어떤 점을 싫어하는지 말해주면 그 부분을 바꿀 수 있어. 섹스 토이를 사용하거나 맛이 나는 윤활제를 함께 사용해보자. 아니면 더 편안한 자세를 찾아보자. 나랑 함께 실험해볼래?"

무엇보다 구강성교는 에로티시즘의 전달자이다. 독특하고 엄청나게 친밀한 성적 경험인 구강성교 덕분에 우리는 파트너와 협력하고, 주는 자와 받는 자라는 명확한 역할 구분을 통해 힘과 극성을 실험해볼 수 있다. 다음 장에서는 다양한 섹스 체위와 함께 섹스의 이러한 측면을 계속해서 다룰 것이다.

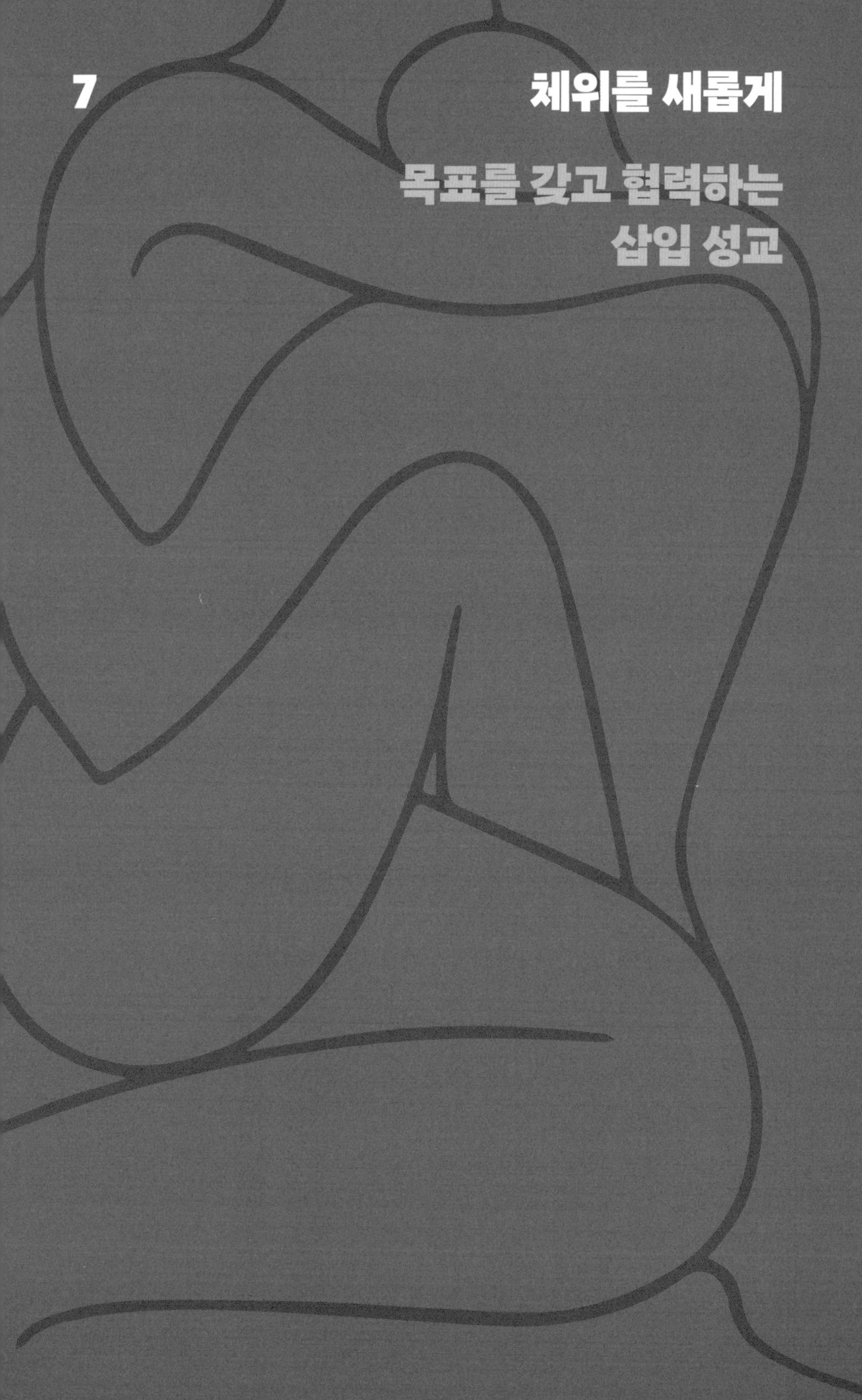
7
체위를 새롭게

목표를 갖고 협력하는
삽입 성교

어떤 사람들은 섹스 체위를 마치 해치워야 하는 숙제처럼 대한다. 그러나 체위에 대한 지식을 쌓는 진짜 이유는 성적 표현의 다양성을 넓히고, 내가 원하는 것과 표현해야 할 것을 정확히 알기 위해 나 자신을 배우고 싶기 때문이다. 그런 다음 그 다채로운 지식을 활용해 파트너와 목적 있는 섹스를 할 수 있다. 새로운 것을 시도하고 싶어서. 유쾌하고 재미있는 경험을 위해. 자신의 진정한 모습을 드러내고 이해받기 위해. 친밀감을 느끼기 위해.

가짜 오르가슴뿐만 아니라 처음 몇 년 동안은 섹스 자체가 내게는 줄곧 연극 같았다. 섹스를 하면 저절로 쾌감을 느낀다고 생각했기에, 그렇지 않은 내가 뭔가 잘못된 사람처럼 느껴졌다. 나는 문제를 숨기고 싶었다. 그래서 파트너와 함께 호기심을 갖고 내 몸을 탐색하거나, 좋아하는 행위와 좋아하지 않는 행위가 무엇인지 파트너에게 솔직히 털어놓는 대신 이런 상황에 처한 사람들이 많이 하는 행동을 선택했다. 즉, 쇼를 한 것이다.

섹스를 좋아하는 것처럼 보이기 위해 너무 열심히 노력한 나머지, 내 연기 실력은 나날이 좋아졌다. 포르노에서 본 장면을 흉내내려 머리를 이리저리 흔들고 신음하며 소리를 질렀다. 그런데 아이러니한 점은 내가 재현하고 싶었던 그런 장면도 사실은 진짜가 아니었다는 점이다. 포르노 배우들의 연기였다. 그리고 나도 일종의 배우였다. 섹스도 쾌락도 온전히 경험하지 못한 채 한 명의 관객을 위해 연기한 배우였다. 그 결과 내 거짓말에 갇혀 나에게 진정한 쾌감을 주는 것이 무엇인지 탐구하고 발견할 수 없었다.

지금 여러분도 몸이 하는 말에 완전히 귀를 기울이고 쾌감을 주는 섹스를 하기보다는 '연기를 하고' 있다면, 이제 그 함정에서 벗어나길 바란다. 어쩌면 마음챙김 자위 연습을 시작하고 자신에게 쾌감을 주는 것에 이미 주의를 기울이기 시작한 사람이 있을지도 모르겠다. 또는 몸 알아차림을 실천하고 있거나 파트너와 섹스에 관한 대화를 시작했을지도 모르겠다. 혹은 성행위에 대한 부정적 감정이나 특정 성행위에 대한 거부감의 정체를 알아내어 문제를 해결하는 노력을 시작했을지도 모르겠다.

이런 행동들은 모두 변화를 위한 훌륭한 노력이지만, 아직 아무것도 시작하지 않았다 해도 걱정할 필요는 없다. 지금까지 읽은 내용을 이해하고 기억하는 일 자체 또한 타고난 권리인 쾌락을 향해 나아가는 행동이기 때문이다.

한 걸음 더 앞서가기 위해, 여기서는 삽입 성교의 바람직한 모습을 배워보도록 하겠다.

자기 이해 꿰뚫기

성기의 유형에 상관없이 삽입 성교는 누구에게나 가능하다. 이 장에서 말하는 삽입하는 사람과 삽입 당하는 사람은 성별을 불문하고 누구나 될 수 있다. 음경이나 스트랩온 딜도의 유무와도 무관하다. 물론 질 삽입 성교를 구체적으로 설명해두었지만, 성생활을 영위하며 한 가지 역할만 고수할 필요는 없다. 많은 사람이 기꺼이 역할을 바꾸어 때때로 삽입하거나 삽입 당하는 것을 즐긴다.

루틴 꿰뚫기

우리는 모두 삽입 성교의 기본 체위를 잘 안다. 결국 막대기를 구멍에 넣는 방법은 몇 가지밖에 없다. 그렇지 않은가? 대개는 좋아하는 체위 하나만 고수하거나 여러 체위를 차례대로 취하는 방식을 선택한다.

　　사람들은 시간이나 에너지가 부족할 때는 자신이나 파트너를 빠르게 흥분시키는 체위를 선택한다. 파트너와의 친밀감이 필요할 때는 유대감을 느끼는 데 효과적인 체위를 좋아한다. 오랫동안 섹스하고 싶을 때는 사정을 지연시키는 체위를 취한다.

　　모두 훌륭하다. 알고 있으면 좋은 지식이다! 그러나 이런 방식에는 문제가 생길 가능성이 있다. 바로 근육 기억이라는 것이 존재하기 때문이다. 특정한 신체 활동을 반복할 때 우리의 신경세포는 매번 힘들여 근육에 지시를 내릴 필요가 없도록 그 행동의 정확한 수행 방식을 습득한다. 이런 근육 기억은 에너지 절약에는 매우 효율적이지만, 쾌락의 관점에서는 그렇지 않다.

　　근육 기억 때문에 시간이 지나면 우리의 몸은 항상 같은 방식으로 움직이기 시작한다. 이런 습관적 반응은 스스로의 행동에 주의를 덜 기울이도록 만든다. 별생각 없이 우리의 몸은 그저 일련의 동작을 취한다. 일반적으로 말해, 섹스에 있어 이런 자동화된 루틴은 편안하고 안전하게 느껴지기도 하지만 확실히 쾌감을 줄인다. 새로움은 신경세포를 깨우고 몸이 더 민감하게 반응하도록 유도한다. 새로운 것을 만나면 우리는 모든 것을 뻔하게 느끼도록 하는 자동화된 근육 기억에 전적으로 의지하지 않게 된다.

좋은 소식은 몇 가지 작은 변화만 있어도 지루하고 단조로웠던 섹스를 다시 아주 새롭고 흥분되는 행위로 만들 수 있다는 점이다. 결국 삽입 성교도 '여기에 넣기'만 하면 되는 간단한 일이 아니다. 익숙한 체위도 갖가지 변화를 주면 몰랐던 쾌감을 새롭게 선사한다.

이미 다양한 섹스 체위를 경험해봤다고 생각하겠지만, 각 체위가 주는 잠재적이고 다채로운 쾌감을 충분히 경험해보지 못했을 가능성이 더 크다. 결국 아는 만큼만 경험할 수밖에 없기 때문이다. G-영역에 최대한 접근하기 위해 엉덩이를 어떤 각도로 들어야 하는지 가르쳐준 사람도, 혹은 불편해 꺼려졌던 자세를 훨씬 편하고 즐겁게 만들고 싶으면 무릎 아래에 베개를 두라고 말해준 사람도 없었을 것이다.

나는 크고 작은 변화를 주어 익숙한 체위들이 더 재미있고 덜 지루하게 느껴지도록 돕고 싶다. 동시에 커플 간의 협력과 자기 이해, 성적 쾌감을 증가시키고 싶다.

두려워하지 말고 여러 체위를 직접 취해보길 바란다. 자신에게 맞는 각도와 리듬을 찾으면 된다. 보통 매우 빠르게 움직이는 경향이 있으니, 천천히 해야 한다는 점을 기억하길 바란다. 호흡에 집중하고 자신이 느끼는 감각에 주의를 기울이자. 이렇게 연습하다 보면 쾌감을 최대한 얻도록 체위를 조정하는 방법을 알게 될 것이다.

선호도 꿰뚫기

사람마다 다른 신체 구조 때문에 특정 체위가 더 좋게 느껴질 수도 있다. 다양한 섹스 체위를 평가할 때는 신체적 감각 외에도 고려해야 할 점들이 많다. 가장 적합한 체위를 탐색하는 일은 자신이 누구인지, 성적 존재로서 필요한 것은 무엇인지를 이해하는 데도 도움이 된다. 이런 노력은 섹스 IQ의 자기 이해 영역을 발달시키는 강력한 방법이다.

어떤 체위는 눈 맞춤을 통한 친밀감을 선사한다. 또 다른 체위는 지배-피지배 관계 놀이를 하는 기회를 제공한다. 그리고 오르가슴에 필요한 자극 때문에 선택하는 체위도 있다. 습관적으로 매번 똑같은 체위를 선택하거나 이 책에서 제시한 약간의 변화만을 받아들이지 말고, 그 체위의 어떤 측면이 자신에게 성적인 에너지를 주는지, 더 중요하게는, **왜** 주는지 생각해보는 시간을 가져보길 권한다.

후배위 섹스가 망설여진다면, 구체적으로 그 체위의 어떤 점이 꺼려지는지 곰곰이 생각해보면 좋다. 어떤 사람은 이 체위에서는 눈을 쳐다볼 수 없어 친밀감이 부족하다고 생각한다. 또는 몸이 적나라하게 드러나 꺼리는 사람도 있으며, 물건 취급을 당하는 것 같은 기분에 싫어하는 사람도 있다. 후배위의 이런 점들은 어떤 사람에게는 흥분되는 요소이지만, 누군가에게는 불쾌한 요소가 되기도 한다.

무엇이 쾌락을 방해하는지를 알아내어야 새로운 형태의 쾌락에 마음을(그리고 몸도) 활짝 열 수 있다. 모든 체위를 좋아해야 한다는 말은 아니다. 완전히 정반대이다! "나는 내가 좋아하는 것과 싫어하는 것을 잘 알고, 그 이유도 안다. 나는 이 모든 것과 함께 성장하는 삶을 살 것이며, 내게 즐거움을 주는 일을 더 많이 할 것이다"라고 말할 수 있다면 얼마나 자존감이 높아지겠는가.

하지만 두 사람이 필요한 삽입 성교의 책임자가 여러분 혼자가 되어서는 안 된다. 다양한 체위를 더 즐겁게 경험하려면 커플이 어느 정도 협력할 필요가 있다. 실제로 섹스 IQ의 세 번째 영역인 '협력'은 삽입 성교의 매우 중요한 요소이다.

삽입 성교는 말 그대로 한 사람의 성기에 다른 사람의 성기가 삽입되는 섹스이지만, 한 명은 능동적이고 다른 한 명은 수동적이라는 단순한 말로는 설명할 수 없다. 모든 체위는 커플의 노력에 따라 달라진다. 사람에 따라 후배위가 왠지 꺼려지며 때로는 복종을 요구하는 자세처럼 느껴질 수도 있고, 혹은 정말로 다정하고 때로는 낭만적으로 느껴질 수도 있다. 모든 것은 두 사람이 뿜어내는 에너지와 함께 만들어내는 성적 분위기에 달려 있다.

즉 누구와 하느냐에 따라 좋아하는 체위가 (신체적·감정적으로) 크게 불편해질 수도 있다는 뜻이다. 다시 한번 말하지만, 이유를 알아내는 것이 중요하다. 동일한 체위가 만족스럽거나 불만족스러울 때의 몸과 마음, 그리고 에너지의 차이는 무엇인가?

수치심 꿰뚫기

사람들이 특정 체위를 온전히 즐기지 못하게 막는 쾌락 도둑은 바로 수치심, 구체적으로는 자신의 몸에 대한 수치심이다. 이때의 수치심이 가정교육, 기대, 신체적 불안감으로 포장되어 있다면 정말 해결하기가 까다로울 수 있다.

몸을 더 많이 드러내야 하는 체위를 피하거나, 불을 꺼야만 섹스하겠다고 고집하거나, 내 엉덩이나 뱃살이 흔들리는 모습을 보고 파트너의 성욕이 달아나는 것은 아닌지 걱정하는 사람이 있다면 현재의 자신을 받아들이는 '자기 수용' 연습을 권한다. 살이 흔들리는 것이 문제가 아니라 그것을 부끄럽게 여기는 마음이 문제이다. 일단 이 사실을 받아들이고 나면 수치심을 극복할 수 있다.

수치심을 물리치는 한 가지 방법은 수치심을 드러내는 것이다. 파트너에게 "나는 당신과의 섹스를 좋아하고 당신을 만족시켜주고 싶어. 그런데 나를 주저하게 만드는 불안감이 몇 가지 있어"라고 말해보자. 파트너에게 이런 말을 할 생각만 해도 겁이 난다면 진정한 쾌락을 전혀 모르는 채 평생을 살아간다고 생각해보길 바란다. 어떤 느낌이 드는가? 친밀감은 자신의 취약한 면을 보이는 데서 비롯되며 친밀감이 깊어질수록 더 큰 쾌락이 따라온다. 이런 점에서 우리가 느끼는 불안감은 더 많은 쾌락을 느낄 기회를 제공한다.

게다가 진실을 털어놓는 일은 크나큰 해방감을 준다. "후배위로 섹스하면 내 큰 엉덩이 때문에 당신이 더 이상 내게 매력을 느끼지 못하는 게 아닐지 걱정돼"라고 말하는 바로 그 순간, 불안감의 절반이 날아갈 것이다. 또 파트너와 훨씬 친밀해질 것이다. 그리고 나는 파트너가 당신을 선택한 이유 중 하나가 커다랗고 아름다운 엉덩이 때문이리라고 확신한다. 파트너는 아마 뒤에서 하고 싶어 죽을 지경일 것이다.

그래도 특정 체위가 불편하다면, 소위 '완화 전략'을 시도해보길 바란다. 자신감을 높여줄 옷이나 속옷을 하나 걸쳐보는 것이다. 배가 마음에 들지 않을 때는 그 부위를 충분히 가려주는 옷을 입으면 쾌감만을 신경 쓰며 섹스에 집중할 수 있다. 혹은 파트너의 눈을 눈가리개로 가리면 된다. 오감 중 하나를 차단하면, 다른 감각이 더 예민해진다. 파트너는 모든 것을 더 강렬하게 느낄 것이고, 여러분은 파트너의 시선을 걱정하지 않고 그 순간을 더욱 즐길 수 있을 것이다.

몸에 대한 수치심과 불안은 파트너와 신체적으로 가까워지는 일을 피하게 만든다. 또 성적인 만족도와 그 순간을 즐기며 파트너와 그 욕구에 주의를 기울이는 능력을 저하시킨다. 섹스를 하는 동안 머릿속이 불안과 걱정으로 가득 차면 성기에 있어야 할 혈액이 머리로 몰려들기 때문이다. 더 자신감을 갖기 위해, 그리고 현재를 더 즐기기 위해 노력해야 한다. 여러분과 파트너가 누리는 쾌락이 신체적 수치심을 영원히 없애는 데 도움이 되었으면 좋겠다.

이제 섹스 체위들을 살펴보며, 각 체위의 장단점과 쾌감을 증가시키는 방법에 대해 알아보겠다.

6가지 대표 체위

이 체위들이 가장 유명하고 인기 있는 체위가 된 이유는 단순하다. 바로 효과적이기 때문이다. 이 체위들의 효과는 이미 확실하게 검증되었다. 유행을 타지 않는 체위라고 할 수 있다. 몇 가지 체위는 신체적으로 약간의 노력을 필요로 하지만, 딱히 초인적인 힘과 민첩성이 요구되지는 않는다. 그리고 성기의 유형에 상관없이, 사람들 대부분은 이 체위에서 쾌감과 만족감을 느낀다.

정상위

기본: '받는 사람'이 등을 대고 누워 '넣는 사람'을 위에 올려놓고 서로 마주 보는 자세이다. 대중문화와 오랜 종교적 전통을 통해 정상위는 종종

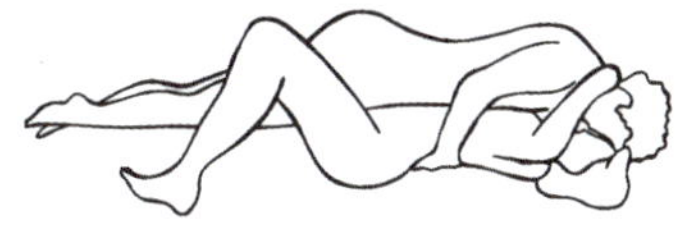

가장 기본적인 성교 체위로 인식된다.

장점: 정상위를 좋아하는 사람들은 섹스를 하며 온몸을 맞대는 느낌과 서로 눈을 바라보며 키스를 할 수 있다는 점에 점수를 준다. 많은 사람이 등을 대고 누워 파트너가 주도권을 갖고 움직이는 상황을 편안하다고 생각하며, 넣는 사람은 종종 자신이 속도와 강도를 조절할 수 있어 좋아한다.

안전함을 추구하는 사람들을 위한 자세이다. 물론 그런 동기가 잘못된 것은 아니지만, 그런 행동이 최고의 섹스를 경험하는 데 도움이 되는지를 한번 생각해보길 바란다. 아니라고 생각된다면, 다른 체위와 섞는 노력을 해보자. 우리의 뇌는 새로운 것을 시도할 때 깨어난다. 루틴에서 벗어나면 새로운 쾌락의 길이 눈앞에 펼쳐질 것이다.

단점: 이 자세에는 몇 가지 단점이 있다. 자세 자체가 은연중에 당사자의 성적 정체성에 맞지 않은 성역할을 강요할 수도 있다. 또 어떤 사람들은 이 자세에서 쉽게 산만해지거나 딴생각에 빠진다. 이렇게 되면 섹스 IQ의 많은 영역이 저해된다. 산만해지면 현재에 집중할 수 없게 되는데, 앞서 말했듯 쾌락은 현재를 온전히 받아들일 때 누릴 수 있다.

신체적 관점에서 정상위는 음부 소유자의 G-영역과 음핵을 자극하기가 힘든 자세이다. 나는 우리가 정상위에 대해 본 모든 이미지, 즉 누워 있는 음부 소유자가 30초간의 정상위 섹스 후에 오르가슴을 느끼는 이미지들을 다 없애버리고 싶다. 그런 상황은 완전히 비현실적인 데다가 세상 사람들에게 거짓된 기대감을 불러일으킨다!

개선: 작은 변화로 정상위를 더 재미있게 만들 수 있다. 진동기구

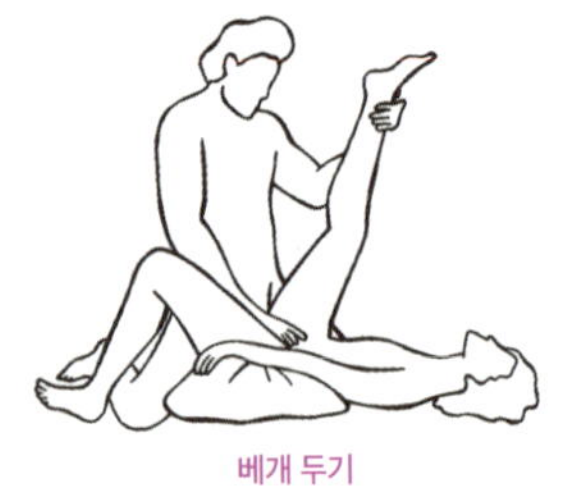
베개 두기

나 손가락으로 음핵을 자극하면 된다. 누워 있는 사람의 엉덩이 아래에 베개나 받침대를 넣으면 도움이 된다. 골반 전체가 올라가 음핵이 더 잘 드러나기 때문이다. 이 꼼수는 다른 체위에서도 많이 사용할 수 있다. 또 베개를 받치면 음경이 질의 앞 벽에 닿기가 쉬워져 G-영역이 요구하는 깊은 자극을 줄 수 있다.

전통적인 정상위를 보완하는 또 하나의 방법은 누운 사람이 두 다리를 들어 파트너의 어깨에 얹은 다음 파트너의 허리를 감싸 끌어당기거나 두 다리를 파트너의 머리 옆으로 높이 들어 깊숙한 삽입이 가능하게 하는 것이다. 이것저것 시도하며 본인들에게 가장 잘 맞는 자세를 찾아보자.

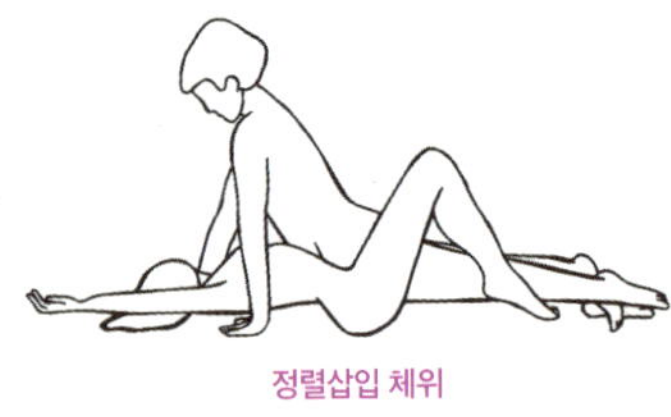
정렬삽입 체위

정렬삽입 체위(the CAT): 정상위를 조금 변형한 자세이다. 정상위를 취한 다음 두 사람의 신체 부위를 잘 맞추어, 넣는 사람은 평소보다 약간 높은 위치에 몸을 둔다. 누워 있는 사람보다 몇 센티미터 위로 올라가 두 사람의 골반을 나란히 한다.

그리고 '찌르지' 말고 천천히 흔들거나 엉덩이를 돌린다. 즉 빠르게 넣었다 빼는 동작이 아니라, 음핵을 자극하기 위한 느린 동작을 취해야 한다. 넣는 사람이 딜도를 착용하고 있다면 딜도의 아랫부분이나 치골

이 음핵에 닿도록 노력한다. 이렇게 하면 더 많은 신경종말이 자극되기 때문에 받는 사람은 쾌감을 훨씬 더 많이 느끼며 오르가슴에 도달할 가능성도 높아진다.

기승위

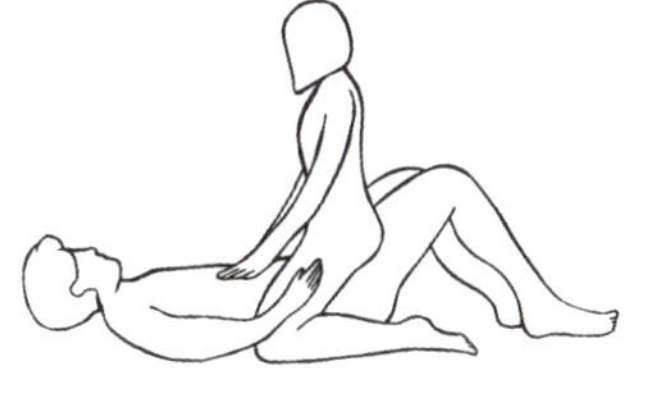

기본: 넣는 사람은 등을 대고 누워 있고, 받는 사람이 다리를 벌리고 '올라탄다'.

장점: 이 체위는 받는 사람이 주도권을 쥐고 속도를 조절할 수 있다. 평소 순종적인 역할에 익숙한 사람이라면 신선하고 짜릿하게 느껴진다. 평소 위에서 하는 섹스에 익숙한 넣는 사람에게도 멋진 기분전환이 된다.

기승위의 또 다른 특징은 위에 앉은 사람이 매우 잘 보인다는 점이다. 아래에 누운 사람에게 파트너가 쾌락의 속도와 깊이를 조절하는 모습은 너무나 자극적이다. 올라탄 파트너도 아래 있는 사람이 자신의 모습을 보고 흥분하는 모습을 보는 상황은 흥미진진할 것이다.

이 자세의 올라타기를 좋아하는 사람은 아마 약간의 노출증이 있을지도 모르겠다. 이 자세의 누워 있기를 좋아하는 사람은 아마도 시각적 자극이나 파트너가 주도권을 쥐는 상황을 좋아하는 사람일 것이다.

신체적으로는 깊은 삽입과 G-영역의 자극이 가능한 자세이다. 만세! 음부 소유자가 몸을 숙여 앞으로 약간 기울여 음핵을 파트너의 치골에 대고 문지르면 오르가슴에 이를 수도 있다. 또는 몸을 뒤로 젖힌 채 손이나 섹스 토이로 음핵을 자극할 수도 있다. 음부 소유자들은 이 자세에서 다른 자세보다 오르가슴을 더 많이 경험한다고 응답했다. 삽입의 깊이와 속도, 각도를 스스로 제어할 수 있기 때문이다.

단점: 이 자세의 한 가지 단점은 올라타야 하는 파트너에게 많은 체력을 요구하며 알맞은 리듬을 찾기가 까다로울 수 있다는 점이다.

받는 사람(이 자세에서는 위에 올라탄 사람)이 아직 자기 수용을 위해 노력하는 중이라면, 상당히 도전적인 자세로 느껴질 것이다. 이때 적나라하게 드러나는 자신의 모습이 불편하다면 브래지어나 귀여운 탱크톱, 캐미솔 등을 입으면 된다. 그러면 덜 적나라하게 노출되는 다른 자세로 넘어가 완전히 옷을 다 벗기 전에 긴장감을 조성하며 흥분을 고조하는 과정으로 이용할 수 있다. 이 자세를 시도해보기만 해도 수치심이 어느 정도 치유될 것이다. 물론 자기 수용은 내면에서 일어나는 일이지만, 파트너가 자신을 보며 흥분하는 모습이 이 체위를 훨씬 더 편안하고 즐겁게 느껴지도록 도와준다.

개선: 받는 사람이 위에 올라탄 후 곧장 위아래로 흔들기만 해서는 안 된다. 잠시 시간을 들여 위치를 조정해야 한다. 실제로는 몇 분이 걸릴지도 모른다. 많은 사람이 빨리 섹스를 시작하려 하지만, 느리게 할 때 우리는 좀 더 그 순간에 집중하고 몸의 감각에 주의를 기울이는 법을 배운다. 무릎에 너무 많은 압력을 가하지 않도록 주의하며 앞이나 뒤로 몸을 조금씩 움직여 쾌감이 느껴지는지 알아본다. 섹스는 완벽하고 정확한 안무가 요구되는 발레가 아니다. 먼저 자세를 편안하게 취한 후 파티를 시작해야 한다.

도중에 피곤해지면 동작을 바꾸면 된다. 올라갔다 내려가는 동작을 계속하면 엉덩이 근육이 지칠 수 있다. 그럴 때는 엉덩이를 돌리거나 파트너에게 문지르는 동작을 하면 근육이 잠시 쉴 수 있다. 또, 이런 움직임은 음핵을 더 잘 자극하기 때문에 쾌감도 더 커질 수 있다. 넣는 사람이 아래에서 대신 움직여 리듬을 조절하고 위에 있는 사람이 휴식을 취할 수도 있다. 그때 위에 탄 사람은 몸을 똑바로 세우고 있어야 한다.

팁: 이 체위에서는 내가 가장 좋아하는 구강성교 체위 중 하나인 얼굴 위에 앉기 자세로 쉽게 바꿀 수 있다. 이 자세에 대한 설명은 6장에 나온다. 위에 올라탄 사람은 아래 있는 사람의 얼굴 쪽으로 이동한 다음 부드럽게 입 위에 무릎을 꿇고 앉으면 된다. 이 두 자세를 번갈아 취하며, 애태우기 기법을 시도해봐도 재미있을 것이다.

배면 기승위

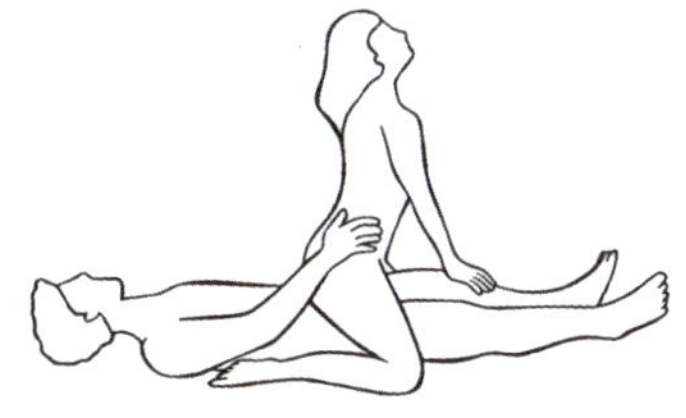

기본: 일반적인 기승위 자세와 비슷하지만, 받는(위쪽) 사람이 넣는 사람의 얼굴을 보지 않고 등을 돌려 뒤를 향한다는 점이 다르다.

장점: 가장 큰 장점은 아래 있는 사람이 보름달처럼 둥근 엉덩이를 잘 볼 수 있다는 점이다(그래서 엉덩이를 뽐내고 싶은 사람에게 적합하다). 일부 사람들은 앞모습보다 뒷모습을 보여주는 것을 더 편하게 느낀다. 배면 기승위는 커진 배를 위한 충분한 공간이 있어서 임신한 사람에게도 좋은 선택이 된다.

기본적인 기승위처럼 위에 올라탄 사람이 리듬을 정하며, 이는 두 사람 모두에게 흥분 요소가 될 수 있다. 혹은 밑에 누운 사람이 위에 있는 사람의 엉덩이를 손으로 잡아 움직임을 유도할 수도 있다. G-영역의 자극이 가능한 이 체위는 삽입하는 동안 음핵과 고환을 모두 자극할 수 있다는 장점이 있다. 많은 음부 소유자가 G-영역이 자극되는 것을 느낄 수 있는 유일한 체위라고 말한다.

얼굴을 마주 보는 체위가 감정적으로 너무 강렬하게 느껴지거나 오르가슴을 느낄 때의 자기 표정이 지나치게 의식된다면, 이 체위가 섹스 중의 긴장감을 덜어줄 것이다. 이 체위를 취할 때는 눈을 감고 몸이 느끼는 감각에 빠져들어보는 것도 좋다. 반면 얼굴이 안 보여 파트너와 단절된 느낌이 든다면(그리고 유연하다면), 자신의 어깨 너머로 섹시한 눈빛을 보내며 잠깐씩 눈을 마주치면 좋다.

단점: 많은 사람의 흥미를 불러일으키는 자세지만 숙달하기가 꽤 까다롭다. 넣는 이가 받는 이의 아래쪽 뒤에서 들어가기 때문에 난처한 상황에 처할 가능성이 있으며 불편하거나 심지어는 위험할 수도 있다. 드물긴 하지만, 각도가 잘못되면 음경 조직에 무리를 줄 수 있기 때문이다.

위에 올라탄 이는 시각적으로 심심할 수 있다(발을 좋아하지 않는다면 말이다). 거울 앞에서 하면 받는 파트너도 잘 볼 수 있어 재미있을 것이다. 시각적 자극은 모든 성별에게 중요한 요소이다. 연구에 따르면, 거울로 섹스하는 모습을 보는 것이 음부 소유자를 크게 흥분시키는 경우가 많다고 한다. 시도해볼 만한 가치가 있지 않은가!

개선: 부상 위험을 줄이기 위해, 위에 있는 사람은 몸을 조금 뒤로 기울인 다음 손으로 침대를 짚어 몸을 지탱하면 좋다. 이렇게 하면 음경이 너무 많이 아래로 구부러지지 않는다. 이 자세에서 올바른 리듬을 찾으려 노력하면 된다. 올라탄 사람은 몸과 침대에 닿는 지점이 서너 개는 되어야 자세를 취하기가 수월하다. 양쪽 무릎과 적어도 손 하나 정도는

침대와 맞닿아 있는 편이 좋다. 균형이 잘 잡히며 체력을 아껴줄 것이다.

자극을 강화하기 위한 여러 가지 방법도 있다. 아래 있는 사람은 몸을 약간 일으켜 세워 손이나 진동기구로 음핵을(위에 있는 사람이 음경 소유자인 경우에는 음경을) 자극할 수 있다. 이 체위는 항문 성교를 받는 사람에게도 좋다. 올라탄 사람이 손을 뻗어 아래 있는 사람을 애무해 또 다른 자극을 줄 수도 있다.

이 체위에 재미있는 변화를 주려면 침대나 의자의 끝에서 시도해 본다. 넣는 사람은 가장자리에 앉아 발을 바닥에 단단히 디딘다. 받는 사람은 등을 돌려 허벅지 위에 앉는다.

넣는 사람이 원래 체위에서의 시각적 자극을 즐기지는 못한다는 단점에도 불구하고, 많은 사람이 이 변형 체위를 선호한다. 두 사람이 서로 편안하고 가깝게 밀착되어 피부가 많이 맞닿고, 뒤에서 유두와 음핵을 애무하기가 쉽기 때문이다. 음경이 더 안전한 각도를 유지할 수 있기에 넣는 사람은 긴장을 풀고 편안하게 즐길 수 있다.

음경이 빠질
때 해결법

섹스는 완벽할 필요가 없다. 모든 머리카락이 제자리에 있어야 하는 패션 화보 촬영이 아니다. 또 그렇게 심각할 필요도 없다. 기본적으로 지저분해질 수밖에 없는 섹스는 재미있고도 바보 같은 행위이다. 우스꽝스러운 모습과 소리, 냄새가 항상 따라다닌다. 이럴 때는 당황하지 말고 어색한 순간을 있는 그대로 받아들인다. 그런 순간은 언제나 생긴다. 어쩔 수 없음을 받아들인다면 질 방귀, 엄청난 체액, 말을 듣지 않는 음경 등은 비극이 아니라 희극이 될 것이다. 사람들이 자신들의 섹스가 잘못되지 않았는지 물어보면, 나는 "제대로 된 섹스인지를 걱정하는 자체가 바로 섹스에서 잘못하고 있는 부분입니다"라고 대답한다.

 삽입 성교의 흔한 기술적 문제 중 하나는 음경이 실수로 질에서 빠지는 현상일 것이다. 이런 상황은 체위와 상관없이 언제나 있을 수 있는 일이며 누구의 잘못도 아니다. 음경이 너무 작아서나 질이 너무 커서 생기는 사건도 아니고, 둘 중 한 사람이 무언가 잘못한 것도 아니다. 단지 삽입 각도와 움직이는 속도가 적절치 않아 생긴 일일 뿐이다.

음경이 빠졌다. 그래서 어쨌단 말인가? 대수롭지 않게 함께 웃은 다음, 다른 체위로 바꾸거나 윤활제를 바르고 다시 집어넣으면 된다. 그리고 천천히 문지르거나 빙글빙글 돌리거나 앞뒤로 움직이면, 위아래로 움직일 때보다 음경이 미끄러져 빠질 가능성이 적다는 점을 명심하면 된다.

기승위나 배면 기승위에서는 음경의 삽입 각도가 90도인 것도 도움이 된다. 손으로 음경 아래쪽을 잡아 안쪽에 확실히 자리를 잡는다. 잡고 있으면서 손으로 또 다른 자극을 주어도 좋다.

음경 빠짐 현상을 방지하기 위해서는 속도를 늦추면 좋다. 천천히 움직이면 음경이 미끄러질 가능성이 훨씬 줄어든다. 흥분이 고조되고 리듬을 타다 보면, 자연스럽게 속도를 높여 더 많이 마찰하고 싶은 충동이 들기 마련이다. 참을성이 필요한 때다. 더 이상 참을 수가 없어 더 빨리 움직이고 싶다면, 정상위처럼 음경이 빠질 가능성이 적은 체위로 바꾸면 된다.

후배위

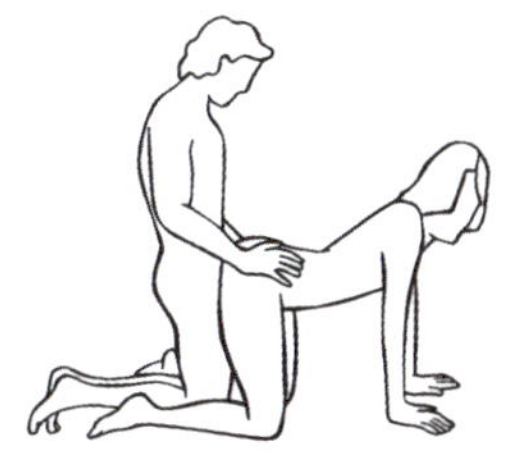

기본: 보통 내가 싫어하는 '강아지 자세'doggy style라는 이름으로 불린다. 이 명칭은 시대에 뒤떨어지고 깔보는 어감이 있어, 나는 후배위라는 용어를 사용할 것이다. 이름이야 어쨌든, 이 체위는 널리 인기 있는 자세로 받는 사람이 두 손과 무릎(혹은 팔꿈치와 무릎)을 대고 엎드리면 넣는 파트너는 뒤쪽에서 질에 삽입한다.

장점: 많은 사람이 이 체위가 주는 이미지를 좋아한다. 이 체위의 자세는 넣는 사람에게는 지배하는 사람, 받는 사람에게는 복종하는 사람이라는 느낌을 준다. 그래서 당연하게도, 더 지배적이고 싶은 받는 사람이나 더 복종하고 싶은 주는 사람에게는 결점으로 작용한다. 이 체위에 대한 개인적인 감정과 더불어 이 체위가 자신의 성적 에너지와 선호도에 어떤 의미를 가지는지를 곰곰이 생각해보면 좋을 것이다. 서로 얼굴을 마주 보지 않는 체위이기 때문에, 섹스 중의 눈 맞춤이 어색한 사람이나 앞모습보다 뒷모습을 보여주는 상황이 더 편안한 받는 사람이라면 이 체위를 좋아할 것이다. 또 후배위는 넣는 사람에게 훌륭한 시각적 자극을 제공한다.

이 체위는 깊은 삽입이 가능하며, G-영역이나 전립선 부위를 자극하기에도 좋은 각도를 선사한다. 항문 플레이를 하거나 넣는 사람이 손가락이나 섹스 토이로 음핵을 자극하기에도 좋은 체위이다.

단점: 서로 눈을 바라볼 수 없을 뿐만 아니라 피부끼리의 접촉도 많지 않다. 그래서 종종 다른 체위보다 덜 친밀하게 느껴진다. 이런 점들

이 흥분되는 요소인지 그렇지 않은 요소인지, 또 그 이유는 무엇인지 한 번 생각해보길 바란다.

이 체위는 깊은 삽입을 위한 자세이며, 이는 큰 장점이라고 할 수 있다. 그러나 삽입하는 음경이 큰 편에 속한다면 받는 사람은 통증을 느낄 수도 있다. 이런 문제가 있다면, 속도를 크게 늦추거나 음경을 전부 다 삽입하지 않는 '얕게 넣기'를 시도해보면 좋다. 이때는 협력이 중요하다. 서로가 수시로 물어보고 모든 것이 괜찮은지 확인해가며 이어간다.

안타깝게도 이 체위는 음경 골절을 유발할 가능성이 가장 높은 체위이다. 음경이 질이나 항문의 입구를 놓쳐 파트너의 신체에 잘못된 속도와 각도로 세게 부딪히면, 단단한 발기 조직이 골절될 수 있다. 으악. 그 결과 음경에 부기와 통증, 멍이 생길 수 있으며 때로는 손상된 조직을 복구하기 위해 수술이 필요할 때도 있다. '골절'이라고 부르지만, 실제로 음경에는 뼈가 없다. 부러진 부분은 혈액이 모여들어 팽창된 해면체 조직으로, 대부분의 경우 저절로 치유된다. 그러나 검사를 받지 않으면 단순히 얼음찜질을 하며 쉬기만 하면 낫는 경우인지 아니면 수술이 필요한 경우인지를 알 수 없으므로, 의사를 만나보길 권한다. 치료 없이 방치하다가는 합병증을 유발할 수도 있다. 그러니 골절이 의심되면, 꼭 병원에 가자.

개선: 더 편안하게 후배위를 취하고 싶다면, 음경의 삽입 각도를 살짝 낮추면 된다. 둘 다 선 자세에서 받는 사람은 안정된 표면에 가슴 쪽을 기댄다(내가 샤워할 때 선호하는 섹스 자세이다). 서로 손을 깍지 낀 채 조리대나 벽에 기대는 것도 좋다. 이렇게 허리를 가볍게 구부린 자세는 음경이 너무 깊이 삽입될 가능성을 줄여준다.

받는 사람은 넣는 사람이 엉덩이를 잡아주면 스스로 엉덩이를 뒤로 밀어붙이는 동작을 통해 섹스의 주도권을 잡을 수도 있다. 강도를 살짝 높이고 싶다면, 받는 사람은 베개를 배 아래에 깔고 앞으로 몸을 완전히 숙이고, 넣는 사람은 받는 사람의 다리 사이에 서서 삽입하면 된다. 속도를 높이는 데 도움이 되며, 넣는 사람도 삽입하는 데 많은 힘이 들지 않아 좋다.

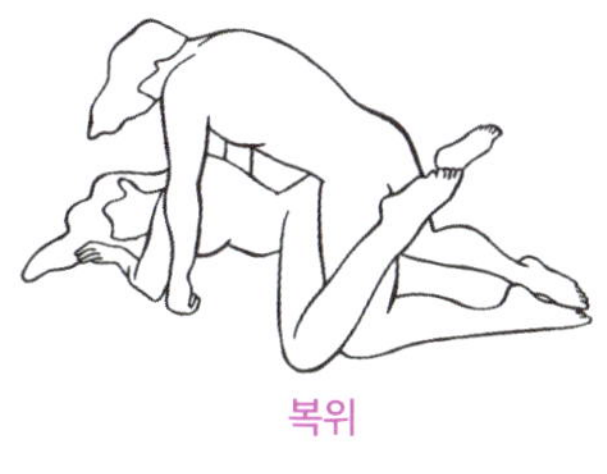

복위

후배위 변형 체위 중 또 다른 추천할 만한 체위로는 '복위'가 있다. 그림처럼, 받는 이가 배를 깔고 엎드리면 넣는 사람이 뒤에서 삽입한다. 이 체위의 단점은 음핵을 애무하기가 어렵고 음경이 빠질 가능성이 높다는 것이다. 따라서 받는 이가 항문 성교나 깊은 삽입을 원할 때 좋다.

측위

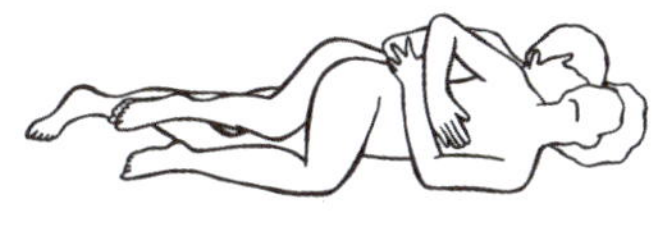

기본: 옆으로 누운 채 껴안는 고전적인 체위이다. 넣는 사람은 뒤에서 삽입한다.

장점: 매우 편안하다. 두 사람 모두 누워 있을 수 있으며 서로의 피부가 많이 닿기 때문에 얼굴을 마주하지 않지만 친밀감을 느낄 수 있다. 받는 사람이 고개를 뒤로 돌리고 넣는 사람이 한쪽 팔꿈치로 상체를 받쳐 상대방을 내려다보면 서로 눈을 바라볼 수 있다. 참, 거울의 존재를 잊지 말자.

하루 종일 서 있었거나 그냥 피곤해서 더 힘든 체위를 할 에너지가 없을 때에는 이 섹시하면서도 편안한 체위를 선택하면 된다. 아침 커피를 마시기도 전에 배면 기승위를 할 준비가 된 사람이 아니라면 말이다.

배를 위한 공간이 넉넉하기 때문에 임신한 사람에게 인기 있는 체위이다. 또 다른 장점은 자신도 모르게 시작하기가 쉽다는 점이다. 침대나 소파에서 담요를 덮은 채 껴안고 있다가 갑자기 훨씬 더 뜨거운 행위로 발전할 가능성이 있는 체위이다.

측위를 유독 좋아하는 사람은 특히 편안한 성적 경험을 찾는 사람이다. 어쩌면 현재의 파트너가 잘 돌봐주는 사람이어서 선호하는 것일 수도 있고, 반대로 지금 관계에서 부족한 부분이라 다정한 보살핌이 필요해 그럴 수도 있다. 아니면 단지 측위가 신체적으로 자신에게 딱 맞는 체위여서일 수도 있다.

단점: 따뜻하고 포근한 자세지만, 신체적으로 어색한 면도 있다. 대부분의 다른 섹스 체위에서는 몸을 지탱해주는 표면이 있다. 그러나 이 체위에는 없다. 지탱할 곳이 없기에 찌르는 동작을 하기도, 함께 적당한 리듬을 엮어내기도 조금 어렵다. 다리의 위치를 정하기도 다소 까다롭고 불편하다. 또 깊게 삽입하기가 특히 힘들다.

개선: 받는 사람이 벽이나 침대 머리판과 같이 단단한 표면에 몸을 밀착하도록 눕는 방향을 조정한다. 넣는 사람이 삽입할 때 받는 사람이 손이나 팔, 혹은 발을 그 표면에 대고 버티면 강도를 조절하기가 쉽다.

받는 사람은 뒤로, 넣는 사람은 앞으로, 두 사람이 동시에 밀어붙여 가능한 깊게 삽입되도록 한다. 천천히 리듬을 맞추며 시작해 서로 잘 맞는다는 확신이 들면 속도를 높인다.

받은 사람이 다리를 오므리면 '더 꽉 조이는' 느낌을 줄 수 있어, 넣는 사람이 상당한 쾌감을 느낀다. 깊은 삽입은 어렵지만, 받는 사람의 가슴과 상체, 성기를 손이나 섹스 토이로 쉽게 자극할 수 있다.

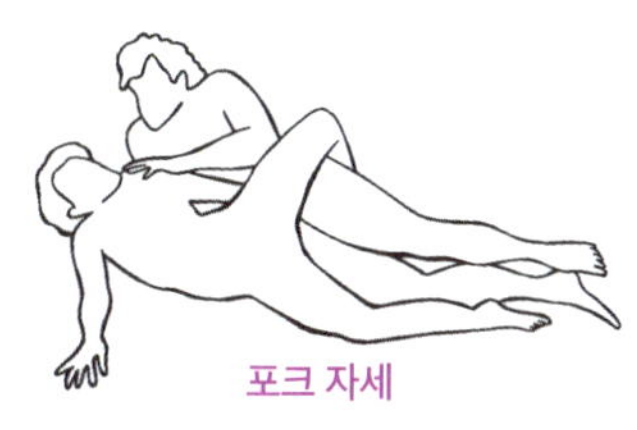
포크 자세

측위의 변형 체위로는 받는 사람이 위쪽에 있는 자신의 다리로 넣는 사람의 다리를 감싸는 자세가 있다. 종종 포크 자세Forking라고도 불리는 이 변형 체위는 G-영역을 충분히 자극할 수 있으면서 음핵도 자유롭게 애무할 수 있다. 넣는 사람 역시 자신의 위쪽 다리로 받는 사람의 몸을 감싸면 피부가 더 많이 접촉된다.

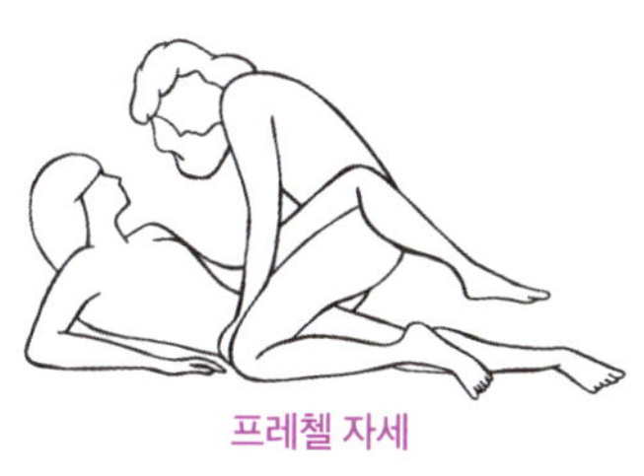
프레첼 자세

또 다른 변형 체위로는 프레첼 혹은 가위 치기 자세가 있다. 둘 다 옆으로 누운 다음, 넣는 사람이 받는 사람의 위쪽 다리를 들어 올려 자신의 다리에 걸친다. 그리고 삽입이 가능할 때까지 몸을 바싹 붙인다. 넣는 사람이 받는 사람의 몸통을 돌려, 팔로 서로를 감싸 안는다. 팔다리가 약간 비틀어지지만, 서로 눈을 마주 보며 키스를 할 수 있다.

좌위

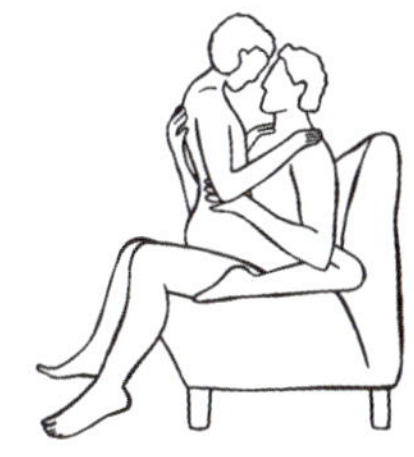

기본: 좌위의 가장 간단한 형태는 넣는 사람이 (의자나 침대 가장자리 등에) 앉고, 받는 사람은 마주 보며 상대방의 무릎 위에 올라타는 자세이다.

장점: 매우 다방면으로 활용이 가능하다. 눈 맞춤과 입맞춤은 물론, 섹스 도중 서로 껴안기도 가능해서 매우 친밀하고 낭만적인 느낌을 준다. 직장의 책상 의자나 심지어는 자동차 좌석에서도 화끈하고 격렬한 섹스를 즐기기에 완벽한 체위이다.

이 체위는 협력이 중요하다. 커플의 의도와 노력에 따라 전반적인 분위기와 경험의 내용이 달라진다. 느리게 엉덩이를 돌릴지, 힘차게 삽입 운동을 할지, 천천히 정성을 기울여 할지, 힘차고 거칠게 할지 등 속도와 강도를 두 사람이 함께 정해야 한다.

이 체위를 좋아하는 받는 사람은 넣는 사람이 엉덩이를 잡고 있을 때 등을 뒤로 젖혀 관능적인 모습을 많이 연출할 수 있다. 파트너에게 몸매를 뽐내고 역할을 바꿔 주도적인 입장을 취할 수 있기 때문에 기승위를 즐기는 받는 사람 가운데 다수가 같은 이유로 좌위 또한 좋아한다.

양손이 자유롭기 때문에 서로 파트너의 몸을 애무할 수 있다. 좌위는 서로의 목, 귀, 유두, 입술 등을 깨물기에도 좋다.

단점: 침대와 같이 푹신한 곳 위에서는 몸을 지탱하거나 균형을 잡기가 약간 까다로울 수 있다. 깊게 삽입하고 음핵을 자극하려면, 적어도 한 명은 바닥에 발을 디뎌 몸을 지탱해야 한다. 그러나 솔직히 이 체위는 단점이 별로 없다. 훌륭한 체위이다.

개선: 앉아서 하는 섹스를 초월적인 경험으로 바꿀 수 있다. 숨을 맞추어 호흡하며 이마를 서로 기대어보자. 파트너와 육체적·정신적·감정적·영적인 모든 면에서 연결되어 있다고 느낄 것이다. 이 강렬한 체험이 너무나 감동적이라서 천천히 즐기며 한껏 만끽하고 싶어질 것이다. 누가 카섹스는 별로라고 했나?

앞뒤로 흔들거나 천천히 돌리는 동작보다 위아래로 넣는 동작을 선호한다면, 넣는 사람은 다리를 앞으로 쭉 뻗고 앉는 편이 좋다. 이때 받는 사람은 상대방 위로 올라타 무릎을 꿇고 허벅지 힘을 이용해 위아래로 힘차게 움직인다.

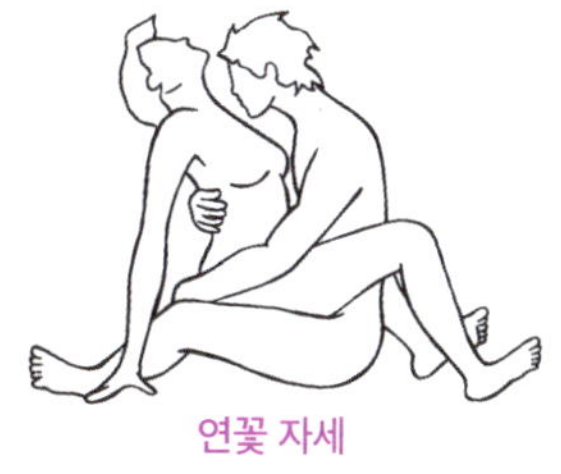
연꽃 자세

좌위에는 몇 가지 변형 체위가 있다. 연꽃lotus 자세가 그중 하나이다. 넣는 사람은 바닥에 양반다리로 앉는다. 받는 사람은 상대방의 무릎 위에 얼굴을 마주 보고 앉아, 다리로 상대방의 허리를 감싼다. 놀라운 느낌을 선사하는 이 체위는 두 사람 모두에게 상당한 엉덩이의 유연성을 요구한다. 이 자세를 시도할 때는 위아래로 움직이지 말고 앞뒤로 움직여야 한다.

다음으로는 앉은 수레seated wheelbarrow 자세가 있다. 넣는 사람은 침대 가장자리에 앉는다. 그리고 받는 사람은 상대방의 허벅지 위에 등을 돌리고 앉아 다리를 뒤쪽 침대 위로 뻗고 몸통은 상대방의 다리 위로 젖혀 손으로 바닥을 짚는다. 삽입을 깊게 할 수 있으며, 보기만큼 힘들지는 않다. 다만 넣는 사람이 대부분의 동작을 해야 한다.

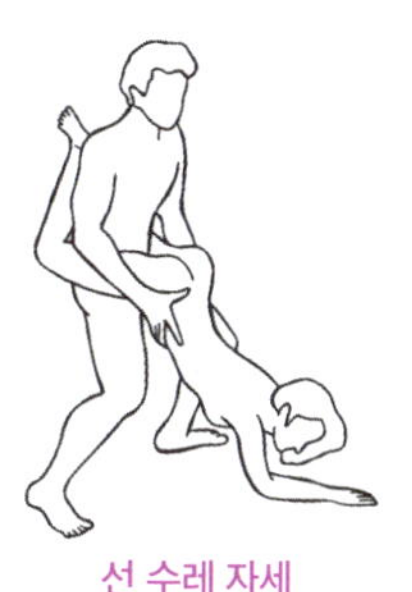
선 수레 자세

참고: 앉은 수레 체위의 변형으로 더 격렬한 선 수레standing wheelbarrow 자세도 있다. 먼저 받는 사람이 바닥에 네 발로 엎드리면 넣는 사람이 뒤에서 삽입한다. 기본적으로는 후배위로 시작하는 셈이다. 그런 다음 넣는 사람이 상대방의 허

벅지나 허리를 잡고 일어선다. 받는 사람이 다리로 상대방을 감싸면 넣는 사람은 팔에 힘을 주어 파트너를 받쳐준다. 시골 축제에서 수레 경주라도 하는 모습이지만, 실제로는 알몸으로 섹스하는 자세이다.

비행기 안과 공공장소의 섹스와 함께, 샤워 중의 섹스는 많은 사람의 성적인 희망사항 목록에서 최상단을 차지한다. 나는 샤워 중의 자위는 매우 좋아하지만, 수증기가 잔뜩 낀 미끄러운 샤워 부스에서의 삽입 성교에는 애증이 엇갈린다. 솔직히 말해, 해결책을 찾기 전까지는 두개골 골절을 걱정하곤 했다.

과거 내게 샤워 섹스는 실제로는 별로지만 영화에서는 멋지게 보이는 꾸며진 장면 정도로 여겨졌고, 다소 과대평가 된 듯이 보였다. 응급실 간호사인 친구에게 어떤 성행위 때문에 사람들이 병원으로 제일 많이 오는지 물어본 적이 있다. 그녀는 "질과 항문 안의 이물질이나 샤워하다 넘어져 부러진 팔이나 코, 머리 때문에 많이 와"라고 대답했다. 젠장.

그러나 안전하게만 한다면, 샤워 섹스에는 에로틱하고 미끌미끌한 재미를 선사하는 많은 장점이 있다. 실용적인 관점에서 보면 룸메이트나 자녀가 있는 커플에게 이상적인 섹스이다. 흐르는 물소리가 신음 소리를 가려주고 욕실에 있으면 방해받을 가능성도 적기 때문이다.

욕실은 또한 골든 샤워(서로에게 오줌 누기)를 시도하기에도 좋은 장소이다. 사후에 뒤처리가 필요 없기 때문이다. 게다가 지저분해질 걱정도 없다. 땀과 체액이 모두 배수구로 바로 씻겨 내려가니까.

거기에다, 많은 사람이 파트너가 섹스 전에 깨끗하게 씻기를 바란다. 해결책은 샤워 섹스이다. 욕실로 들어가 서로의 몸을 문질러 씻어주면, 일석이조라고 할 수 있다. 또는 섹스 후에 함께 샤워하며 두 번째 섹스가 가능한지 알아보는 일도 즐거울 것이다.

샤워 섹스를 최대한 즐겁고 안전하게 즐길 수 있는 비결이 몇 가지 있다.

· 안정된 자세를 취한다　안전하고 균형 있는 자세로는 서서 하는 후배위를 추천한다. 받는 사람은 파트너의 앞에 등을 돌리고 서서 엉덩이를 내밀고 몸을 앞으로 약간 숙인다. 넣는 사람은 뒤에 서서 삽입한다. 샤워실의 크기에 따라, 받는 사람은 손으로 자신의 무릎이나 벽을 짚어 더욱 단단히 몸을 지탱한다. 바닥이 너무 미끄럽지는 않은지 꼭 확인하자! 확실한 안전을 위해 미끄럼 방지 목욕 매트를 구입하면 좋다.

· 더욱 안전한 자세　공간이 충분하다면, 앉은 자세로 따뜻한 물을 즐기기 바란다(이때는 목욕 매트를 깔지 않는 편이 낫다).

· 좋은 샤워 헤드를 설치한다　샤워기에 탈착식 샤워 헤드가 달려 있는가? 그렇다면, 가지고 놀 수 있는 편리한 섹스 토이라는 '축복'을 받은 것이다. 많은 음부 소유자는 샤워기나 수도꼭지의 흐르는 물로 음핵을 자극해 첫 오르가슴을 느끼기도 한다. 혼자 또는 파트너와 이런 놀이로 샤워를 더욱 재미있게 만들어보자.

· 손을 사용한다　삽입 성교에 적합하지 않은 작은 욕실에서도 손이나 입으로는 즐길 수 있다. 손을 사용하는 경우, 짜릿한 상호 자위로 시작해보자. 오럴을 선택했다면 무릎을 꿇고 번갈아 한다. 욕조 가장자리에 앉아서는 오럴을 받으면 안 된다. 매우 위험한 행위이다!

· 윤활제를 사용한다　샤워 중에도 윤활제는 필수적이다. 이미 물로 젖어 있다는 것은 알지만, 실제로 물은 천연 윤활제인 애액을 씻어내버린다. 그렇다고

비누를 윤활제로 사용하면 기대와 달리 바로 건조해지며 피부 자극을 일으키기도 한다. 따라서 샤워 시에는 수성 윤활제 대신 씻겨나가지 않고 오래 지속되는 실리콘이 들어간 윤활제를 선택하면 좋다.

· 섹스 토이를 사용할 수도 있다 오늘날의 많은 섹스 토이는 방수 기능이 있다. 일부 딜도는 욕실 벽에 흡착해 붙일 수 있어 사용하기 손쉽다. 그러나 나중에 아이나 룸메이트가 발견할 수도 있으니 꼭 치워야 한다! 진동기구, 딜도, 항문 플러그 등 무슨 기구를 사용하든 욕실에서는 바로 씻어낼 수 있어 편리하다.

어떤 사람들은 섹스 체위를 마치 해치워야 하는 숙제처럼 대한다. 그러나 체위에 대한 지식을 쌓는 진짜 이유는 성적 표현의 다양성을 넓히고, 내가 원하는 것과 표현해야 할 것을 정확히 알기 위해 나 자신을 배우고 싶기 때문이다. 그런 다음 그 다채로운 지식을 활용해 파트너와 목적 있는 섹스를 할 수 있다. 새로운 것을 시도하고 싶어서. 유쾌하고 재미있는 경험을 위해. 자신의 진정한 모습을 드러내고 이해받기 위해. 친밀감을 느끼기 위해.

게다가 항상 똑같으면 뭐든지 지루해지기 마련이다. 성적 흥분을 불러오기 위해서는 당연하게도 다양성이 필요하다. 함께 새로운 체위를 시도하면 파트너와의 친밀감을 높일 수 있다.

친밀감이 나타나는 형태는 다양하다. 다음 장에서는 많은 사람에게 가장 흥미롭고도 이해하기 어려운 성행위를 탐색해볼 것이다. 바로 항문 성교이다.

8

뒤로 돌아, 준비, 시작

항문 성교에 대한 모든 것

우선 항문 성교를 금지하는 법은 성소수자를 차별하기 위해 만들어진 법이라는 사실을 알아야 한다. 이는 혐오에서 비롯된 법이며, 성행위 자체의 도덕성과는 아무 관련이 없다. 그리고 이 다목적 신체 부위를 쾌락을 위해 사용하고 싶다고 해서 타락한 인간이 되는 것도 아니다.

지난 몇 년 동안 항문 성교가 한 가지 유행이 되고 있다는 사실이 눈에 띈다. 포르노에서 항문 성교가 보편화되었기 때문인지, 아니면 사람들이 최후의 성적인 금기를 마침내 벗어던진 것인지, 아니면 두 가지가 복합적으로 작용했기 때문인지 모르겠다.

불과 수십 년 전까지만 해도 충격과 공포 속에서 사람들 입에 오르내리던 항문 성교는 이제 거의 주류로 자리를 잡은 듯하다. 항문 성교를 시도하는 사람의 수를 보면 이를 알 수 있다. 연구에 따르면, 이성애자의 30~40퍼센트가 적어도 한 번 이상의 항문 성교 경험이 있다(아쉽게도 연구 부족으로 인해 성소수자에 대한 수치는 알지 못한다). 그리고 이성애자 커플의 10~15퍼센트는 정기적으로 항문 성교를 하고 있다고 한다.

내가 보기엔, 사람들 중 거의 100퍼센트가 항문 성교에 호기심을 갖고 있다. 사람들은 내게 다른 무엇보다 항문 성교에 대해 제일 많이 물어본다. 그러나 이렇듯 호기심 가득한 사람들마저 망설이게 하는 걸림돌이 항문 성교에는 확실히 존재한다. 예전 경험이 썩 좋지 않았기에 재

시도를 주저하는 사람들도 있다.

나는 그들을 이해한다. 나도 항문을 사용하는 데 익숙해지기까지 아주 오랜 시간이 걸렸다. 항문 성교는 독특하며 강렬한 쾌락을 주는 성교의 한 형태지만, 삽입을 하지 않아도 되는 항문 플레이도 있다. 섹스 토이와 손가락, 엉덩이를 위한 오럴인 아날링구스analingus(또는 항문 핥기)로도 아주 즐거울 수 있다. 원하지 않는다면, 항문을 통한 쾌감을 경험하기 위해 삽입까지 갈 필요는 없다.

가벼운 자극을 원하든 완전한 삽입을 원하든 간에, 두 사람의 충분한 대화와 동의 아래 협력하고 준비하면 두 사람 모두에게 에로틱하고 믿을 수 없을 만큼 뜨거운 경험이 될 수 있다.

마음을 열고 이 장을 읽어나가길 바란다. 항문 성교에 대한 막연한 편견이 있다면, 몇 가지 잘못된 상식을 바르게 고침으로써 여러분의 마음가짐이 바뀌기를 기대해본다. 항문 성교와 관련한 과거의 나쁜 경험은 아마도 준비가 충분하지 않아서일 가능성이 높다. 이 장에서 제시하는 비결을 활용한다면 이번에는 즐거운 항문 성교를 경험할 수 있을 것이다.

그리고 이미 항문 성교를 정기적으로 즐기고 있는 사람은 그 행위가 자기 자신 또는 파트너와의 친밀감과 의미 있는 신뢰감을 쌓고 서로를 탐구하며 해방감을 느끼는 데 도움이 되는 강력한 쾌락의 원천이라는 사실을 이미 알고 있을 것이다. 벌써 항문 성교의 전문가이든, 단순히 호기심이 있는 사람이든, 굳세게 반대하는 사람이든 상관없이, 이 장의 내용이 항문 성교라는 성행위를 새로운 시각으로 바라보는 데 도움이 되길 바란다. 동시에, 항문 성교를 안전하고 재미있게 즐길 수 있는 요령도 소개할 것이다.

잘못된 신화와 쾌감

먼저 항문 성교에 대한 몇 가지 잘못된 상식을 바로잡는 것이 좋겠다. 공포감 조성과 심지어는 법적인 위협을 통해, 우리는 이 지극히 상식적인 성적 행위에 대해 불안감을 느낀다. 안타깝게도 근거 없는 편견이 널리 퍼져 있어 많은 사람이 엉덩이에 대한 자극을 피하려 하고, 이런 자극을 원하는 사람은 무언가 잘못된 사람이라고 생각한다.

지금까지도 이성애 성향의 음경 소유자들, 즉 많은 남자는 항문으로 범해지고 싶다는 욕구가 사실 마음 깊은 곳에서는 다른 음경 소유자와 함께하고 싶다는 의미일지도 모른다고 생각하며 자신이 동성애자일까 걱정한다. 그러나 특정 성행위가 참여자의 성적 지향성을 바꾸는 일은 없다. 심지어는 음경을 소유한 동성애자 모두가 항문 성교를 좋아하는 것도 아니다. 비록 그들이 항문 성교를 좀 더 주류로 만드는 데 큰 역할을 한 것은 분명하지만 말이다.

많은 사람이 항문 성교를 더럽고 수치스러우며 잘못된 일로 여긴다. 그렇게 생각하지 않는 사람들도 항문 성교는 아플 것이라고, 혹은 자신들의 제안을 파트너가 혐오할 것이라고 우려한다. 많은 사람에게 배설기관에서 쾌감을 얻는다는 생각은 역겨움을 불러일으킨다.

이런 모든 생각은 항문 성교에 대한 두려움과 수치심 때문이다. 항문 성교는 오랫동안 금기시되었기에 다른 어떤 성적 행위보다 수치심을 불러온다. 구강성교처럼 항문 성교도 일부 주에서는 불법으로 규정되어 있다. 대법원이 사문화하긴 했지만 말이다.

우선 항문 성교를 금지하는 법은 성소수자를 차별하기 위해 만들어진 법이라는 사실을 알아야 한다. 이는 혐오에서 비롯된 법이며, 성행위 자체의 도덕성과는 아무 관련이 없다. 그리고 이 다목적 신체 부위를 쾌락을 위해 사용하고 싶다고 해서 타락한 인간이 되는 것도 아니다. 우리의 몸은 땀샘, 소변, 심지어는 호흡을 통해서도 노폐물을 배설한다. 엉덩이도 이들 부위와 전혀 다르지 않다.

나는 감히 항문은 쾌락을 위해 만들어졌다고까지 주장하고 싶다. 항문을 여닫는 원형 근육인 괄약근은 신경종말이 아주 많이 밀집해 있어 인체에서 민감한 부위 중의 하나이다. 제대로만 한다면, 즉 준비와 호흡을 많이 하고 윤활제를 충분히 바른다면, 항문 성교는 아플 까닭이 없다. 오히려 그곳의 신경종말은 항문 자극을 정말정말 기분 좋다고 느낄 것이다.

아마도 이 성행위의 가장 좋은 점은 우리 모두 항문이 있다는 점일 것이다. 이 때문에 모두가 이 행위에서는 평등하다. 항문 성교는 음경 소유자와 음부 소유자 모두에게 새롭고 색다른 느낌의 오르가슴, 즉 신체 내부의 깊은 오르가슴을 선사한다. 몸속 깊은 곳에서 시작해 몸의 나머지 부분으로 퍼져나가는 강렬한 쾌감의 파도를 상상해보자. 어서 오라고 하고 싶지 않은가.

일반적으로 음경 소유자는 항문 성교에 호기심이 많다. 그러나 대부분의 시스젠더 이성애 음경 소유자, 즉 남자의 항문에 대한 관심은 주로 자기 파트너의 그곳에 삽입하는 행위에 한정되어 있다. 자신들의 항문에 삽입하는 행위에 대해서 편안하게 질문하거나 즐기기 시작한 지는 아직 몇 년 되지 않았다.

'꽂기' 또는 '페깅'pegging은 음부 소유자가 음경 소유자에게 스트랩온 딜도나 일반 딜도를 삽입하는 행위를 가리킬 때 흔히 사용하는 용어지만, 항문이 있는 사람이라면 누구나 페깅을 즐길 수 있다. 페깅은 아직 널리 확산되지 않았으며, 확실히 대부분의 남자가 (아직은) 큰 소리로 이야기하는 행위는 아니다. 그러나 대단히 즐거운 것만은 확실하다. 음부 소유자는 페깅의 주도자가 되었을 때 믿을 수 없을 만큼 자신의 힘을 만끽하는 경험을 하게 된다.

그러나 심지어는 동성애자 남성들 사이에서도 항문 성교에서 삽입당하는 사람에 대한 낙인과 수치심이 존재한다. '나약하다'라거나 '여성적'으로 여겨지는데, 이 두 단어는 전혀 같은 뜻이 아니며 나쁜 뜻도 아니다. 그렇게 생각하지 말았으면 좋겠다.

확실한 점은 만약 내게 전립선이 있다면 자극을 받을 때 어떤 느낌이 드는지 분명히 알아보고 싶었으리라는 사실이다. 일단 한 번만 경험해보면, 성적 지향성과 상관없이 많은 음경 소유자는 항문 성교를 즐기는 듯하다. 어째서? 엄청나게 기분 좋기 때문이다. 이런 느낌과 그들이 경험하는 쾌감은 성적 지향성과는 아무런 관련이 없다. 단순히 신경 종말이 거기에 존재한다는 사실만을 알려줄 뿐이다. 올바른 방법으로만 자극한다면, 신경종말은 쾌감을 느낀다.

음경 소유자의 경우, 항문 성교는 정자를 보호하고 영양을 공급하는 체액이 분비되는 전립선을 자극해 오르가슴을 불러온다. 일반적으로 전립선이 생성한 체액은 요도로 내보내져 정자와 정낭에서 분비한 액체인 정액과 함께 섞인 다음, 사정을 통해 몸 밖으로 배출된다. 이것이 전형적인 음경 오르가슴이다.

그러나 손가락이나 섹스토이, 또는 항문 성교를 통해 전립선 자체를 자극하면 신체 내부에서 온몸으로 느껴지는 강력한 오르가슴을 경험할 수 있다. 전립선에는 신경종말이 극히 많기 때문에 쾌감이 아주 크다. 게다가 전립선 오르가슴은 음경 오르가슴보다 불응 기간이 더 짧다.

하지만 모든 성행위가 그렇듯 항문 성교도 단순히 육체적 쾌감만을 위한 것은 아니다. 일부 음경 소유자는 섹스라는 쇼의 책임자가 되지 않아도 된다는 사실에 크게 안심한다. 어떤 사람들에게는 힘의 역학 관계와 극성을 재미있게 가지고 노는 방법이 되기도 한다. 매우 취약한 상태에서 '당하는 사람'이 되는 경험은 매우 독특할 것이다. 많은 음경 소유자는 좋은 의미에서 이 경험이 감정을 매우 자극한다는 사실을 알게 된다.

항문은 민감할 뿐 아니라 취약한 부위이다. 항문 플레이는 단순한 성적 행위가 아니다. 이는 남을 신뢰하는 연습이자 타인에게 완전히 받아들여지는 선물 같은 경험이다. 자신의 온몸을 파트너의 손에 맡긴 채 마음을 열고 온전한 욕망의 덩어리가 되는 행동은 항복과 친밀감의 강력한 표현이다.

특히 발기가 힘든 음경 소유자는 항문 삽입을 통해 성적 에너지를 느낄 수 있다. 항문 성교로 인한 오르가슴은 발기할 필요가 없다! 전통적인 음경 오르가슴을 경험할 수 없거나 정액 보존 연습을 하는 사람에게 적합하다.

음부 소유자는 전립선이 없지만, 그들의 항문도 쾌락을 위해 만들어졌다. 음경 소유자처럼, 음부 소유자들도 수치심 때문에 또는 자신을 위해서가 아니라 파트너의 쾌락을 위해 '해야 한다'는 압박감이 싫어서 항문 플레이를 꺼린다. 특히 과거에 항문 성교를 시도했다가 제대로 되지 않았던 경험이 있다면 더욱 그러하다. 아마도 파트너가 실수로 삽입했거나 윤활제나 적절한 준비 없이 너무 빨리 삽입했을 텐데, 확실히 고통스러운 경험이었을 것이다. 그러나 항상 그렇지는 않다는 사실만은 알아줬으면 한다.

제대로만 하면 항문은 음부 소유자에게 믿을 수 없을 정도의 쾌감을 선사한다. 질과 직장은 근육으로 된 벽으로 분리되어 있으며 신경을 공유한다. 이것이 항문에서 쾌감을 느끼는 이유 중 하나다. 음핵 다리도 항문까지 뻗어 있으며, 직장의 앞 벽과 질은 신경을 공유한다. 항문 성교는 이 모든 부위를 한 번에 자극하여 엄청나게 강력한 오르가슴(또는 의심스러울 정도의 쾌감)을 불러온다.

상당히 괜찮게 들린다. 그렇지 않은가?

물론 나도 안다. 여러분이 대변, 냄새, 그리고 그 모든… 지저분함에 대해 걱정한다는 사실을. 거짓말은 하지 않겠다. 대변이 나올 수도 있다. 냄새가 날 수도 있다. 엉망이 될 수도 있다. 그러나 다 괜찮다고 하고 싶다. 모든 신체는 대변을 배설하고 냄새가 나며 분비물을 내보낸다. 섹스도 인생처럼 지저분한 일이다! 일단 이 사실을 받아들이고 나면, 걱정은 덜 하고 쾌락은 더 많이 얻을 수 있다. 걱정을 덜고 싶다면, 지저분한 상황에 도움이 되는 몇 가지 물품, 예를 들어 방수 패드나 니트릴 장갑, 수건, 물티슈 등을 구입하길 권한다.

나는 항문 성교가 금기라든가 수치스러운 어떤 것, 혹은 파트너 중 한쪽이 다른 쪽에게 '빚지는' 행위가 아니라, 매우 친밀하고 즐거운 성행위로 새롭게 인식되었으면 한다. 그럼에도 항문 성교는 대부분의 다른 성행위보다 위생에 조금 더 주의를 기울이고 조금 더 준비하며 조금 더 많은 윤활제를 사용해야 한다. 지금쯤 이 특별한 성행위가 여러분의 흥미를 돋웠기를 바라며 항문 성교를 안전하고 스트레스 없이 즐길 방법을 알아보자.

안전하고 깨끗하게

대변 속 박테리아의 확산 가능성 때문에 많은 사람이 항문 성교가 더럽거나 위험하다고 걱정한다. 더러운 박테리아의 전염 가능성을 낮추고 싶다면, 받는 사람은 항문 성교를 하기 30~60분 전에 배변하도록 한다. 필수는 아니지만 더 안심하고 싶다면 관장을 준비 과정의 일부로 끼워 넣을 수도 있다. 관장을 할 때는 조심해야 한다. 항문 입구의 여린 피부는 쉽게 찢어져 상처가 날 수 있다. 그러면 고통스러울 뿐만 아니라 상처로 박테리아가 침입해 성병에 걸릴 수도 있다.

관장을 하고 싶다면 관장액이 든 관장 기구나 직접 따뜻한 증류수를 채워 사용하는 실리콘 재질의 관장 기구를 구입하면 된다. 관장액이 든 관장 기구를 구입한 경우에는 안에 들어 있는 용액을 버리고 따뜻한 물을 채워 사용하기를 추천한다. 관장을 한 후에는 항문의 바깥쪽을 비누와 물로 씻는다. 그러면 모든 준비가 끝난다.

자기 몸을 가장 잘 아는 사람은 자기 자신이다. 몸에서 대변이 처리되는 과정은 소화 기관과 식단이 다른 만큼 사람마다 제각각이다. 그래서 항문 성교를 받기 전날에는 식단을 조절해 소량의 가벼운 식사만 하는 이들도 있다. 사람마다 항문이나 직장, 소화기관 사정이 다르므로 항문 성교를 준비하는 과정 역시 여러 가지일 수밖에 없다.

다음 단계는 손을 씻고, 상처를 내지 않기 위해 손톱을 다듬는 일이다. 항문과 관계된 모든 성행위 전후에 손을 깨끗이 씻으면 세균의 전염을 막을 수 있다. 그리고 늑대인간 같은 손톱이 항문을 파고드는 것을 원하는 사람은 아무도 없다.

만약 긴 손톱을 유지하고 싶다면 손톱 끝에 작은 솜뭉치를 끼우고 솜이 움직이지 않도록 조심스럽게 장갑을 낀다. 짜잔. 매니큐어도 망치지 않고 항문도 보호할 수 있다.

장갑은 항문 성교를 위해 언제나 좋은 선택이다. 장갑을 끼면 세면대로 계속 달려가 손을 씻을 필요가 없다. 오염도 방지하면서 갑작스러운 중단도 막아준다. 손에 꼭 맞는 라텍스 장갑을 추천한다. 라텍스에 민감하다면 라텍스가 없는 니트릴 장갑을 대신 사용하도록 한다.

열상을 방지하는(그리고 항문 성교를 훨씬 더 기분 좋게 만드는) 가장 좋은 방법은 윤활제를 많이(진짜로 많이) 사용하는 것이다. 손가락이든 섹스 토이든, 무엇을 삽입하든 간에 모든 유형의 항문 삽입 행위에는 윤활제가 필수적이다. 윤활제는 항문 성교의 영웅이다. 누구도 이를 부정할 수 없을 것이다. 항문은 스스로 윤활액을 분비하지 않기 때문에 윤활제를 넉넉히 바르지 않고 항문에 무언가를 넣으려고 하면 고통스러운 데다가 항문을 다칠 수 있다. 윤활제를 충분히 발랐다 생각하더라도 그 양의 두 배를 더 바르기를 바란다. 진심이다.

항문에 사용하기 가장 좋은 종류는 실리콘 성분이 함유된 제품이다. 윤활 기능이 오랫동안 지속되므로 수성 윤활제처럼 자주 덧바를 필요가 없다. 다만 실리콘 윤활제는 실리콘 재질의 섹스 토이를 녹일 수 있다. 실리콘 섹스 토이를 사용하고 있다면 수성 윤활제를 선택하고 자주 덧바르도록 한다. 또 콘돔이 찢어질 수 있으므로 유성 윤활제는 절대적으로 피해야 한다.

항문 성교 중에는 마취 크림을 사용하지 않아야 한다는 사실도 꼭 기억해야 한다. 항문은 민감한 부위이다. 약간이라도 마비되면 다칠 가능성이 커진다. 게다가 쾌감을 느끼는 감각도 둔해진다. 그런 것이 누구한테 필요하단 말인가?

마지막으로 감염을 피하고자 꼭 지켜야 할 규칙이 있다. 절대 두 번 넣지 않는 것이다! 칩을 소스에 찍어 먹을 때보다 항문 성교를 할 때 더 중요한 규칙이다. 음경이나 손가락, 섹스 토이가 항문에 닿았다가 다시 음부나 입과 접촉한다면 박테리아나 세균에 감염될 가능성이 매우 커진다. 당연한 말이지만, 혼자서 항문 플레이를 할 때도 마찬가지이다.

항문과 관련된 성적 행위를 마친 후에는 비누와 물을 사용해 깨끗하게 씻도록 한다. 파트너가 있다면 함께 샤워해도 재미있을 것이다. 원한다면 그 후 다른 성행위로 자유롭게 넘어갈 수도 있고 말이다.

항문 성교에는 콘돔을 필수적으로 사용해야 한다. 혹시라도 항문이 찢어지면 감염의 위험성이 높아지기 때문이다. 아날링구스를 하고 싶다면, 덴탈 댐을 사용하길 강력하게 권한다. 또 항문 성교는 둘 다 술에 취하지 않고 맑은 정신일 때 하는 것이 가장 좋다. 사람들 사이에서 긴장을 풀기 위해 미리 특정 약물을 복용하는 유행이 번지고 있지만, 이런 행동은 위험할 수 있다. 약물에 취한 상태에서는 자신의 감각이나 파트너의 신호에 주의를 기울이지 못할 수 있으며, 그렇게 되면 너무 빨리 움직이거나 너무 금방 끝날 수 있다. 긴장을 푸는 것만큼이나 몸의 감각을 알아차리고 현재에 집중하는 것도 중요하다. 편안해질수록 두 가지 다 할 수 있을 것이다.

항문 훈련

자, 이제 몸도 깨끗이 씻었고 앞선 준비 과정도 다 마쳤다. 미안하지만 아직 항문 삽입을 시작해서는 안 된다. 항문 삽입에 있어서는 그 어느 때보다 천천히 하는 것이 중요하다. 이토록 사적이고 은밀한 부위에 무언가를 넣는 데 익숙해지려면 몸과 마음을 훈련하는 시간이 좀 필요하다.

우리는 조금이라도 긴장하거나 불안하면 괄약근에 힘을 주는 경향이 있다. 처음부터 갑자기 항문 삽입을 시도하면 아마 몸이 긴장할 것이다. 이러면 삽입은 쾌감이 아니라 고통을 불러올 뿐이다. 우리가 확실히 피해야 할 상황이라고 할 수 있다. 그리고 괄약근은 의도적으로 힘을 주지 않더라도 대개 꽉 조여진 상태이다. 다리 찢기를 시도하기 전에 준비운동을 하고 천천히 도전하는 것처럼, 괄약근도 충분히 강하고 유연한지 확인해보아야 한다.

항문 자극에 정신적으로 편안해지는 것도 중요하다. 특히 수치심을 넘어서기 위해 노력하고 있다면 말이다. 파트너와 함께 시도하기 전에, 적어도 몇 번 정도는 혼자서 연습하며 정신적·신체적으로 익숙해질 필요가 있다. 약 4~6주 정도 미리 연습하면 가장 좋다.

앞서 말한 이유 외에도, 혼자서 항문 플레이를 시작하면 자신이 좋아하는 감각과 싫어하는 감각을 잘 알 수 있다. 그러면 나중에 자신의 선호도를 파트너에게 말해줄 수 있다. 삽입되었을 때의 느낌을 정확하게 이해하는 데도 도움이 된다. 자신이 삽입해야 하는 경우에도, 삽입되는 사람의 느낌을 확실히 알 수 있기에 두 사람 모두의 쾌락을 극대화할 수 있다.

파트너와 항문 성교를 시도할 생각이 없더라도, 항문 자위는 쾌감을 선사하고 자신의 몸을 알아가는 강력한 방법이다. 모든 형태의 쾌락을 경험하기 위해 다른 사람을 기다릴 이유가 없다.

항문 자위를 할 때 주의할 점은 긴장을 풀고 천천히 진행해야 한다는 것이다. 몸을 깨끗이 하고 필요한 시간과 공간을 충분히 마련해야 한다. 차분히 숨을 쉬며 신경을 안정시키고 자위를 시작하기 전 스스로에게 에로틱한 열기를 불어넣도록 한다. 촛불을 몇 개 켜고 좋아하는 섹시한 음악을 트는 것도 좋다. 욕망의 불을 지피는 데 도움이 되는 것이라면 뭐든지 하자.

항문이 아닌 다른 성감대를 손이나 섹스 토이, 혹은 둘 다를 사용해 충분히 자극하며 자위를 시작한다. 항문을 씻거나 만지는 손과 성기를 만지는 손을 구별해야 한다는 점을 반드시 기억해야 한다. 섹스 토이를 사용하거나 씻을 때도 마찬가지이다. 같은 말을 여러 번 반복하는 듯한데, 그만큼 중요하기 때문이다.

자신의 몸을 탐색하는 동안 '전통적인' 오르가슴을 먼저 느꼈다면 오히려 좋은 일이라고 할 수 있다. 항문 플레이를 시작하기 전, 가능한 많은 혈류가 그 부위에 몰리도록 성적으로 많이 흥분되면 좋기 때문이다. 음경 소유자에게는 항문 플레이를 즐기거나 심지어는 오르가슴을 경험하기 위해 발기를 할 필요가 없다는 사실을 말해주고 싶다!

이제 엉덩이로 향할 준비가 되었다면, 쉽게 그곳에 접근할 수 있는 편안한 자세를 취하기 바란다. 등을 대고 눕는다. 다리는 무릎을 구부려 발을 침대 위에 올려두거나 무릎을 옆으로 벌린다. 겁내지 말고 거울을 사용해 항문을 찾도록 한다. 눈으로 직접 보고 나면 그곳의 감각에 집중하는 데 도움이 된다.

자, 이제 호흡한다! 천천히 그리고 깊게. 호흡은 신경과 괄약근을 진정시키고 혈액 순환을 촉진한다. 지금 윤활제를 바른다. 중요한 절차니 절대 잊으면 안 된다.

손가락의 지문 부위를 사용해 괄약근 주위에 천천히 원을 그린다. 괄약근의 긴장을 풀고 힘을 주지 않도록 한다. 계속 문지르며 깊게 숨을 쉰다. 손가락을 하나 삽입한 다음, 어떤 느낌이 드는지 알아본다. 처음에는 조금만 넣고 괜찮아지면 더 깊게 집어넣는다. 어느 정도 넣는 것이 좋은지, 속도나 리듬은 어떻게 해야 좋은지, 다른 곳보다 더 민감하게 느껴지는 부위가 있는지, 언제 근육이 긴장하고 이완되는지 등에 주의를 기울인다.

음경 소유자는 전립선을 찾아본다. 전립선은 항문 입구에서 약간 안쪽 아래에 있다. 쓰다듬었을 때 어떤 느낌이 드는가? 부드럽게 눌렀을 때와 강하게 눌렀을 때, 언제 더 기분이 좋은가? 세게 눌렀을 때와 빠르게 눌렀을 때 중에서는?

상황에 충분히 적응되고 손가락을 하나 더 넣고 싶다면 그렇게 해도 좋다. 이때 다른 손이나 섹스 토이로 동시에 성기를 자극하면 더 좋다. 약간의 연습이 필요할 수 있지만, 이중 자극은 말도 안 되게 기분이 좋을 것이다.

자위하는 내내, 뛰어난 몸 알아차림 기술을 펼쳐 보이는 것을 잊지 말자. 완전히 낯선 신체 부위를 탐색하고 있으므로 상처입지 않고 정신 적 장애물을 넘을 수 있도록 세심한 주의를 기울이는 일이 무엇보다 중 요하다. "이것 참 역겨운데"라거나 "겁이 나" 같은 방해되는 생각이 불쑥 떠오를 수도 있으니 조심한다.

정신을 집중한 상태에서 그런 생각 대신 "기분 좋은데"나 "나는 내 성의 모든 측면을 탐구할 힘이 있어"라고 생각하면 자신감이 생긴다. 긍 정적인 생각과 함께 호흡을 이어간다. 자신의 행위를 자연스럽게 받아 들이면, 거슬리는 생각들은 사라지고 자신의 몸이 주는 새로운 차원의 성적 쾌락에 가까이 다가갈 수 있을 것이다.

오르가슴을 느끼지 못하더라도 걱정할 필요는 없다. 시간이 걸리 는 것이 당연하다. 자신의 성이 가진 새로운 면을 탐색했다. 게다가 자신 에 관해 새로운 것을 배웠을 것이다. 잘했다!

항문 오르가슴에 도달했다면, 몸 알아차림 기술을 활용해 귀중한 데이터를 잘 모아놓아야 한다. 괄약근이 조여지고 움찔거리는지 느껴보 도록 한다. 오르가슴에 도달한 **후**, 몸에서 일어나는 일에도 주의를 기울 여야 한다. 항문이 이완되는가 아니면 다시 꽉 조여지는가? 이런 사항들 은 파트너와 항문 플레이를 하려면 꼭 알아두어야 할 귀중한 정보이다. 항문이 꽉 조여지는 경우라면 항문 오르가슴이 오는 동안 파트너는 가 만히 있어야 하며, 오르가슴이 지나간 다음 천천히 그리고 부드럽게 섹 스 토이, 손가락, 음경 등을 빼내야 한다. 혼자서 항문 자위를 할 때도 마 찬가지이다.

항문 자위를 할 때 처음 몇 번은 손가락만 사용하기를 강력하게 권한다. 그리고 이제 다음 단계로 넘어가면⋯⋯

항문용 섹스 토이

항문 성교가 유행처럼 번지고 있지만, 항문용 섹스 토이는 아직 대중적이지 않다. 앞으로 더 많은 선택지가 나오겠지만, 지금도 혼자서 혹은 파트너와 함께 사용할 수 있는 여러 좋은 제품들이 있다. 개중에는 항문 훈련 키트도 있다. 일반적으로 이 편리한 키트는 세 가지 크기의 장난감을 갖추고 있어, 단계적 연습이 가능하다.

혹시나 해서 다시 한번 말해두는데, 항문 삽입용으로 제작되지 않은 물건은 아무것도 항문에 넣어서는 안 된다. 항문에 삽입하는 모든 섹스 토이는 자칫 몸속으로 들어가지 않도록 넓적한 밑판이 있어야 한다. 아래에 몇 가지 재미있고(안전한) 선택지가 있다.

엉덩이 마개

항문 플레이 초보자를 위한 입문용 섹스 토이이다. 엉덩이에 삽입한 후 그대로 두도록 만들어진 제품이다. 엉덩이 마개는 괄약근을 늘려, 나중에 이곳에 삽입하는 행위를 수월하게 느끼도록 도와준다. 이 제품을 넣었을 때의 꽉 찬 느낌은 정말로 일품이다.

다양한 모양과 크기의 제품이 출시되어 있다. 윗부분은 좁지만 아래로 내려갈수록 커지며 넓적한 밑판이 달려 있다는 공통적인 특징이 있다.

처음 사용한다면 상대적으로 작고 길이가 짧은 제품으로 시작해 점차 크기를 늘려가는 편이 좋다. 사용에 익숙해지고 괄약근이 적응한 듯싶다면, 더 두껍고 긴 제품이나 원한다면 진동 기능까지 갖춘 제품을 찾아보는 것도 추천한다. 물론 항문에서 느껴지는 진동을 좋아하는 사람도 있지만, 너무 지나치다고 생각해 꺼리는 사람도 있다.

엉덩이 구슬

항문에 삽입하는 제품으로, 실리콘 재질 구슬이 5~10개 정도 실로 이어져 있다. 처음 넣는 구슬은 작은 크기이고, 뒤로 갈수록 점점 크기가 커진다. 엉덩이 마개와 달리 엉덩이 구슬은 꽉 찬 느낌보다는 불꽃놀이 같은 감각을 선사한다.

가장 큰 쾌감을 얻는 방법은 원하는 만큼 많은 구슬을 삽입한 다음, 오르가슴을 느끼는 동안 한 번에 하나씩 빼내는 것이다. 괄약근은 구슬이 하나씩 빠질 때마다 꽉 조이며 오르가슴을 느낄 때 나타나는 근육 수축을 강화한다.

다시 한번 말하지만, 엉덩이 속으로 물건이 들어가버리기를 바라는 사람은 없을 것이다. 쉽고 안전하게 제거할 수 있도록 끝에 고리나 T자형 손잡이가 달린 제품을 선택해야 한다.

항문용 딜도

이 제품은 좀 더 숙련자를 위한 섹스 토이로, 종종 삽입한 다음 계속해서 찔러 자극을 주는 것이 목적이다. 다른 종류의 섹스 토이처럼 삽입을 위해 윗부분을 가늘게 처리하지 않았다. 즉 이 섹스 토이를 사용하기 위해서는 상대적으로 작은 엉덩이 마개나 구슬보다 더 큰 물건을 받아들일 준비가 되어 있어야 한다.

안전하게 딜도를 제거해야 하므로 역시 넓은 밑판이 달린 제품을 찾아야 한다. 항문에는 평범한 딜도를 사용하지 않는 편이 바람직하다. 항문 삽입을 위해 특별히 제작된 제품을 구입하도록 한다.

페깅 세트

항문용 딜도를 한 단계 더 발전시킨 제품이다. 흔히 '스트랩온'strap-on이라고 불리는데, 딜도가 착용 가능한 하네스에 단단히 고정되어 있다. 팬티 모양의 '페깅 팬티'도 있는데, 딜도가 같이 부착되어 있는 것과 자신의 딜도를 직접 부착할 수 있게 디자인 된 것 두 종류가 있다.

전립선용 섹스 토이

전립선을 자극하기 위해 특별히 제작된 여러 종류의 섹스 토이도 출시되어 있다. 이런 제품에는 전립선 마사지기, 항문용 진동기구, 전립선에 닿도록 디자인된 곡선형 엉덩이 마개 같은 것들이 있다. 더 큰 자극을 위해 전립선의 내부와 외부를 동시에 자극하는 진동 전립선 마사지기와 섹스 토이도 있다.

의사소통과 동의

파트너와 함께 항문 플레이를 탐구할 준비가 되었다면, 이야기를 꺼내기 위해 앞서 배운 의사소통의 기술을 실천해야 한다. 절대로 침대에서 파트너를 쳐다보며 불쑥 "어이, 자기, 항문 플레이 할래?"라고 말해서는 안 된다. 타이밍, 말투, 장소를 기억하는가? 이 세 가지를 염두에 두고, 생산적인 대화를 나눌 수 있는 가장 좋은 기회를 스스로 만들어내야 한다.

파트너와 항문 플레이에 관한 대화를 나눌 때는 한 가지 오래된 격언을 염두에 두길 바란다. "최선을 다하되 최악의 상황에도 대비하라, 그리고 어떠한 결과도 받아들여라." 여러분에게도 이 말이 도움이 되길!

많은 커플에게 항문을 탐색하는 행동은 궁극적인 신뢰의 구축을 의미한다. 여기에는 엄청난 협력과 친밀감, 원활한 의사소통이 필요하다. 대화의 목적은 **함께** 항문 플레이를 하고 싶은 이유를 분명하게 밝히는 것이다.

아마도 여러분은 항문 플레이를 항상 시도해보고 싶었고 마침내 함께 할 만큼 파트너를 신뢰하게 되었을지도 모른다. 또는 이 부위를 함께 탐색하면 성적 연결감을 더 깊게 만드는 데 도움이 될 것이라고 느꼈을 수도 있다. 파트너에게 자신이 이 특정 성행위에 감정적으로 끌리는 이유를 털어놓음으로써 생산적인 대화를 나눌 수 있을 것이다.

혼자 이 부위를 탐색하며 얻은 깨달음도 알려주자. 어떤 점이 좋았는가? 파트너가 좋아할 만한 행위라고 생각한 이유는 무엇인가? 손가락이나 섹스 토이가 마음에 들었는가? 파트너에게 여러분의 탐색 과정을 알려줌으로써 여러분이 이 행위에 얼마나 신중하게 접근하고 있는지를 보여줄 수 있다.

항문 플레이는 대부분의 사람들에게 여전히 생소한 성행위이다. 그래서 파트너가 그 생각에 익숙해지기까지는 시간이 걸릴 수 있다. 파트너와 함께 하는 항문 플레이는 두 사람 모두가 열정적일 때만 가치가 있다. 단지 한쪽이 다른 쪽을 기쁘게 하려고 하는 행위가 되어서는 절대 안 된다.

파트너의 첫 반응이 싫다거나 아직은 꺼려지는 것처럼 보이면, 그 대답을 우아하게 받아들여야 한다. 이미 나누고 있는 성적 연결감의 긍정적인 면에 초점을 맞추고 상대방이 마음을 열 때까지 조금 더 기다리자. 어쩌면 상대가 결코 들어주지 않을 수도 있다는 사실도 받아들여야 한다. 이때는 혼자서 계속 탐색할 수 있으며, 결국에는 파트너와 함께 하는 항문 플레이가 자신에게 얼마나 중요한지를 확인할 수 있게 될 것이다.

반대의 경우, 즉 파트너가 좋아한다면, 축하를 보낸다! 그러나 잠깐, 아직 대화를 끝낼 때가 아니다. 항문 플레이의 종류는 다양하다. 어떤 항문 플레이를 함께 하길 원하는지를 확실하게 정해야 한다.

파트너가 약간의 손가락 자극은 환영하지만, 아날링구스나 삽입은 불편하게 느낄 수도 있다. 혹은 한 사람은 삽입하고 싶어 하지만, 다른 사람은 삽입 당하고 싶지 않을 수도 있다. 그 반대의 경우도 물론 생길 수 있다. 행위를 시작하기 전에 이런 모든 사항을 미리 알고 있어야 그 시간을 편안하게 즐길 수 있다.

이런 상황을 엉덩이를 위한 '좋아, 싫어, 아마도' 게임으로 바꿔보아도 재미있을 것이다. 자신은 혼자 많은 탐색을 해서 익숙하겠지만, 파트너에게는 완전히 낯선 행위라는 사실을 명심해야 한다. 항문 플레이용 메뉴를 만들면, 파트너는 각각의 행위를 찬찬히 생각해본 후 유쾌한 방식으로 확실한 경계를 알려줄 것이다. 메뉴에는 아래와 같은 엉덩이 중심 활동이 포함되면 좋다.

- ✧ 볼기 치기 또는 스팽킹
- ✧ 엉덩이 깨물기
- ✧ 항문 마사지 하기/받기
- ✧ 아날링구스 또는 항문 핥기/받기
- ✧ 항문 성교: 손가락/음경/딜도 삽입 당하기
- ✧ 항문 성교: 손가락/음경/딜도 삽입하기

초보자가 항문 성교를 긍정적으로 받아들이기 위한 또 하나의 방법은 항문 성교를 바람직하고 사실적으로 묘사하는 윤리적 포르노를 함께 시청하는 것이다. 특히 본인들과 일치하는 성을 가진 커플(음부 소유자와 음경 소유자, 음경 소유자와 음경 소유자, 혹은 음부 소유자와 음부 소유자)이 나오는 영상을 보면 좋다.

마지막으로, 행위를 할 때는 대화를 많이 나누어야 한다는 점을 기억하자. 항문 플레이는 놀라운 느낌을 선사한다. 다만 그 감각들이 생소하기에 너무 빨리 진행하면 때로는 불편하거나 심지어는 아플 수도 있다. 충분할 만큼 천천히 진행하고 있는지 모르겠다면 실수를 하더라도 차라리 속도를 더 늦추는 편이 나을 것이다. 모든 것이 괜찮은지 계속해서 서로 확인을 주고받으며 파트너의 반응, 몸짓, 언어적 신호에 끊임없이 주의를 기울여야 한다.

안전을 위한 암호를 미리 정하는 것도 좋은 방법이다. 이 단어를 멈추고 싶은 순간에 말하면 된다. 둘 중 하나라도 갑자기 고통을 느끼면 정해진 암호를 말한다. 그러면 상대방은 하던 행동을 즉시 멈춰야 한다는 사실을 알 수 있다. 준비가 잘 되어 있고 천천히 진행한다면 아마도 갑작스러운 통증을 겪지는 않겠지만, 만약을 대비해 안전장치를 마련해두는 편이 바람직하다.

기억하기 쉬운 암호로는 초록, 노랑, 빨강 같은 신호등 색깔이 있다. 짐작하듯 초록은 계속하기, 노랑은 속도를 늦추거나 조심해서 진행하기, 빨강은 멈추라는 의미이다. 이런 암호는 항문 플레이를 할 때뿐만 아니라 모든 성행위를 진행할 때도 유용하다.

이제, 드디어 기다리던 행위를 만나볼 준비가 되었다! 시작할까?

파트너와 함께 하는 항문 성교

커플이 안전하고 짜릿한 항문 성교를 즐기기 위해 가장 중요한 요소는 서로 간의 신뢰, 원활한 의사소통, 마음의 이완이다(물론 윤활제도). 마음과 몸은 연결되어 있다는 것을 기억하자. 심호흡을 하고 마음이 편안해지면 괄약근도 이완된다. 마음이 열려 있고 침착하며 서로 신뢰하는 상태에서는 모든 것을 내려놓고 엉덩이가 선물하는 놀라운 감각을 즐기기가 훨씬 쉬워진다.

항문 자위를 준비할 때처럼 항문 성교 전에도 전신 이완 운동을 권한다. 숨쉬기 운동이나 목욕을 하고, 파트너와 번갈아 마사지를 해주면 좋다. 긴장을 풀고 몸의 감각에 집중하는 데 도움이 되며 **내가** 좋아하는 것은 무엇이든 괜찮다.

혹시 모를 사태에 대비해 침대에 수건을 깔아두는 것도 좋다. 지저분해지는 것은 당연하며, 일어날 수 있는 일이다. 그리고 이렇게 하면 깨끗한 시트를 더럽힐까 걱정할 필요도 없어진다.

준비가 되었다면 정성스럽게 전희를 한다. 근육이 이완되고 혈액순환이 활발해지려면, 가능한 성적으로 많이 흥분되어야 한다. 이 단계에서는 평소대로 하면 좋다. 항문 플레이로 향하는 좋은 디딤돌이 되어줄 것이다.

항문 마사지/손가락 애무

초심자를 위한 항문 플레이인 항문 마사지는 대체적으로 이 부위에 호기심을 갖고 있는 사람들이 가장 먼저 도전하는 행위이다.

파트너에게 항문 마사지를 시도할 때는 먼저 손가락으로 상대방의 항문을 부드럽게 쓰다듬으며 주변에 작은 원을 그린다. 그리고 손가락 하나로 항문 입구를 문지른다. 파트너에게 어떤 느낌인지 물어보며, 파트너의 소리와 몸짓에 주의를 기울여본다. 쾌감에 신음하는가? 아니면 숨을 참으며 긴장하고 있는가? 항문 플레이 중에는 상처가 쉽게 생기므로, 계속 대화하며 상대방의 상태를 확인해야 한다.

파트너가 동의하면 항문 마사지에서 손가락 애무로 천천히 바꾼다. 처음에는 손가락 한 개를 첫 번째 마디까지만 집어넣는다. 반응이 괜찮으면 손가락을 두 개 혹은 그 이상으로 늘려 상대방이 원하는 만큼 깊숙이 삽입한다. 혼자 자위할 때 이미 경험해본 단계를 똑같이 따라 파트너의 의견을 받아들이며 항문 마사지에서 시작해 손가락 애무로 점점 발전시켜나가면 된다.

전립선 플레이

음경 소유자의 전립선을 손가락으로 자극해볼 수도 있다. 음부 소유자에게 이 행위는 음경 소유자가 G-영역을 찾는 일만큼이나 어렵고 무섭게 느껴지지만, 실제로는 그렇지 않다. 그러니 긴장을 풀고 재미있게 즐겨보자.

먼저 제일 긴 손가락을 항문 안으로 서서히 밀어넣는다. 전립선은 항문 입구의 아래쪽에서 약간 안으로 들어가면 있다. 호두 크기의 단단한 분비샘이 느껴질 것이다. 상대방이 이미 성적으로 흥분한 상태일 때는 더 쉽게 찾을 수 있다.

찾았다면 부드럽게 그 부위를 쓰다듬는다. 전립선은 약하게 시작해 점차 강해지는 자극을 좋아한다. 전립선을 쓰다듬으면서 회음도 엄지로 부드럽게 문지른다. 이렇게 하면 전립선의 내부와 외부를 모두 자극할 수 있다. 참고로 파트너가 항문에 무언가를 삽입하는 행위를 꺼린다면, 회음을 눌러 전립선에 외부 자극만을 준다. 회음에서 시작해 점차 성기로 올라가며 애무해도 좋다.

잠시 후 전립선을 약간 더 세게 누르며 파트너의 반응을 확인한다. 파트너가 원을 그리는 움직임을 좋아하는가? 위아래로 움직일 때의 반응은? 아니면 좌우로 움직이는 것을 좋아하는가? 파트너가 매우 흥분한 듯 보이면 계속해서 같은 동작을 반복하면 된다. 이 움직임은 거의 항상 오르가슴을 보장한다.

A-스폿 자극

음부 소유자를 대상으로는 전질천장, 즉 'A-스폿'을 찾아볼 수 있다. G-영역과 A-스폿이 실제로는 질과 요도까지 뻗어 있는 음핵의 뒷부분이라는 주장이 있다. 일부 전문가들은 많은 음부 소유자의 G-영역이 다른 사람보다 조금 더 안쪽에 있을 뿐인데 그 부위를 A-스폿이라고 여기는 것이라고 본다. 개인적으로 나는 G-영역에 음핵 신경과 기타 성감대의 신경이 한데 뭉쳐 있다고 생각한다. 그래서 나는 항문 플레이가 이 부위에 접근할 수 있는 좋은 방법이며 강력한 오르가슴을 불러온다고 말하고 싶다.

이 부위를 자극하기 위해서는 손가락을 항문 깊숙이 편안하게 느껴지는 곳까지 천천히 집어넣는다. 손가락을 G-영역이 있는 배를 향해 앞쪽으로 약간 구부린다. 그곳에서 2.5~5센티미터 정도 들어간 곳이 소위 A-스폿이다. 그러나 이 부위를 촉각으로 느낄 수는 없을 것이다. 신경종말이 가득한 이 부위는 질의 내부에 있으며, 음부 소유자를 매우 빠르게 흠뻑 젖도록 만든다.

이 부위를 손가락으로 가볍게 누르면서 동시에 위아래 그리고 좌우로 쓰다듬는다. 음부에서 촉촉함이 느껴진다면 좋은 신호이다. 파트너가 어떻게 쓰다듬는 것을 좋아하는지 확인한다.

실제로 A-스폿 자극에 대한 음부 소유자들의 반응을 조사한 연구가 있다. 피실험자의 약 40퍼센트가 오르가슴을 느꼈으며, 거의 80퍼센트가 애액 분비의 증가를 경험했다. 이 결과는 삽입 성교보다 항문 자극으로 오르가슴을 느끼는 음부 소유자가 더 많다는 것을 의미한다!

아날링구스

엉덩이에 하는 오럴은 사람들의 의견이 극단적으로 갈리는 주제다. 가장 좋아하는 성행위라고 말하는 사람들만큼이나 백만 년이 지나도 어림없다고 말하는 사람들도 존재한다.

그래, 자신의 항문과 혀이니만큼 자기 마음대로 살면 된다. 원치 않는 일을 해야 한다는 압박감을 느껴서는 안 된다. 개인적인 의견을 밝히자면, 누구든 깨끗한 몸과 의지만 있다면 시도해보지 않을 이유가 없다고 생각한다. 우리 몸은 정말로 많은 쾌락을 느낄 수 있는 능력을 지녔다. 가능한 쾌락을 모두 탐색하지 않는다면 이런 능력을 낭비하는 것이다.

물론 이런 쾌락을 건너뛰고 싶은 때도 있을 것이다. 배탈이 났거나 항문과 대장에 궤양, 상처, 치질 같은 질환이 있다면 나중을 위해 미뤄도 좋을 것이다. 이런 문제가 없다면 아날링구스는 항문 애무에 익숙해지는 좋은 방법이다. 받는 사람에게는 상당히 긍정적으로 느껴지는 멋진 수용의 순간이기도 하다.

아날링구스의 또 다른 좋은 점은 우리 모두 항문과 혀를 지니고 있다는 것이다. 성기의 종류와 상관없이 누구나 같은 부위를 애무하고 애무 받을 수 있는 성행위이다. 즉 아날링구스를 받아본 경험이 있는 사람은 어떻게 하면 기분 좋은지 알고 있기에 자신의 파트너에게 같은 애무를 해줄 수 있다. 특별히 뜨겁고 멋진 유대감을 쌓을 수 있다.

파트너에게 아날링구스를 해주고 싶다면 먼저 적절한 자세를 취하도록 한다. 뒤에서 접근하는 경우, 받는 사람은 배를 깔고 엎드린 채 엉덩이만 높이 들거나 네 발로 엎드린 자세를 취한다. 앞으로 접근하고 싶다면 받는 사람은 등을 대고 누워 엉덩이 밑에 베개를 넣는다. 아니면 애무를 하는 사람이 눕고 받는 사람이 누운 사람의 얼굴 위에 등을 돌리고 앉는 '역 얼굴 앉기 자세'를 취할 수도 있다.

지금이 윤활제를 꺼낼 때이다. 맛이 나는 윤활제를 사용해보면 어떨까? 이제 구강성교와 마찬가지로 모든 준비가 다 되었다. 혀로 항문 주위에 원이나 반원을 그리거나 위아래 방향으로 핥는다. 또는 혀끝을 항문 입구에 밀어넣어본다. 강도를 달리해 눌러보며 상대방의 반응을 확인한다. 혀에 힘을 주어 혀끝만 사용하거나 힘을 빼고 혀 전체를 부드럽게 사용한다.

겁내지 말고 손도 사용한다. 더 가깝게 다가가기 위해 양쪽 볼기를 벌릴 때만 손을 쓰지 말고, 손으로 음경이나 음부를 애무하면 좋다. 숙련자를 위한 기술이지만 상대방은 확실히 좋아할 것이다.

애무하는 내내 받는 사람이 보내는 신호와 항문이 보이는 변화에 주의를 기울여야 한다. 받는 사람이 성적으로 더욱 흥분하면 괄약근이 부드러워지고 넓어지는 것을 알아챌 수 있다. 전부 이 애무를 즐기고 있다는 좋은 신호이다.

아날링구스를 마친 후에는 잠깐 손을 씻고 숨을 고른다. 그 후 원하는 성행위로 옮겨가면 된다. 가능하다면 쇼의 주인공으로 항문 플레이도 고려해보자.

항문 성교

우선 모든 행위를 다 해야 한다는 부담감은 내려놓길 바란다. 특히 지금은 말이다. 항문 핥기나 손가락 애무만 해도 괜찮다. 천천히 진행해야 한다는 점만 잊지 말자. 처음 몇 번은 핥기나 마사지만 한 다음, 느낌이 괜찮을 때만 삽입 행위로 넘어가기를 추천한다. 이 모든 일들은 쾌락을 탐색하기 위함이지 숙제가 아니다.

삽입을 원한다면 음경이나 섹스 토이를 사용할 수 있다. 어느 쪽이든 삽입 당하는 사람이 성적으로 매우 흥분한 상태인지를 먼저 확인해야 한다. 많은 심호흡이 필요하며, 성기에도 혈류가 많이 모여든 상태여야 한다. 윤활제도 듬뿍 바르길 바란다. 정말이지 이 사항은 아무리 강조해도 지나치지 않다.

아무리 많이 흥분하고 윤활제를 넉넉히 발랐어도 처음에는 얕게 삽입해야 한다. 끝만 살짝 넣은 다음 천천히 움직인다. 생각보다 더 느리게 진행하는 것이 좋다. 조금이라도 아픔이 느껴지면 바로 멈춘다. 윤활제를 추가로 바르고 체위를 바꾸거나 5번 숨을 쉬고 서로의 기분을 살핀다.

좀 더 경험이 쌓이고 더 깊은 삽입과 찌르는 동작으로 넘어가고 싶을 때는 작은 삽입 도구(손가락, 항문 구슬 등)를 이용해 항문이 그 감각에 익숙해지도록 연습하는 게 좋다. 일단 이런 작은 물건이 괜찮아져야 더 큰 도구를 더 빠르게 삽입할 수 있다.

다른 섹스와 마찬가지로, 각각 장단점이 있는 다양한 체위를 시도할 수 있다. 특히 삽입 당하는 항문 성교가 처음인 초보자라면 가능한 편안하고 느긋한 느낌의 체위를 선택해야 한다. 다음은 몇 가지 시도해볼 만한 훌륭한 체위들이다.

깊은 숟가락 체위 Deep Spoon

많은 초보자들이 편안하게 느끼는 체위이다. 삽입 당하는 사람이 옆으로 누워 있으면, 삽입하는 사람은 '큰 숟가락'이 되어 뒤편에서 옆으로 눕는다. 이 체위는 삽입 당하는 사람('작은 숟가락')의 항문 근육이 이완되기 쉽다는 장점이 있다. 또 달콤하고 낭만적인 느낌을 주어 극복하고 싶은 정신적 장애물을 없애는 데 도움이 되는 자세다.

얼굴 파묻기 Facedown

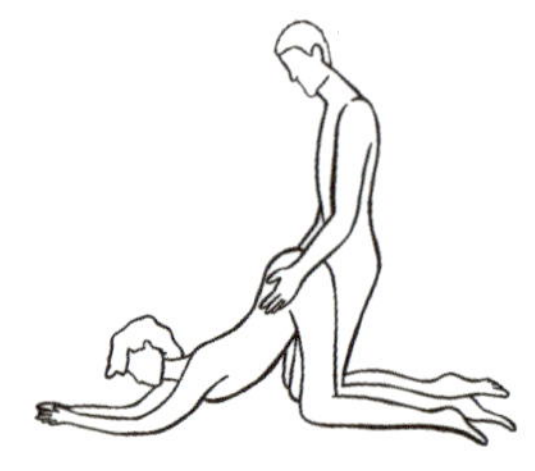

초보자를 위한 또 다른 환상적인 체위이다. 삽입 당하는 사람은 얼굴을 아래로 하고 다리를 살짝 벌려 엎드린다. 또는 한쪽 다리를 구부려 베개 위에 올려놓아도 좋다. 이 체위에서 삽입하는 사람은 엉덩이에 접근하기가 수월하며 손으로 체중을 쉽게 지탱할 수 있다.

눈을 마주치지 못하기 때문에 항문 성교가 더럽다거나 잘못되었다는 생각이 남아 있는 사람들에게는 부담스러울 가능성이 있는 자세이다. 이때는 계속 서로의 기분을 살펴보며 신체적·정신적으로 모두 괜찮은지 확인하는 일이 더욱 중요하다.

선교사 체위 2.0

이 체위는 전통적인 선교사Missionary 체위, 즉 정상위와 비슷하지만 섹시한 항문 성교를 위해 살짝 변형된 자세이다. 원래의 체위를 취한 다음,

삽입 당하는 사람은 두 다리를 들어 올려 삽입하는 사람의 어깨 위에 올려놓는다. 이렇게 하면 더 쉽게 삽입이 가능하고 친밀감을 위한 눈 맞춤도 많이 나눌 수 있다.

선 후배위

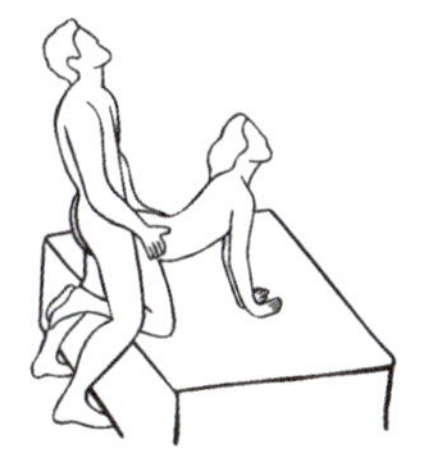

이 체위는 일반적인 서서 하는 후배위와 완전히 똑같다. 다만 삽입하는 부위만 다를 뿐이다. 삽입 당하는 사람이 벽이나 가구 같은 안정된 물체에 체중을 맡기면, 삽입하는 사람이 뒤에서 삽입한다. 삽입하는 사람은 손이 자유롭기 때문에 상대방의 성기나 가슴, 또는 다른 성감대를 자극할 수 있다.

일을 마치면 수건을 세탁기에 넣고 섹스 토이와 손을 비누와 물로 씻는다. 항문 바깥쪽(삽입 당하는 쪽)과 음경 또는 섹스 토이(삽입하는 쪽)도 반드시 씻어야 한다.

염증이나 가벼운 상처가 생겼다면(가끔 일어난다), 3~5일 정도 휴식을 취한다. 대변이 부드러운 경우에만 화장실을 가도록 한다. 필요하다면 대변 연화제나 항문의 내벽을 진정시키는 코코아 버터로 만든 좌약을 사용한다. 5일 정도 지나면 상태가 나아지기 시작할 것이다. 차도가 없다면 필요한 처치와 보살핌을 받을 수 있는 병원을 방문한다.

보살핌과 관련해 절대로 빼먹어서는 안 되는 중요한 행동이 하나 더 있다.

성교 후의 보살핌

성교 후의 보살핌 혹은 후희後戲는 성행위 후 서로의 기분을 살피고 유대감을 나누는 수단이다. 이런 행동은 친밀감을 높이며, 섹스 후 긴장을 풀고 휴식을 취하는 데도 도움이 된다. 포옹, 베갯머리 대화, 같이 샤워하기, 키스, 서로 마사지해주기, 파트너에게 간식이나 물 한 잔 갖다주기 같은 행동은 모두 성교 후 보살핌의 좋은 예이다.

아직 해본 적이 없다면, 이제라도 의도적으로 성교 후 보살핌을 해보길 권한다. 항문이 남달리 연약한 신체 부위임을 고려할 때, 항문 성교 후 보살핌은 특히 중요하다. 이런 보살핌은 성관계 중에 일어난 일과 상관없이 자신이 안전하고 존중받고 있다고 느끼게 만든다.

상대방을 감정적으로 보살펴주고 싶다면, 다음과 같은 행동을 시도해보자.

◇ 함께 심호흡하기. 눈을 감고 호흡을 하며 마음을 가라앉힌다.

◇ 껴안기. 대담하고 관능적인 분위기를 떠나 안전하고 편안한 에너지를 느끼며 서로의 품 안에서 시간을 보낸다.

◇ 대화하기. 성행위 중 좋았던 점과 싫었던 점을 서로 이야기한다. 모든 섹스 후 나누는 이런 대화는 건강한 습관이다. 특히 둘 중 하나 또는 둘 다 처음인 항문 성교 후에는 더욱 필요하다.

✤　✤　✤

항문 플레이를 탐색하고 도전하는 행동은 섹스 IQ의 모든 영역을 성장시킨다. 몸의 감각에 주의를 기울이면 낯선 신체 부위에서 새롭고 짜릿한 쾌감을 느낄 수 있다. 건강한 몸과 마음은 이런 도전을 기꺼이 받아들인다. 서로 협력하는 이러한 성행위는 커플의 친밀감과 유대감을 향상한다. 자기 이해 능력을 갖춘 사람은 자신이 항문 성교를 진정으로 좋아하는지 그 여부를 잘 알아차릴 수 있다. 그리고 그러한 자신을 받아들일 때, 우리는 이 행위를 하며 수치심이 아니라 관능적인 자부심을 얻는다.

항문 플레이는 엉덩이에서 폭발적인 쾌감을 얻도록 돕는다. 한번 시도해보면, 생각보다 훨씬 더 큰 성적 쾌감을 느낀다는 사실을 발견할 것이다.

그리고 이제 도전적인 마음가짐을 지니고, 다음 장에서 조금, 어쩌면 조금 많이 변태적인 새로운 쾌락을 탐험하고 즐기러 떠나보자.

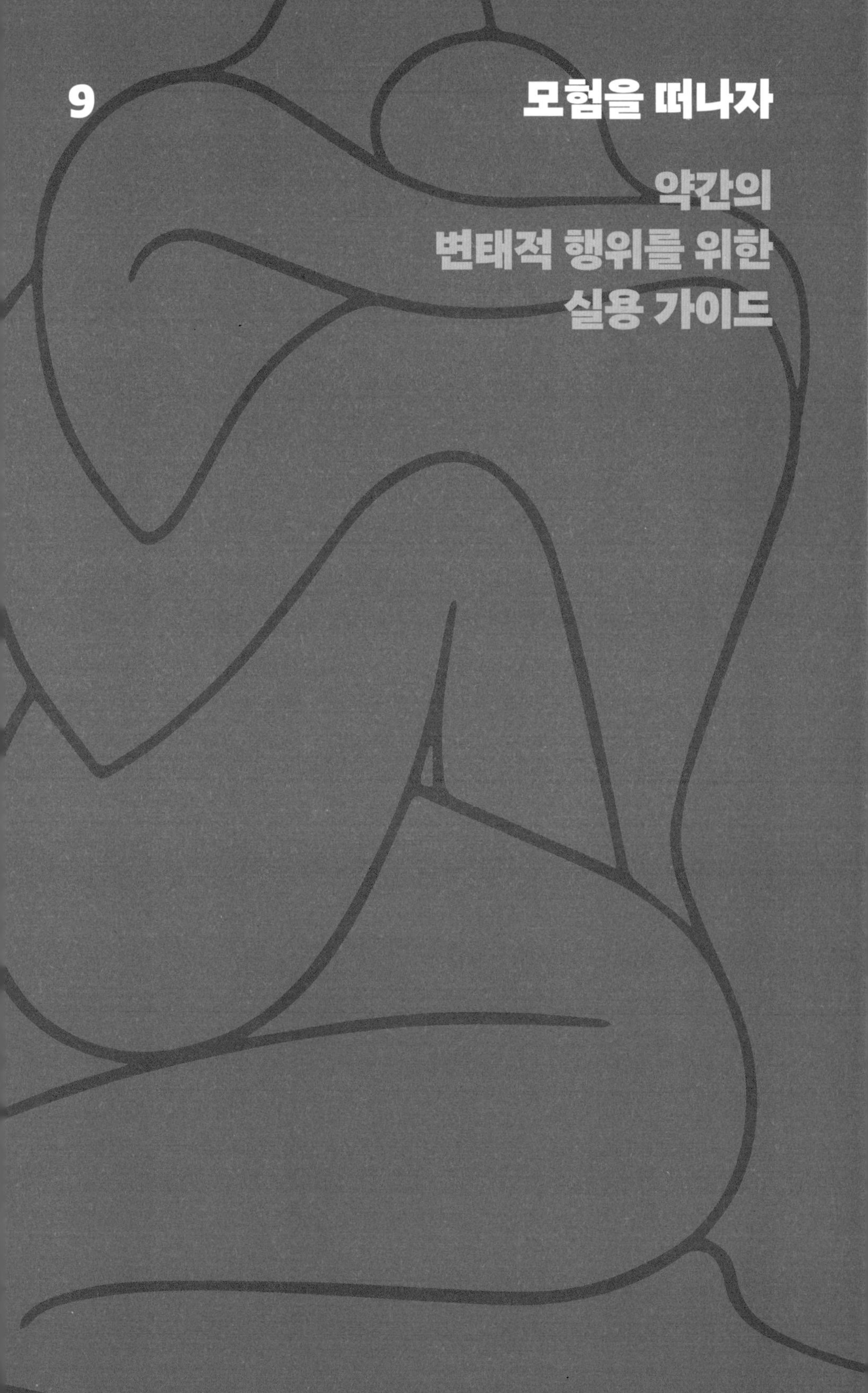
9
모험을 떠나자
약간의
변태적 행위를 위한
실용 가이드

몰입의 순간 우리 마음속에는 과거도 미래도 존재하지 않는다. 또 몰입은 불안을 완화하고 집중력을 강화한다. 지금 하는 뜨겁고 신나는 일에 너무나 푹 빠져 있기에 스트레스나 걱정이 끼어들 틈이 없어진다. 변태적 행위는 또한 파트너와 깊은 수준에서 협력하고 연결될 수 있는 효과적인 방법 중 하나이다.

성에 대해 탐구하기 시작했던 몇 년 전에 나는 나보다 변태적인 세계 경험이 훨씬 많은 남자와 데이트를 한 적이 있다. 그는 나의 흥미를 눈치채고는 변태적인 놀이를 할 수 있는 시설이 갖춰진 섹스 던전, 즉 지하 감옥처럼 꾸며놓고 성적 유희를 즐기는 곳으로 나를 데려갔다. 그 안을 걸어가는 동안 가죽과 쇠사슬로 된 물건들과 매, 채찍이 눈에 띄었다. 그 광경에 내가 약간 흥분했었다는 사실을 고백해야겠다. 게다가 그가 씌운 눈가리개를 하고 지금부터 무슨 일이 일어날지 모르는 채 그에게 복종해야 한다는 사실을 알았을 때는 더욱 엄청나게 흥분했다.

아마 이것이 내가 '변태'kink라는 단어를 말할 때 여러분의 마음속에 떠오르는 이미지와 비슷한 광경일 것이다. 지하 감옥, 채찍, 사슬 같은 특이하고 무서운 것들 말이다. 확실히 이런 것들은 변태적이다. 그러나 변태적 행위 또한 성의 한 영역이며, 그 범위도 매우 넓다. 극단적인 모습으로 나타나기도 하지만, 가볍고 다가가기 쉬운 다른 모습도 갖추고 있다.

그렇다면 변태적이라는 것은 대체 무엇일까? 사전적으로는 '변태'란 보통의 섹스를 벗어난 모든 성행위를 뜻한다. 그렇다면 보통의 섹스란 무엇일까?

잠시 눈을 감고 상상해보자. 보통의 섹스라는 말을 들으면 어떤 모습이 그려지는가? 대부분의 사람들은 커플이 애무를 하다가 빠르게 오르가슴에 도달한 후 마지막에는 잠에 빠져드는 섹스를 생각할 것이다. 세부적인 면은 약간 다르겠지만, 어쨌든 이와 비슷한 그림일 것이다.

내가 방금 묘사한 상황과 다른 성행위를 한 적이 있는 이라면 그는 자기 생각보다 더 변태적인 사람일 수도 있다.

이 장에서는 변태적 성행위라는 물에 발가락을(혹은 발 전부를) 담그는 방법에 대한 다양한 아이디어를 제공한다. 그뿐만 아니라, 변태적이라는 것에 대한 많은 오해를 바로잡고 그것을 흉악하고 금지된 행위가 아니라 어른들의 놀이로 바라보도록 하는 일이 나의 목표이다. 어른이 되어서 마음놓고 재미있게 놀며 새로운 것을 탐구할 기회가 언제 한 번이라도 있었는지 생각해보라. 변태적 행위는 여러분의 창의성과 관능을 결합해볼 수 있는 좋은 기회이다. 건강한 행위이며, 관계에도 도움이 된다. 실제로 마음을 치유해주는, 모든 사람을 위한 놀이이다.

변태성과 섹스 IQ

좋은 점이 많이 있지만, 그중에서도 자신의 변태적 측면을 탐구하는 행동은 섹스 IQ의 다섯 가지 영역을 모두 성장시키는 강력한 방법이다. 모든 영역이 마침내 하나로 합쳐지는 분야라고 할 수 있다!

야한 대화부터 역할 놀이를 하며 볼기를 치는 행동에 이르기까지, 모든 변태적 행위를 즐길 때는 자기 몸이 느끼는 감각과 그 순간에 항상 주의를 기울여야 한다. 그래야 정신이 몸에서 떨어져나와 환상의 나라로 떠나가지 않고 파트너와 진지하게 교감할 수 있다. 항상 '지금', 즉 현재의 순간에 주의를 기울이는 습관은 특히 정신 건강에 도움이 된다. 이렇게 하면 섹스를 통해 놀이를 즐기고, 유대감을 형성하며, 몰입의 순간도 누릴 수 있다. 모두 우리의 정신을 건강하게 하는 행위이다.

몰입의 순간 우리 마음속에는 과거도 미래도 존재하지 않는다. 또 몰입은 불안을 완화하고 집중력을 강화한다. 지금 하는 뜨겁고 신나는 일에 너무나 푹 빠져 있기에 스트레스나 걱정이 끼어들 틈이 없어진다.

변태적 행위는 또한 파트너와 깊은 수준에서 협력하고 연결될 수 있는 효과적인 방법 중 하나이다. 기본적으로 이런 행위 중 일부분은 파워 플레이와 극성, 특히 BDSM(신체 결박과 훈육, 지배와 복종, 가학과 피학)의 형태를 띤다. 모든 종류의 BDSM 플레이에는 합의된 힘의 불균형이 존재한다. 한쪽이 지배하고, 다른 쪽은 복종한다. 이런 식으로 자신의 성적 극성을 가지고 놀 수 있다.

협력은 야한 대화나 역할 놀이 같은 변태적인 놀이에서 큰 부분을 차지한다. 이렇게 협력하는 법을 배우면 관계에도 큰 도움이 된다. 많은 오래된 커플들은 세월이 지날수록 함께 무언가를 즐기기를 그만두는 경향이 있다. 침실 안에서만이 아니라 밖에서도 그렇다. 그러나 함께 즐기는 커플만이 오랫동안 좋은 관계를 유지할 수 있다.

변태적인 놀이는 신뢰를 쌓고 의사소통을 개선한다. 모두에게 재미있고 안전한 놀이가 되려면 원활한 의사소통이 필수이기 때문이다. 평소 관계에서 그렇듯, 놀이 시간에도 서로 대하고 소통하는 방식에 관해 확실한 경계와 한계를 설정하는 능력이 필요하다. 이러한 의사소통 기술은 종종 관계의 다른 영역에서도 활용된다. 내 말을 믿어라. BDSM 행위를 함께 의논할 수 있다면 누가 저녁식사를 준비할지도 쉽게 결정할 수 있을 것이다.

앞서 핵심 욕망, 즉 섹스를 하며 가장 경험하고 싶은 느낌에 대해 설명했다. 이런 욕망을 알아내는 것은 자기 이해의 핵심이다. 많은 경우 이러한 핵심 욕망은 변태적인 놀이를 통해 깊이 경험할 수 있다. 이런 놀이는 사회적으로 허용되는 안전한 맥락 안에서 감정을 탐구할 수 있는 환경을 제공한다. 특히 자신의 욕망이 나쁘다거나 잘못되었다거나 도덕적이지 않다는 말을 들어본 적이 있다면, 이런 놀이의 경험이 정말로 마음을 치유해준다. 이렇게 변태적 행위는 섹스 IQ에서 가장 중요한 영역인 자기 수용을 발달시키는 데 도움이 된다.

변태적 행위 VS 환상과 페티시

변태적 행위에 대해 더 자세히 알아보기 전에, 먼저 변태적 행위와 페티시, 성적 환상에 대한 몇 가지 흔한 오해를 짚고 이것들이 서로 어떻게 연관되어 있는지를 명확히 하고 싶다. 많은 사람이 이 세 가지가 근본적으로는 같은 것이라고 생각하지만, 실제로는 모두 완전히 다른 것들이다.

앞에서 우리는 변태적 행위를 '보통'이 아닌 모든 성행위라고 정의했다. 페티시와 성적 환상은 변태적 행위라는 우산 아래 있다고 생각하면 도움이 될 것이다. 둘 다 보통의 섹스라는 우리 문화의 좁은 정의에서 벗어난 것들이기 때문이다.

성적 환상이란 단순히 말해 머릿속에서 상상할 때 흥분되는 모든 것을 말한다. 어떤 사람이나 특정 성행위에 대해 자신이 원하는 대로 성적으로 상상할 수 있다. 우리 대부분에게는 자위를 하거나 흥분할 때 자주 떠올리는 성적 환상이 있다. 이런 성적 환상은 극히 단순한 이미지에서부터 복잡한 시나리오까지 매우 다양하다.

어떤 것을 상상한다고 해서 반드시 실제로 경험하고 싶다는 의미는 아니라는 사실을 알아야 한다. 대다수는 자위나 섹스를 할 때 이런 환상을 떠올리는 일만으로도 충분하다. 현실로 이어질 필요는 없다.

이를테면 실제로는 절대 일어나지 않을 일을 포르노에서 보고 성적 환상을 키우는 일이 흔하다. 또는 직장 동료나 이웃과의 섹스를 상상할 수도 있다. 실제로는 절대로 하지 않을 일이고, 자위하는 동안 그런 상상을 했다는 사실을 누군가 알게 된다면 수치심을 느낄 것임에도 말이다. 심지어 그 사람들을 매력적이라고 생각한 적도 없는데! 많은 사람이 파트너를 두고 다른 사람을 향해 성적 환상을 품는 일에 수치심이나 죄책감을 느끼지만, 이는 완전히 정상적이고 건강한 행동이다.

그리고 때로는 평소 품어온 성적 환상을 실제로 경험해보고 싶다는 생각이 들 때가 있을 것이다. 파트너와 함께 이런 환상을 탐구하는 일은 건강하고 재미있는 행위이다. 다만 이에 대해 파트너와 확실하게 대화해야 하며, 모든 것이 안전하고 합의된 상황이어야 한다.

페티시는 성적 환상과는 다르다. 많은 사람이 '페티시'라는 용어를 잘못 사용한다. "오, 나는 빨간 머리에 대한 페티시가 있어"라고 말하는 사람들이 있다. 그들은 단지 한때 데이트했던 머리색이 빨간 사람과의 화끈했던 섹스를 잊지 못해 그렇게 말하는 것뿐이다. 진정한 페티시란 단지 흥분을 불러오는 요소가 아니라 흥분을 위한 필수 사항이다. 다시 말해, 페티시를 가진 사람은 특정 대상이나 상황이 아니면 대체로 성적 흥분을 느끼지 못한다.

많은 이론과 가설이 있지만, 누군가에게 페티시가 생기는 원인은 아직 정확히 알려지지 않았다. 핵심 욕망과 마찬가지로 페티시도 어린 시절의 사건과 관련이 있다고 추측될 뿐이다. 그러나 성인기 경험 때문일 수도 있으며, 때로는 명백한 연관성이나 원인이 없는 경우도 있다. 다행스럽게도 페티시를 인정하거나 존중하기 위해 꼭 그 원인을 찾을 필요는 없다.

성적으로 흥분하기 위한 조건으로 페티시가 생기는 경우는 흔치 않으며, 연구에 따르면 이런 페티시를 없애는 일 또한 쉽지 않다. 페티시를 가진 사람에게 하고 싶은 충고는 페티시를 부정하거나 바꾸려 하지 말고 페티시를 받아들일 수 있는 방법을 찾으라는 것이다. 페티시를 공유하지 않는 사람과도 여전히 건강한 관계를 함께할 수 있다. 단지 솔직한 대화와 타협이 많이 필요할 뿐이다.

페티시를 이루고 싶다면, 파트너를 서서히 참여시켜 그 경험에 점점 익숙해지도록 한다. 예를 들어 라텍스 페티시가 있다면 라텍스 의상을 입은 파트너가 얼마나 섹시할 것인지를 이야기한다. 상대방이 긍정적으로 반응한다면, 언제 어떻게 그 페티시를 성생활에 받아들일 것인지에 관한 대화를 나누면 된다.

라텍스 의상을 입은 파트너가 정말 섹시하겠다고 생각은 하지만 반드시 입을 필요는 없으며 '입으면 좋지' 정도로 생각하는 것은 페티시가 아니라 성적 환상이다. 그리고 여러분과 여러분의 파트너가 가끔 라텍스 의상을 성생활에 도입하기로 결정했다 하더라도 페티시라고 할 수는 없다. 이런 약간의 특이한 놀이는 흔한 일이며, 단지 성적 환상이 조금 실현된 결과일 뿐이다.

성적 환상이든 페티시든 다른 종류의 변태적 행위든, 시작하기 전에는 반드시 파트너와 관련 대화를 나누어야 한다. 이때 지금까지 배운 의사소통 기술을 활용한다. 160쪽의 '좋아, 싫어, 아마도' 목록을 사용해 대화를 시작할 수 있다. 확실한 경계를 설정하고 안전 암호도 만들면 좋을 것이다. 빨강, 노랑, 초록의 신호등 시스템이 기억나는가? 여기서 이 방식을 활용하면 선을 넘을 걱정 없이 마음 놓고 재미와 흥분을 한껏 즐길 수 있다. 파트너와 변태적인 놀이를 즐긴 후에는 후회에 특히 신경 쓰도록 한다.

이제 가장 흔한 형태의 변태적 행위와 참여 방법(그리고 그런 행위가 하고 싶은 이유)에 대해 자세히 알아보자.

음란한 말 주고받기

성적인 경험을 즐기며 뇌를 활용하는 좋은 방법 중 하나는 음란한 말을 주고받는 것이다. 이름처럼 음란한 말이 반드시 **음란할** 필요는 없다. '음란한 말'이란 성적 흥분과 성감을 증가시키는 말이나 소리를 의미한다. 이 말들은 노골적이거나 외설적이거나 추잡할 수도 있지만, 단순한 신음이나 **좋아, 좀 더, 더 세게, 더 깊이** 같은 간단한 단어일 수도 있다.

음란한 말이 처음이라 어색하거나 어떻게 시작해야 할지 모르겠다면, 처음에는 그냥 소리를 내는 것으로 시작해보자. 흥분했을 때 성대를 사용하는 데 익숙해지도록 솔로 섹스 동안 쾌감이 느껴지면 신음과 탄성을 내는 연습을 한다. 나중에 파트너와 섹스할 때 더 편안하게 같은 행동을 할 수 있게 도와줄 것이다. 추가 보너스. 콧소리와 신음은 미주신경을 자극해 스트레스 스위치를 '끈다'. 이러니 많은 사람이 섹스 중에 자연스럽게 신음과 소리를 내는 것도 당연하다!

쾌락으로 가득한 소리를 내는 데 익숙해지고 나면, 이제 창의력을 발휘해 단어를 사용해본다. 천천히 자신의 목소리를 찾아 편안하게 느껴지는 말을 하면 된다. 포르노 배우처럼 말할 필요는 전혀 없다. 우리는 자신의 음란한 말이 진짜같이, 정말로 내가 하는 말처럼 들리길 바란다. 다만 조금 더 섹시하고 변태적인 버전의 내가 하는 말.

음란한 말을 좀 더 손쉽게 시작하고 싶다면, 자신이 원하거나 좋아하는 것을 말하는 것으로 시작하면 된다. 미사여구는 필요 없다. 그냥 담담하게 꾸밈없이 말하면 된다. "내 불알을 가지고 놀아줘요"라든가 "당신이 나를 꼼짝 못하게 잡을 때가 너무 좋아요"라고 하자. 또는 그 순간의 감정을 말로 표현한다. "내 안에 있는 당신의 것이 너무 기분 좋아"라거나 "나 지금 너무 흥분돼"라고 말한다. 긍정적이고 진심이 담긴 말이라면 파트너의 기분을 북돋아 두 사람 모두를 흥분시킬 것이다.

무슨 말을 할지 모르겠다면 그냥 질문을 하면 된다. "기분 좋아?"

혹은 "이렇게 하면 좋아?" 같은 말은 듣기에 섹시하다. 의견을 묻고 가능한 그 대답에 부응하려고 노력한다면, 쾌감이 크게 높아질 것이다.

보다 발전된 형태의 음란한 말은 성적 환상을 창조하는 말로, 파트너의 마음 속 특정 환상이나 이미지를 묘사한다. 주로 나중에 일어날 일("빨리 당신의 그곳을 맛보고 싶어"), 둘 다 즐겼던 예전의 성행위("그곳 정말 맛있었어"), 또는 서로의 성적 환상("지금 당신의 그곳을 입으로 애무하는 내 모습을 누가 본다면 얼마나 짜릿할지 상상해봐")이다. 성적 환상 속에 들어가면 성적 에너지와 흥분의 보물창고를 열 수 있지만, 상대방도 그것을 즐기고 있는지 꼭 살펴야 한다.

문자 메시지를 통한 음란한 대화도 재미있고 유혹적이다. 많은 초보자들은 이 방법을 더 편안하게 느낀다. 상대방에게 직접 말하는 행위보다 타이핑을 하는 행동이 덜 부담스럽기 때문일 것이다. 섹스팅의 또 다른 장점은 앞으로 할 야한 일과 그때의 기분을 묘사하는 섹시한 문자 메시지를 통해 두 사람 모두 흥분할 준비를 한다는 점이다. 이런 상황은 흥분과 욕망을 고조시킨다. 이미 문자로 했던 말이기에 실제로 말하기도 더 쉬워진다.

일반적으로 섹스팅과 음란한 말을 하는 이유는 파트너와 즐거운 성적 경험을 누리기 위해서다. 그러니 어리석게 굴고 웃음 나는 상황을 부끄러워하지 말자. 항상 진지하고 에로틱할 필요는 없다. 한번 도전해보고 부담스럽거나 스트레스를 받거나 재미가 없어 자괴감이 든다면 그만둬도 된다. 나중에 다시 시도해보아도 좋으며, 음란한 대화는 자신에게 맞지 않는다는 결론을 내려도 좋다. 이것 말고도 도전해볼 만한 다른 재미있는 것들이 세상에는 많으니 걱정할 필요가 없다.

BDSM

대부분의 사람들은 BDSM을 파트너 간의 권력 관계가 강화된 성행위라고 생각한다. 정도의 차이는 있지만 한 사람은 지배하는 역할을 하고 다른 사람은 복종하는 역할을 한다. 때로는 그 역할을 바꾸기도 하지만 말이다. BDSM은 신체 결박(사람을 묶거나 움직임을 제한하는 행위), 사디즘(고통을 가함으로써 쾌감을 얻는 행위), 마조히즘(고통을 경험함으로써 쾌감을 얻는 행위)을 말한다. BDSM의 핵심은 한 사람(지배자the Dominant 또는 돔Dom)은 통제권을 갖고 다른 사람(피지배자the Submissive 또는 섭Sub)은 통제권을 포기하기로 한 합의에 의한 힘의 불균형에 있다.

이런 행위를 해본 적이 없다면, 사람들이 자신의 통제권을 포기하는 이유, 특히 섹스 중의 통제권을 내어주는 이유를 이해하지 못할 수도 있다. 그러나 언제나 통제권을 완전히 포기하는 상황만 있지는 않다. 단지 한 사람은 더 수동적이고 수용적인 역할을 선택하고 다른 사람은 더 적극적인 역할을 맡아 주도권을 잡기도 한다.

이렇게 섹스 중의 역할이 극히 분명해지면, 이런 분명한 상황이 주는 신선한 쾌감이 있다. 이런 힘의 불균형한 역학 관계가 두 사람이 지닌 성적 에너지의 대비를 낳을 때 강렬한 성적 불꽃이 점화되기도 한다. 이는 성적 극성이 작용한 결과이며, 그 결과는 사소한 것부터 매우 극적인 것까지 다양하다.

많은 사람이 복종하는 역할이나 지배하는 역할 중 어느 한쪽에 자연스럽게 끌린다. 때로는 그날의 기분이나 분위기에 따라 두 역할을 번갈아가며 선택하는 것을 더 좋아하는 사람들도 있다. 자신이 어느 쪽에 더 흥미가 있는지 모르겠다면, 스스로의 성적 환상이 주로 어떤 내용인지 잘 살펴보면 된다. 성적 환상이 누군가가 자신을 구속하거나 지배하는 내용인가? 이는 복종하는 쪽이 흔히 가지는 환상의 특징이다.

삶의 다른 영역에서는 책임감을 가지고 자기 주도적이며 모든 일을 통솔하는 입장인 사람들 중 다수가 성적 핵심 욕망으로 섹스할 때 복종하고 싶어 한다. 이런 욕망은 대개 어린 시절에 형성되며, 다른 사람이 무엇을 해야 할지 알려주는 상황에 편안함을 느낀다. 이제 **복종하기로 선택한 사람들**은 지시받고 명령받는 기회를 누리며 엄청난 해방감을 경험한다.

반면 성적 환상이 사람들에게 지시하거나 명령을 내리는 쪽에 치우쳐 있는가? 다른 사람이 창피해하는 모습을 좋아하는가? 이는 지배하는 쪽이 되고 싶은 사람이 흔히 가지는 특징이다.

이런 사람들은 삶의 다른 영역에서 통제력이나 주체성이 부족한 경우가 많다. 그래서 섹스할 때 지배하는 쪽이 되고 싶은 성적 욕망을 가지게 된다. 아마도 어린 시절부터 그러했을 것이다. 섹스 중 주도권을 쥐며 힘이 솟아나는 느낌을 받는다. 자신감도 강해진다. 이제 **지배하기로 선택한 사람들**은 대장이 되어 통제력을 행사할 수 있다.

역할이 정해지면 그 역할을 어디까지 밀어붙일지 미리 결정해야 한다. 지배하는 쪽은 섹스할 때만 그럴 것인가, 아니면 좀 더 오랫동안 공격적인 태도를 유지할 것인가? (특별한 호칭을 사용하거나 지배적인 쪽이 비하나 칭찬, 혹은 둘 다를 사용해 음란한 말을 하는 등) 역할 놀이와 일치하는 대화를 통해 지배하고 복종하는 상황을 강조할 것인가? 이런 역할 놀이에는 육체적 접촉이 꼭 필요하지 않으며, 심지어는 섹스가 없어도 된다. 단지 말만으로도 성생활에 짜릿한 양념을 더할 수 있다.

이 놀이에서 한 단계 더 나아가고 싶다면, 복종하는 쪽은 지배하는 쪽이 허락할 때만 오르가슴을 느낄 수 있다는 규칙 같은 것을 정하면 좋다. 규칙을 따르지 않았을 때는 볼기 치기 같은 근사한 벌을 주면 어떨까?

또는 지배하는 쪽이 복종하는 쪽의 신체를 구속하거나 하나 이상의 신체적 감각을 차단하는 것도 괜찮다. 눈가리개를 하면 다른 감각이 더 예민해진다. 게다가 다음에 무슨 일이 일어날지 모르는 상황은 엄청나게 자극적이다. 스카프나 수갑, 벌린 다리를 고정하는 막대기, 결박용 밧줄을 사용한 신체적 구속은 지배하는 쪽이 상대방의 신체를 완전히 통제할 수 있도록 도와주며, 이런 상황은 둘 모두를 성적으로 매우 흥분시킨다. 물론 사전 동의가 필수적이며, 행동의 한계와 경계, 상황을 멈추기 위한 안전 암호나 신호를 미리 정해야 한다.

문자메시지를
통한 지배

엄격하게 성적인 영역에서만 이런 지배-피지배 관계를 유지하는 커플이 있는 반면, 어떤 커플은 관계의 모든 영역에서 이런 놀이를 즐긴다. 침실 밖에서도 SM 놀이를 하는 방법 중 하나는 문자메시지를 이용하는 것이다(당연하지만 사전 동의가 필수이다). 돔은 섭에게 하루 중 특정 시간에 자위를 하라는 명령을 내리거나, 자신의 허락 없이는 자위를 할 수 없다거나 오르가슴을 느낄 수 없다는 규칙을 정할 수 있다. 또는 섭이 스스로를 더 잘 돌보기 위해 무엇을 입거나 먹어야 하는지를 지시할 수도 있다(돔도 다정할 수 있다! 파트너를 지배하려면 차갑고 잔인해야 한다고 오해해서는 안 된다. 음식이나 의상까지 지정하는 이런 행동이 일부 사람들에게는 학대로 보일 수도 있지만, 합의된 지배-피지배 관계 놀이의 한 부분일 뿐이다).

이 놀이가 끌린다면, "오늘은 하루 종일 당신을 약 올리고 싶군"이라거나 "한 시간 뒤에 집에 도착할 거야. 내가 들어갔을 때 벌거벗고 침대에 누워 있길 바라" "오늘 저녁에는 내가 골라놓은 파란색 셔츠를 입어"라는 등의 문자메시지를 보내보자.

상대방의 행동에 따른 기쁨이나 불쾌감을 문자메시지로 보내면 나쁜 행동은 바로잡고 좋은 행동은 강화할 수 있을 것이다. "착하군. 상으로 오늘밤에는 한 시간 동안 그곳을 핥아주지"라거나 "나쁜 녀석. 오늘밤에는 오르가슴 금지야" "벌 받을 줄 알아. 좀 이따가 묶어놓고 한껏 괴롭혀줄 테니까"라고 하면 된다.

문자메시지를 활용해 지배력을 보이는 또 다른 좋은 방법은 질문과 응답의 형태로 명령과 지시를 내리는 것이다. 예를 들어 "오늘 내가 정한 규칙을 모두 지켰나?"라고 보내거나, 간단하게 "알겠어?" 같은 질문을 보내면 된다. 상대방이 대답하지 않을 때는 벌을 주면 될 것이다.

언제나 그렇지만, 섹스팅에서도 내용만이 아니라 말투 또한 주의해야 한다. 문자메시지를 통한 지배 놀이를 시작하기 전에, 먼저 말투를 정해야 한다. 삼인칭을 사용해 신빙성과 지배력을 높일 수 있다. 파트너가 이런 놀이에 관심을 가진다면 한번 시도해보고 힘의 역학 관계가 어떻게 바뀌는지 관찰해보자.

그리고 돔은 명령하거나 지시하는 메시지만큼 다정한 메시지도 보내 섭을 보살펴주어야 한다. BDSM의 통제적인 측면과 다정하고 열정적인 측면의 균형을 맞추는 일은 중요하다. 문자메시지일 뿐이라도 복종하는 입장이 되는 일은 정신적으로 매우 취약해지는 행위이다. 다정한 문자메시지는 섹스팅 후의 후회와 같다.

이제 문자를 통한 지배에 관해 몇 가지 도움말을 얻었으니, 휴대전화를 꺼내 섹시한 지시를 내려보자. 내 명령이다!

　　BDSM에 흥미가 있는 사람들을 위해 보다 깊은 단계까지 나아갈 수 있는 몇 가지 방법을 소개하겠다.

합의에 의한 강제적 섹스

Consensual Non-Consent, CNC

역설적으로 들리는 이 말은 미리 완벽하게 동의했지만 강제적 성관계인 척하는 행위를 의미한다. 다시 말해, 당하는 사람의 동의 아래 강제적 섹스에 참여하는 두 사람 모두 신체적 접촉과 대사, 강도, 그리고 다른 중요한 측면의 경계를 명확히 정해놓은 상태이다.

　　CNC에 대한 성적 환상은 음부 소유자들이 흔하게 갖는 것이지만, 이에 관련된 수치심과 오해가 무척이나 많다. 때로는 성폭행을 당한 사람이 이런 환상을 통해 상처를 극복하려 시도하는 경우가 있다. 이런 방식은 성폭행 피해자에게 정신적 혼란과 수치심을 불러올 수도 있으며, 이런 문제를 건강하게 해결하기 위해서는 트라우마를 전문으로 하는 심리치료사에게 상담 받는 것이 좋다.

　　이런 성적 환상을 갖는 이유 중 하나는 음부 소유자들은 섹스에 대해, 특히 섹스를 원한다거나 먼저 시작하는 것에 대해 수치심과 죄책감을 느끼도록 학습되었기 때문이다. '강제로' 섹스를 하게 되면 이런 모든 책임에서 면제될 수 있다. 또 많은 이들이 누군가가 강제력을 동원할 정도로 자신을 간절하게 원하는 상황에 흥분하고 욕망을 느끼기도 한다. 마치 파트너가 너무나 간절히 바라고 원해서 자신이 어쩔 수 없이 섹스를 해야 하는 상황처럼 말이다.

　　물론 CNC에는 깊은 신뢰와 훌륭한 의사소통이 선행되어야 한다.

모두에게 감정적으로 안전한 방식으로 이 특별한 놀이를 탐구하기 위해서는 대화가 꼭 필요하다. 상황을 어떻게 진행할 것인지와 해서는 안 되는 일은 무엇인지를 미리 결정해야 한다. 특히, 정말 불편한 상황이 발생해 속도를 늦추거나 멈추고 싶을 때를 위해 "싫어" 등 놀이에 포함되는 말을 제외한 안전 암호나 신호를 미리 정해야 한다. 위험 상황인데도 싫다거나 그만두라는 말이 놀이의 일부로 오해될 수 있기 때문이다. 안전하게 이루어지고 솔직한 합의에 의한 이런 놀이는 많은 사람에게 매우 흥미진진한 경험을 선사한다.

고통을 주는 유희

가벼운 깨물기든 제대로 된 채찍질이든 간에, 어느 정도의 육체적 통증을 주거나 느끼는 행위도 또 하나의 인기 있는 변태적 행위이다. 여기에는 그럴 만한 이유가 있다. 뇌의 통증 처리 중추는 쾌락 처리 중추와 매우 가까우며, 두 중추는 끊임없이 신경 신호를 주고받는다. 그래서 자극을 받는 상황, 예를 들어 매운 음식을 먹거나 거친 섹스를 하는 상황을 맞닥뜨리면 쾌락 중추와 통증 중추가 동시에 활성화한다. 통증은 또한 심박수와 혈류량을 증가시키는데, 이 두 가지는 성적으로 흥분했을 때 꼭 나타나는 신체 반응이다.

　게다가 우리 몸은 통증이 있을 때도 성적으로 흥분했을 때와 동일한 화학 물질을 분비한다. 그래서 고통을 주고받는 성적 유희를 하며 통증을 느낄 때도 엔도르핀이 분비되어 들뜨고 행복한 기분을 경험하게 된다. 이때의 기분은 러너스 하이runner's high와 비슷하다. 또 섹스 중 약간의 합의된 고통은 참여자가 현재에 더욱 집중하도록 만든다. 볼기를 맞아 엉덩이가 화끈거리고 성적으로 흥분한 상황이라면 누구라도 일로 인한 스트레스를 신경 쓰기가 어려울 것이다.

그래서 "기분 좋은 아픔"이라는 말이 나온 것이다.

이런 이유들 때문에 고통을 주고받는 유희는 극히 일반적이면서도 흥분되는 행위로 자리매김했다. 이 행위를 즐기기 위해 완전한 마조히스트가 될 필요는 없다. 연구에 따르면 음부 소유자의 약 60퍼센트가 약간의 통증을 수반하는 거친 섹스를 좋아하는 것으로 나타났다. 그러나 다시 한번 강조하지만, 이런 놀이에는 참여자의 일관적이고 지속적이며 오롯이 자신의 의지에 따른 명백한 동의가 항상 선행되어야 한다.

초보자의 경우, 처음에는 온도 놀이로 고통의 세계를 탐험해보길 권한다. 이 놀이는 과하게 고통스럽지 않으면서 섹스에 약간의 충격을 더한다. 오럴 전에 얼음을 입안에 머금고 있거나, 파트너의 몸통이나 허벅지 안쪽에 얼음 조각을 문지르는 방식이다. 뜨거운 것이 좋다면 (화상을 입을 수 있는 일반 양초가 아닌) 인체용 양초를 사용해보자. 이 양초는 낮은 온도에서 녹기 때문에 화상을 입히지 않고 파트너의 몸에 안전하게 촛농을 떨어뜨릴 수 있다. 녹았을 때 마사지 오일로 변하는 양초를 사용하면 서로를 문질러줄 수도 있다. 마사지를 하거나 피부 위에 촛농을 떨어뜨려 성적 흥분을 불러일으켜보자.

고통을 주고받는 유희의 또 다른 인기 있는 입문 놀이로는 볼기 치기나 살짝 때리기가 있다. 이런 놀이가 처음이라면, 먼저 파트너의 엉덩이를 문질러 곧 시작한다는 신호를 보낸다. 준비가 되면 약간 뒤로 물러나 손바닥으로 파트너의 볼기를 친다. 단호하게 내리친 다음, 반응을 살핀다. 파트너가 원한다면 더 세게 때려도 좋다.

볼기 치기에 익숙해진 커플은 주걱이나 머리빗 같은 물건을 사용해도 좋다. 납작하고 단단한 표면이 있으며 손으로 잡을 수 있다면, 누군가의 엉덩이를 때리는 데 사용하기에도 알맞으니 말이다.

채찍질과 매질은 고통을 주고받는 유희의 고급 단계이다. 이런 소도구들은 다양한 재질로 제작된다. 채찍은 보통 여러 가닥의 가죽끈으로 만들어지며 단단한 손잡이가 있다. 신체의 여러 부위에 사용할 수 있지만 내부 장기에 해를 가하고 싶지 않다면 배와 옆구리에 사용하는 일은 피해야 한다.

도구와 강도에 따라 실제로 피가 날 가능성이 있으니 주의해야 한다. 채찍질과 매질 모두 전문가에게 배우기를 추천한다. 두 가지 모두 기술이 필요하며, 통증은 확실히 쾌감을 증진하지만 잘못하면 매우 불쾌하고 심지어는 부상을 당할 수도 있다.

마지막으로 이 유희의 가장 극단적인 형태는 성애적 질식erotic as-phyxiation, 즉 호흡 놀이(일명 목조르기)이다. 먼저 이 행위는 대단히 위험하다는 점을 가장 강조하고 싶다. 의식을 잃을 수 있으며, 행위자의 상당수가 사고로 목숨을 잃는다. 그럼에도 불구하고 많은 사람이 목을 졸리거나 누군가의 손이 목에 닿는 느낌을 즐긴다. 산소가 잠시라도 차단되면 어지러움과 현기증이 일어나며 쾌감이 몰려오는 것이 느껴진다. 목졸림에서 벗어나 다시 혈액이 흐르고 산소가 들어오면 도파민과 세로토닌, 엔도르핀이 분비되며 또 한 번 쾌감이 몰려온다. 이 두 번째의 쾌감에는 심리적 요소도 있다. 먼저 상대방이 자신의 목을 조를 것이라 믿는 경험은 꽤 강렬하다. 이제 기분을 좋게 하는 호르몬들이 감사함과 심지어는 희열을 느끼게 한다.

이 변태적 유희를 안전하게 탐색하기 전에 먼저 목과 머리, 가슴에 대한 해부학적 지식을 살펴보겠다. 조르는 사람과 당하는 사람 모두가 알고 있어야 한다. 어떤 일이 있어도 기도(숨구멍)를 직접 압박해서는 안 된다. 기도의 양옆을 눌러야 안전하다. 점진적으로 압력을 가하면 부상을 피하는 데 도움이 된다. 그러니 혹시 할 의향이 있다면 천천히 진행하는 것이 좋다. 생각보다 훨씬 더 천천히 진행해야 한다는 점을 염두에 두자. 각별히 주의 깊게 행동해야 한다. 다시 한번 강조하지만, 무슨 일이 있어도 명확한 동의 없이는 절대로 해서는 안 된다.

역할 놀이

섹시한 프랑스인 하녀나 피자 배달부에 대한 진부한 성적 환상은 모두 들어보았을 것이다. 역할 놀이Role-playing는 다른 사람인 척하거나 비현실적인 시나리오나 상황 속의 자기 자신을 연기하는 것이다. 이는 간단하게 즐길 수도 있고, 완벽한 의상이나 캐릭터, 대사를 모두 갖추고 극도로 복잡하게 즐길 수도 있다. 나는 오랫동안 함께한 파트너와 도전하기에는 이 놀이가 특히 재미있고 즐겁다고 생각한다. 헌신적인 관계라는 안전한 틀 안에 있으면서 새로운 사람과 섹스하는 기분을 느낄 수 있기 때문이다.

성생활이 조금 뻔해졌다는 10년 된 음경 소유자 커플의 상담을 한 적이 있다. 나는 그들에게 술집에서 만난 후 각자 다른 사람인 척 연기해보라고 제안했다. 나는 이것을 '섹시한 낯선 사람 되기 놀이'라고 부른다. 두 사람은 서로를 처음 알게 된 낯선 사람처럼 대하며 술집에서 추파를 던지고 술을 마시며 이야기를 나누었다. 그다음 상담에서 그날 밤 인생에서 가장 화끈한 섹스를 했다는 말을 들었을 때 나는 정말로 기뻤다.

때로는 가발만 있어도 된다. 갈색 머리와의 섹스에 익숙한데, 갑자기 금발 머리와 섹스를 하게 되면 정말 두근거릴 것이다. 또한 다른 사람이나 특정 캐릭터를 연기하며 자신의 또 다른 면을 탐구할 때면 엄청나게 자유롭고 섹시한 기분을 경험할 수 있다. 자신이나 파트너를 새로운 시각으로 바라볼 수 있는 재미난 방법이다. 알아두고 명심해야 할 점은 역할 놀이를 부담스럽게 생각하지 말라는 것이다. 가발처럼 간단하고 새로운 요소를 더하기만 해도 섹스를 더욱 다채롭고 화끈하게 만들 수 있다.

좋아하는 역할 놀이 시나리오는 언제나 여러분의 핵심 욕망에 충실해야 한다. 예를 들어, 약간 난잡하고 대담한 기분을 느끼고 싶다면 바람 피우는 사람이 되는 역할 놀이가 알맞다. 숭배 받는 기분을 느끼고 싶다면 유명인과 그 유명인의 열성 팬이 되어본다. 다음은 역할 놀이를 위한 몇 가지 재미있는 아이디어이다. 끌리는 것을 골라 파트너의 선택과 비교해보자.

1. 교사/학생　　　　　　　　2. 바텐더/손님

3. 의사/환자

4. 배달부/고객

5. 외계인/외계인에게 납치된 사람

6. 요가 강사/학생

7. 상사/부하 직원

8. 도서관 사서/책을 좋아하는
   도서관 회원

9. 금지된 연인들

10. 악마/천사

11. 연예인/매니저

12. 경찰관/범죄자

13. 소방관/구조된 사람

14. 처음으로 섹스를 하는 두 처녀

15. 타잔/제인

16. 카페 바리스타/손님

17. 불륜 관계의 두 사람

18. 범죄자/인질

19. 가정부/하녀/수영장 관리인

20. 지구에 남은 마지막 두 명

21. 인명구조원/물에 빠진 사람

22. 선거운동원/유권자

23. 성 노동자/고객

24. 심리 치료사/상담자

25. 안마사/고객

26. 직장 동료 두 사람

27. 교사/학부모

28. 승무원/조종사

29. 선원/선장

30. 배우/감독

31. 이웃 두 사람

32. 예술가/뮤즈

33. 유명인/팬

34. 운동선수/트레이너

35. 포르노 배우/감독

36. 비서/상사

37. 동화 속 공주/왕자

38. 과학자와 피조물

39. 피자 배달부/고객

40. 히치하이커/운전자

41. 군인/교관

42. 웨이터/손님

43. 두 명의 슈퍼 히어로

관음증과 노출증

이는 가장 흔한 형태의 변태적 행위 중 하나이다. 관음증을 가진 사람은 다른 사람의 섹스나 자위행위, 나체 혹은 일반적으로 타인이 볼 수 없는 사적인 행동을 훔쳐보는 성적 환상을 지니고 있다. 노출증을 가진 사람은 정반대의 행동을 한다. 그들은 자신의 은밀한 모습을 드러내며 스릴을 느낀다.

이런 행위에 끌리는 사람은 약간 사회규범에 어긋나기를 즐기는 사람이다. '해서는 안 되는' 행동을 하며 성적으로 흥분한다. 일부 사람들은 들킬지도 모른다는 데서 오는 스릴을 사랑한다.

관음하는 행위를 즐기고 싶다면, 우선 파트너가 목욕하거나 옷을 벗는 모습 혹은 자위하는 모습을 지켜본다(당연하지만 사전 동의가 필수이다). 거울 앞에서 섹스하는 자신의 모습을 지켜보는 일도 재미있을 것이다. 어떤 사람들은 제삼자를 침실로 데려와 자신과 파트너가 섹스하는 모습을 지켜보는 상황을 즐긴다.

노출 행위를 탐구하고 싶다면, 파트너에게 자신의 은밀한 순간을 '몰래' 구경해달라고 부탁하면 된다. 스스로를 애무하거나 파트너 앞에서 섹시한 춤을 춘다. 야외에서의 섹스도 고려해보자. 뒷마당 같은 비교적 사적인 장소나 숲속의 캠핑장이나 주차된 차 안 같은 보다 대담한 장소가 선택지가 될 수 있다.

공공장소에서의 성관계나 노출은 불법이며, 지나가는 행인은 이런 행위에 동의하지 않았다는 사실을 꼭 명심해야 한다. 이런 행위는 외지고 눈에 띄지 않는 곳에서만 해야 한다. 실제로 목격자가 있을 가능성이 없는 안전한 상황에서 잡힐지도 모른다는 스릴을 경험하는 것이다. 성적인 유희를 즐기는 동안에도 항상 다른 사람을 존중해야 한다는 점을 잊지 말도록 하자.

굴욕

이런 느낌을 즐기지 않는다면, 누군가가 굴욕감을 느끼는 데서 흥분하는 이유를 상상하기가 어려울 것이다. 누구나 핵심 욕망이 있듯이 핵심적인 정신적 상처 또한 지니고 있다.

때로 사람들은 핵심 상처를 재구성하기 위해 변태적인 행위에 의지한다. 만들어낸 상황 속에서 통제감을 지니고 상처를 다시 들여다보며 그때와 다른 결말을 만들어낸다. 이를테면 혼란 속에서 성장해 불안정한 어린 시절을 지닌 사람은 체계와 지배를 갈망하게 되며, 섭이 됨으로써 믿을 수 없을 만큼 정신이 치유된다는 사실을 발견한다.

극단적인 예도 있다. 내가 아는 한 부유하고 성공한 음경 소유자가 있다. 자신의 사업을 능숙하게 경영하고 있으며, 여러모로 전형적인 알파 남성이라고 할 수 있었다. 그러나 그의 가장 깊은 곳에 있는 에로틱한 열망은 기저귀를 찬 자신에게 여성 지배자가 소변을 누는 것이었다.

자각을 통해, 그는 이런 욕망이 어린 시절 괴롭힘을 당한 정신적 상처에서 비롯되었다는 사실을 깨달았다. 그 사건은 극심한 트라우마가 되었고, 그는 그것을 결코 극복하지 못했다. 그가 아무리 많은 돈을 벌든 혹은 《포브스》지에 얼마나 자주 등장하든 여전히 그의 마음속에는 괴롭힘을 당한 아이가 존재했다.

기저귀를 차고 여성 지배자와 함께 있으면서 그는 자신의 핵심 상처를 재현했다. 그러나 이번에는 그가 통제하는 사람이었다. 비록 겉으로는 지배당하고 있었지만 이 일을 시작한 사람은 바로 그였고, 이는 궁극적으로 이 남자에게 이 상황의 시작과 끝, 그리고 그 내용을 결정할 권한이 있다는 의미였다. 이런 식으로 자신의 핵심 상처를 끄집어내서 그것이 그에게 더 이상 영향을 미치지 못하게 했다. 안전하고 좁은 자신만의 변태적 세상에서 그는 자신의 상처를 대면하고 치유해나갔다. 굉장하지 않은가?

이런 굴욕감을 즐기는 성적 유희를 해보고 싶다면, 파트너에게 자신을 깎아내리는 말을 해주거나 자신이 간청이나 비굴한 행동을 하도록 만드는 행동을 해달라고 요청하면 된다. 평소에 들으면 충격적인 말들이지만, 이 유희를 하는 동안은 성적 흥분을 높이기 위해 사용된다. 굴욕감에서 쾌감을 느끼는 성향이 있다면 '암캐, 창녀, 노예, 보지' 등으로 불리거나, 극도로 무례한 말이나 조롱하는 말을 듣고 성적으로 흥분할 수 있다. 더 나아가 개 목걸이를 착용하고 목줄에 끌려다니거나 파트너로 하여금 얼굴에 사정하도록 하거나 소변 혹은 대변을 보도록 할 수도 있다.

굴욕감 유희의 또 다른 흔한 방식은 '부정'을 저지르는 것이다. 한쪽이 다른 쪽에게 굴욕감을 주기 위해, 합의 하에 '바람을 피운다'. 종종 바람을 피우는 쪽은 파트너를 더욱 모욕하기 위해 모든 세부사항을 공유한다. 때로 제삼자가 파트너를 만족시키는 모습을 지켜보기까지 한다.

이런 상황에 끌린다고 해도 자신을 비난해서는 절대로 안 된다. 우리는 각자의 핵심 욕망을 선택할 수 없다. 욕망을 받아들이고 그것을 에로틱한 유희로 바꾸기로 선택하는 행동은 부끄러운 일이 아니다. 자신에 대한 비난을 멈출 때, 우리는 자신의 진정한 욕망과 맞서 싸우는 대신 모든 굴레를 내려놓고 그 욕망과 함께 할 수 있다.

커뮤니티

자신의 변태적인 면을 탐구하고 싶어지면, 아마도 함께 탐구할 사람을 찾는 방법을 알고 싶을 것이다. 어떤 파트너는 변태적인 취향을 함께 탐구해줄지도 모르지만, 파트너가 관심 없는 경우가 있을 수도 있다. 혹은 파트너 자체가 없는 상황일 수도 있다. (파트너가 있어도) 파트너에게 솔직하기만 하다면, 혼자서라도 탐험할 권리가 있다.

물론 솔로 섹스, 즉 자위행위를 통해 앞서 설명한 여러 변태적인 유희들을 탐구해볼 수도 있다. 이때 가장 알맞은 유희는 고통 놀이이다. 변태적 유희의 가장 중요한 점은 매우 친밀하고 취약한 방식을 통한 자기 이해에 있다. 자신의 변태적인 면을 받아들일 수 있게 되면, 역시 자기 이해와 자기 수용을 통해 쾌락을 누리는 방법을 아는 사람을 찾아낼 수 있게 된다.

함께 성적인 유희를 할 누군가를 찾고 싶은 사람은 지금까지 몰랐던 활발한 변태 커뮤니티의 존재에 놀랄지도 모르겠다. 펫라이프FetLife 커뮤니티부터 필드Feeld 같은 애플리케이션에 이르기까지 다양한 회원 전용 모임이 있다.

여성 지배자나 변태 유희 전문가가 진행하는 대면 수업도 재미있을 것이다. 이런 수업에서는 자신의 취향에 알맞은 변태 행위에 관심이 있는 사람들을 만날 수 있기 때문에 모임을 만들거나 잠재적인 놀이 친구를 만날 수도 있다.

아니면 동호회를 찾아보길 바란다. 겁이 나겠지만, 약속건대 생각만큼 무섭지는 않을 것이다. 겉으로는 너무 무서운 스파이크 가죽 속옷을 입은 사람들도 단지 재미있게 놀고 싶어 하는 사람일 뿐이다. 비닐과 가죽 아래에는 실제로 여러분의 지인이 있을 수도 있다.

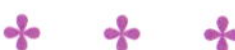

지금쯤은 아마 자신이 생각보다 조금 더 변태적이라는 점을 깨달았을지도 모르겠다. 세상에는 탐구해볼 만한 흥미롭고 다양한 섹스의 세계가 있으며, 이런 탐구와 도전은 섹스 IQ를 높이고 깊은 마음의 상처를 치유해주며 아주 많은 쾌락을 경험하게 도와준다.

이제 여태껏 생각해본 적도 없는 성적 경험에 대해서도 마음을 열었으니, 드디어 마지막 관문에 도달할 때가 되었다. 바로 탈규범적 관계이다.

10 관계를 맺는 또 다른 방식

윤리적 다자 연애의 여러 측면

대안적 관계 모델에 대해 존중과 호기심을 가지고 분명하게 이야기할수록 모든 사람에게 더 많은 혜택이 돌아갈 것이다. 왜일까? 전반적으로 사랑과 성에 대해 더 솔직하고 열린 태도를 취할 수 있으며, 이전 세대가 정해준 틀에서 벗어나 우리 자신의 인생 대본을 쓸 수 있다는 사실을 깨닫게 되기 때문이다.

고백할 것이 있다. 마감 기한을 이미 넘겼지만(편집자께 다시 한번 사과의 말씀을!), 나는 윤리적 다자 연애에 관한 페이지를 추가하기로 마음먹었다. 최근 이 주제에 관해 문의하는 사람들이 너무 많았기에 이 내용 없이는 책이 불완전할 듯했다.

요즘 들어 점점 더 많은 사람이 사랑은 다양한 방식과 형태, 모습으로 나타난다고 인식하고 있다. 전통적으로 '커플'이란 두 사람 사이의 헌신적이고 일부일처주의 이성 관계를 의미했다. 물론 여전히 많은 사람은 이런 방식의 관계를 선택하지만, 어떤 사람들에게는 지나치게 제한적인 방식의 관계로 여겨진다. 오늘날 성 규범이 변화하면서 새롭고 다양한 종류의 다자 연애가 빠르게 인기를 얻고 있다.

여러 이유로 인해 일부일처주의가 표준적이라는 생각은 점점 구식이 되어가고 있다. 일부일처주의는 여성이 남성의 소유물이라는 가부장적 관습에 뿌리를 두고 있다. 일부일처주의는 과거 가족의 재산을 지키고 자손을 안정적으로 양육하는 데 도움이 되었다. 그러나 이런 관습에 의문이 제기되면서 탈규범적이고 비전통적인 관계가 서서히 주류로 떠오르고 있다.

하지만 성에 긍정적인 태도를 취하는 사람들조차 윤리적 다자 연애의 개념을 대단히 오해하고 있다. 다자 연애가 모든 사람에게 적합하지 않다는 점은 분명한 사실이다. 그렇지만 알고 있는가? 일부일처제 역시 모두에게 알맞은 제도는 아니다!

이혼 건수나 바람을 피우는 배우자의 수가 이 주장을 뒷받침한다. 물론 불륜의 정확한 수치를 파악하기는 어렵다. 이런 연구는 사람들의 자발적 고백에 의존하며, 모든 사람이 자신의 불륜을 털어놓지는 않기 때문이다. 부정을 저지르는 사람은 음경 소유자와 음부 소유자의 15~40퍼센트에 달할 것으로 추정된다. 한편 20퍼센트가 넘는 사람들이 한때 공개적인 다자 연애 관계를 맺은 적이 있다고 밝혔다.

자신에게 일부일처주의가 알맞다면, 축하할 일이다. 지금 나는 원하지 않는데도 다자 관계를 탐구해보라고 설득하려는 게 아니다. 이런 영역은 100퍼센트 완전히 확신하는 사람들만이 도전해야 한다. 이런 이유로 윤리적 다자 연애를 원하는 사람과 일부일처주의를 선호하는 사람 간의 관계는 양쪽 모두에게 대단히 힘든 일이 된다.

나는 개인적으로 일부일처주의 관계와 윤리적 다자 연애가 똑같이 효과적인 관계 모델이라고 생각한다. 일부일처주의의 문제점은 신념 자체가 아니라 신념의 강제성에 있다. 일부일처주의를 의도적으로 선택한 경우라면, 즉 다른 관계 모델을 검토하고 자신이 진정으로 원하는 관계가 무엇인지 깊이 생각해 찾아내는 과정을 거친 후의 결과라면 만족스러운 관계를 맺을 수 있을 것이다. 그러나 심사숙고 후 자신에게는 맞지 않는다는 결론에 도달했다면, 윤리적 다자 연애가 타당한 선택이 될 것이다. 당연한 말이지만 두 명 이상과의 결혼은 불법이라는 점을 명심하길 바란다. 그러나 결혼이 아닌 모든 형태의 윤리적 다자 연애는 공정한 게임이다(이때 '윤리적'이라는 말의 의미는 이 관계 속의 모든 사람이 속해 있는 상황과 정보를 정확히 알고 있으며 이에 동의했다는 뜻이다).

이 장을 자신의 관계를 탐구하는 기회로 삼아보자. 나는 여러분이 여러 유형의 관계를 더 잘 이해하고, 일부 관계가 지닌 오명과 혼란을 없애도록 도와줄 것이다. 또한 윤리적 다자 연애를 선택했을 때, 건강하고 행복한 관계를 맺는 최고의 실천 방법도 알려줄 계획이다. 이 장을 읽은 후에는 한번 다자 연애에 도전해보거나, 조카가 삼자 연애를 하고 있다거나 사귀는 사람이 두 명 이상이라고 말할 때 더 친절하게 반응하기를 바란다. 어느 쪽이든 다 좋다!

윤리적 다자 연애는 사회적 수용과 인정을 받기까지 아직 올라야 할 산이 높다. 그러나 대안적 관계 모델에 대해 존중과 호기심을 가지고 분명하게 이야기할수록 모든 사람에게 더 많은 혜택이 돌아갈 것이다. 왜일까? 전반적으로 사랑과 성에 대해 더 솔직하고 열린 태도를 취할 수 있으며, 이전 세대가 정해준 틀에서 벗어나 우리 자신의 인생 대본을 쓸 수 있다는 사실을 깨닫게 되기 때문이다.

자, 이제 인생의 새로운 선택지를 함께 살펴보자.

윤리적 다자 연애에 관한 진실

우선 윤리적 다자 연애에 대한 혼동과 착각부터 정리하고 싶다. 윤리적 다자 연애는 한 명과 사귀면서 (스와핑같이) 한 명 이상의 성적 파트너를 지닌 개방적 관계나, 한 명 이상의 연애 상대나 섹스 파트너가 있는 관계, 예를 들어 남자친구나 여자친구가 있는 남편이나 남자친구나 여자친구가 있는 아내 사이의 부부 관계 같은 것을 말한다. 단순히 난교나 스와핑의 동의어가 아니다.

종종 섹스가 포함되긴 하지만, 꼭 오르가슴이나 성관계가 관련될 필요는 없다. 그리고 이 관계는 정절을 지키지 못하거나 바람피울 구실을 찾거나 자신의 파트너에게 충실하지 않은 사람들을 위한 것도 아니다. 실제로 다자 연애를 하는 대부분의 사람들은 첫 번째 파트너와 주요 파트너를 포함해 자신의 파트너들에게 매우 충실하다. 또 그들은 의사소통에 대단히 능숙하며, 쉼 없는 거친 섹스보다 감정을 이야기하고 이해하는 데 더 많은 시간을 투자한다. 일반적으로 이들이 감정을 이야기하고 이해하는 시간은 규범적인 관계를 맺는 사람들이 할애하는 시간보다 더 길다.

다자 연애를 하면 여러 명의 파트너와 섹스할 수 있는가? 때로는 그렇다. 그들 모두와 오르가슴을 느끼는가? 그러길 바란다! 그러나 윤리적 다자 연애가 평화롭기를 바란다면 무엇보다 의사소통에 능숙해야 하고 자기 이해 능력 또한 뛰어나야 한다. 사실 많은 사람이 다자 연애를 통해 자신과 파트너들을 더 잘 이해하게 된다는 사실을 발견한다. 심지어 어떤 사람들은 이런 이유 때문에 윤리적 다자 연애를 추구한다.

다자 연애 관계를 맺기 전에 자신의 자기 이해와 감정 조절 능력, 파트너에게 자신의 취약한 면을 솔직하게 내보이는 능력을 고려해보아야 한다. 이런 능력이 부족하다면 다자 연애가 힘들지도 모른다.

사회적 시선이 자신에게 얼마나 중요한지도 자문해보아야 한다. 탈규범적 관계를 맺는 많은 사람이 편견으로 인한 어려움을 겪는다. 이런 선택을 했다는 이유로 주변 사회의 반발에 부딪힌다면 어떤 기분이 들겠는가? 친구나 가족이 대놓고 반대한다면 어떨까? 신중한 의사소통과 자기 성찰을 통해 서로를 더 잘 이해했기에, 다자 연애를 하는 커플들은 종종 자신들의 관계를 공개한 후 멀어지는 대신 더 가까워지는 상황을 만나게 된다.

그렇긴 하지만, 다자 연애가 관계의 만병통치약은 아니다. 오히려 신뢰감이나 유대감의 부족, 혹은 의사소통의 부재 같은 현재 관계의 문제점을 더욱 드러낼 때도 있다. 그렇다고 이것이 항상 나쁜 것은 아니다. 이런 문제점을 깨닫고 나면 이를 해결하기 위한 노력에 착수할 수 있기 때문이다. 관계에 다자 연애라는 복잡한 문제가 추가되기 전에 해결할 수 있다면 더욱 이상적일 것이다.

특히 신뢰와 관련해, 자신과 파트너가 현재 관계에서 서로를 얼마나 믿을 수 있는지 솔직해져야 한다. 신뢰가 없다면 다자 연애는 결코 성공할 수 없다. 파트너가 두 사람이 합의한 규칙과 경계를 지키리라고 전적으로 믿는가? 이런 믿음이 핵심 요소이다. 또 관계에 갈등이 많이 존재하는지 스스로에게 물어보자. 서로에게 감정적으로 안전하다고 느끼는가? 둘 다 동일하거나 비슷한 이유로 다자 연애를 원하는가?

다자 연애에 관한 또 다른 흔한 오해는 한 명에게 충실하기가 어려운 음경 소유자나 양성애자, 혹은 우리보다 영적으로 더 진화한 사람 등 특정 유형의 사람들만을 위한 관계라는 것이다. 가부장제 사회에 살고 있는 만큼, 어떤 사람들은 다자 연애란 음경 소유자가 원하는 것을 얻는 또 다른 방법이라고 생각한다. 이 사실은 내게 별로 놀랍지 않다. 그러나 윤리적 다자 연애는 그런 것이 아니다.

친구이자 동료 성교육자인 웬즈데이 마틴Wednesday Martin은 내 팟캐스트에 출연해 전통적 일부일처주의는 특히 음부 소유자의 욕망을 거스르는 경향이 있다고 말했다. 최근의 영장류학 연구에 따르면, 많은 암컷 영장류가 전략적으로 다수의 짝을 찾으며 이는 오래전부터 이어져온 행동으로 보인다. 이를 볼 때, 음부 소유자들은 성적으로 새로운 것을 원하도록 진화한 듯하다. 오늘날의 음부 소유자들도 관계를 맺은 지 겨우 1~4년만 지나도 파트너를 향한 성욕이 크게 떨어지는 것을 경험한다. 반면 음경 소유자들이 이런 성욕의 감소를 경험하려면 9~12년 정도 걸린다. 놀랍지 않은가!

여성들의 이런 경향으로 인해 '불감증에 걸린' 아내라는 해로운 고정관념이 생겨났다. 다시 말해, 이성애 결혼에서 아내는 남편보다 섹스에 본래부터 관심이 적다는 잘못된 생각이 퍼졌다. 그러나 연구는 정반대의 사실을 보여준다. 어떤 형태로든 성적 다양성이 허용되면, 기혼의 이성애자 여성은 성적인 면에서 전반적으로 훨씬 더 적극적으로 변했다. 이런 사실이 의미하는 바를 잠깐 생각해보길 바란다. 여성보다 남성에게 섹스가 더 필요하다는 고정관념은 완전히 틀린 생각이다.

다자 연애를 단순하게 보는 가부장적 관점은 양성애 성향 음부 소유자만이 다자 연애를 원한다는 잘못된 신화를 만들어냈다. 소위 '필요악'이라고 부르며 이들의 다자 연애를 정당화하는데, 즉 일부일처주의 이성애자 커플 가운데 자신이 양성애자라는 사실을 깨달은 여성은 관대한 남성 파트너의 허락 아래 다른 여성과 사귈 수 있다. 너그럽기도 하지!

그러나 이는 다자 연애를 하는 사람들 사이의 '음경은 하나만 허용한다'는 원칙을 정당화하기 위함이다. 이 말은 이성애 커플의 여성에게 허용되는 또 다른 성적 관계는 오직 다른 여성과의 관계밖에 없다는 뜻이다. 그러나 음경 소유자의 행동을 제한하는 '음부는 하나만 허용한다'는 원칙은 거의 들어본 적이 없다는 사실로 볼 때, 여기에도 불균형이 존재한다는 걸 곧 알 수 있다.

다자 연애는 모든 성별과 성적 취향을 지닌 사람들의 선택이다. 단지 '깨달음을 얻은 성소수자'만을 위한 것도 아니다. 대체적으로 이런 생활 방식은 관습에 도전하는 데 익숙한 사람들의 흥미를 끈다. 그렇다고 해서 다자 연애를 하는 사람들이 일부일처주의를 지키는 사람들보다 더 깨달았거나, 더 똑똑하거나, 더 '나은' 사람일까? 그렇지는 않다. 특히 자신과 자신이 진정으로 원하고 필요한 것이 무엇인지 알아내려는 최선의 노력 후에 일부일처주의를 의식적·의도적으로 선택한 사람을 생각해보면 알 수 있을 것이다.

그렇다면 윤리적 다자 연애란 무엇일까? 이는 관계의 다양성과 안정성의 균형을 맞추는 방식이며, 부부나 헌신적인 커플이라는 의미를 확장하는 방법이다. 또 끊임없이 모험적이며 재미있는 삶을 가능하게 하고, 친밀감과 유대감, 그리고 무엇보다 서로를 지지하고 돕는 관계라

는 안전한 울타리 안에서 성적 표현에 대한 욕구를 지속적으로 충족할
수 있는 방법이기도 하다.

이런 다자 연애의 방식은 매우 다양하다.

다자 연애의 유형

모든 다자 연애 관계는 어느 정도 공통점이 있지만, 다 똑같지는 않다.
다자 연애의 다양한 방식을 하나하나 살펴보도록 하자.

폴리아모리

폴리아모리Polyamory(집단혼) 관계의 사람은 관련된 모든 파트너의 이해
와 동의 아래 한 명 이상의 파트너와 연애 및 성적 관계를 동시에 맺는
다. 모든 상황이 공개되지만, 사람에 따라 관계의 세부 사항에 대한 공유
정도는 다를 수 있다. 단순히 성관계에만 국한되지 않고, 낭만적인 감정
과 사랑, 어느 정도의 헌신적인 감정을 주고받는다.

폴리아모리 안에도 여러 유형이 있다. 첫째 파트너, 즉 주요 파트
너와 한 명 이상의 부수적 파트너 혹은 '그 외' 파트너가 있을 수 있다. 이
들과도 단순한 섹스 이상의 낭만적 관계를 맺을 수 있다. 보통 첫째 파트
너, 즉 주요 파트너가 다른 파트너보다 우선시되기 때문에 '계층적 폴리
아모리'라고도 한다.

웬즈데이 마틴은 내게 자신의 폴리아모리 경험을 말하며 다른 파
트너와 이별을 겪을 때 남편이 자신을 지지해준 이야기를 들려주었다.

이 이야기가 어떤 사람들에게는 이상하게 들리겠지만, 나에게는 사랑과 헌신의 아름다운 예시로 보였다. 그녀의 남편은 첫째 파트너이며, 우선권을 갖고 있었다. 그리고 다른 파트너에 대한 그녀의 깊은 애정을 알았던 남편은 자신들의 관계에 대해 충분한 안정감을 느끼고 있었기에 그녀의 상실감을 위로해줄 여유가 있었다.

'비계층적 폴리아모리'도 물론 있다. 이때는 주요 파트너가 없다. 이는 동등한 위치의 파트너가 두 명 이상이라는 의미이다. 어떤 파트너도 다른 파트너보다 우선시되지 않는다. 이는 한 번에 여러 명과 데이트하는 상황과도 비슷하지만, 관계된 모든 사람이 서로를 알고 있으며 일반적인 데이트보다 더 많은 헌신과 충실함을 요구한다는 점이 다르다.

비계층적 폴리아모리는 동시에 두 명 이상의 사람이 서로 진지한 관계를 맺는 것을 의미하기도 한다. 세 명이 관련된 경우는 '삼자 연애'triad 혹은 '삼각관계'throuple라고 하며, 네 명인 경우에는 '사자 연애'quad라고 한다. 이들은 (흔히 스와핑이라고 부르는) 때때로 또는 정기적으로 참석자를 초대하는 기존의 커플과는 다르다. 이들은 모두 동등한 지위의 구성원으로, 모두와 함께 사는 것이 일반적이다. 그러나 다시 한 번 말하지만, 모두와 결혼하는 것은 불법이다.

때로 이 관계에 속한 사람이 만난 다른 사람을 모두의 동의 아래 구성원으로 추가할 수 있다. 반면 어떤 관계에서는 파트너들이 서로에게 헌신적이어서 새로운 파트너의 추가를 반기지 않을 때도 있다. 다수를 위한 정조, 폴리 피델리티polyfidelity라고 하며, 단지 사람이 조금 많은 폐쇄적인 일부일처제와 비슷하다.

열린 관계

이는 다양한 관계를 나타내는 포괄적인 용어이다. 본질적으로 다른 사람을 향해 열려 있는 관계이기에, 폴리아모리도 여기에 포함된다. 또는 파트너 관계의 구성원이 관계 밖의 사람과 자유롭게 성적 만족을 추구하는 경우도 뜻한다. 이런 부수적인 관계에는 낭만적인 감정이나 전통적인 관계가 갖는 특징들이 포함될 수도 있고 포함되지 않을 수도 있다. 열린 관계는 또한 한 커플이 정기적으로 한 명 이상의 다른 사람을 초대해 스리섬 또는 다른 형태의 그룹 섹스를 하는 것을 의미하기도 한다.

열린 관계를 맺는 방법은 매우 다양하며, 관계의 모습은 관계를 맺는 사람들의 생각과 필요, 욕구 등에 따라 달라진다. 관련된 모든 사람이 자신의 성적 영역과 한계, 욕구를 알아내 함께 논의해야 한다.

열린 관계를 추구하는 사람들은 필수적으로 성숙한 정서를 지녀야 한다. 참여자에 대한 기대치가 다른 관계보다 높다. 섹스를 위해 커플의 침실에 초대된 사람을 일회용으로 취급해서도 안 된다. 여러 명의 파트너를 찾든, 섹스가 가능한 친구를 찾든, 하룻밤 섹스를 원하든 간에 상호 합의 아래 쾌락을 교환하는 경험을 추구해야 한다.

졸혼 또는 장거리 연애

이는 서로에게 헌신적이지만 따로 떨어져 사는 커플 관계를 일컫는 말이다. 각자의 집은 가까운 거리일 수도 있고, 멀 수도 있다. 물론 이런 관계는 일시적일 수도 있고 영구적일 수도 있다.

때로 일부일처주의 커플이거나 심지어는 결혼한 커플이 개인적인 취향이나 상황으로 인해 따로 살기도 한다. 이때는 졸혼 또는 '분리된 동거'(Living Apart Together, LAT)라고 부르기도 한다. 이 관계 내의 일부 사람들은 떨어져 있는 동안 폴리아모리나 열린 관계에 동의하기도 한다. 떨어져 있더라도 일부일처주의를 지키는 사람들도 있다.

스와핑

스와핑은 헌신적인 관계에 있는 두 사람이 하룻밤 동안 다른 커플과 파트너를 바꿔 섹스하거나 여러 커플이 모여 서로 파트너를 바꿔가며 섹스하는 행위를 의미한다.

스와핑과 열린 관계의 가장 큰 차이점은 스와핑을 하는 커플은 대개 관능적인 모험을 서로 공유한다는 점이다. 섹스 자체를 위해 다른 사람과 외출할 수도 있지만, 모든 일을 함께 시작하고 함께 끝낸다. 반면 열린 관계 속의 사람들은 데이트나 여행, 하룻밤 만남 같은 모험을 각자 떠난다.

스와핑을 하는 사람들은 특히 탄탄한 모임을 결성하는 경향이 있다. 이들을 위한 클럽과 크루즈가 있으며, 이벤트를 위해 레스토랑이나 클럽을 빌리기도 한다. 이들은 함께 스와핑 하는 다른 커플과 우정을 쌓거나 같은 커플과 여러 번 스와핑을 할 때도 있지만, 원래 관계를 항상 더 중시한다.

열린 일부일처주의

섹스·연애 칼럼니스트 댄 새비지Dan Savage는 평소에는 서로 충실한 전통적인 일부일처주의 관계지만 여행 중이거나 함께 그룹 섹스를 할 때 등 때때로 다른 사람과의 성관계를 허용하는 관계를 정의하기 위해 '열린 일부일처주의'Monogamish라는 단어를 만들어냈다.

사실 이 관계에서는 주요 파트너와의 관계가 초점이다. 다른 유형의 열린 관계와 마찬가지로, 커플이 세운 경계와 요구에 따라 관계의 세부 사항은 사람마다 다르다.

여기서 설명하는 모든 관계 유형은 서로 섞이거나 겹칠 수 있다. 예를 들어 졸혼이나 장거리 연애 관계의 커플은 같은 장소에서 스와핑을 함께 누릴 수도 있으며, 삼자 연애나 사자 연애 관계에 있는 사람들도 원할 경우 스와핑이나 열린 관계를 추구할 수 있다. 그 밖의 다른 조합도 가능하다.

자신만의 관계 규칙을 만들 수 있는 상황에 매우 흥분되겠지만, 모든 사람이 안전하고 편안할 수 있도록 관련자 모두가 규칙 작성에 참여하는 것이 중요하다. 이를 위해 먼저 생각해볼 몇 가지를 논의해보자.

시작하기 전에

윤리적 다자 연애에 대한 궁금증으로 인해 한 번쯤 도전해보고 싶은 여러분의 생각은 응원 받을 만하다. 그러나 진실을 말하자면, 다자 연애는 꽤 까다로운 일이기에 가볍게 시작해서는 안 된다. 자신과 파트너가 안락과 안전, 행복을 누리기 위한 최상의 기회를 원한다면 두 눈을 크게 뜨고 미리 몇 가지 관련 사항을 살펴보아야 한다.

혹시 모를 문제를 막기 위한 몇 가지 행동 대책을 소개하겠다.

위험 파악하기

다자 연애라는 개념 자체가 많은 사람에게는 아직 위협적으로 느껴진다. 특히 버림받을지도 모른다는 두려움이 있거나 불안한 애착 유형인 사람들의 감정적으로 민감한 영역을 건드린다. 안정적인 보호자 아래서 성장했고 스스로를 개방적이며 성적으로 자유롭고 자신감 넘친다고 여기는 사람들조차 우리 문화가 내세우는 일부일처주의가 가치 있는 삶의 방식이라는 생각에 젖어 있다. 최고의 성공이란 결혼해서 아이를 가지고 집을 장만하는 것이다! 그러므로 누군가가 자신과 관계를 맺는 동안 일부일처주의를 원하지 않는다면, 이는 자신이 충분하지 않다는 사실, 즉 충분히 섹시하지 않고, 충분히 흥미롭지 않고, 충분히 젊지 않고, 섹스를 충분히 잘하지 못한다는 사실을 의미한다고 생각하며 두려움에 빠진다.

다자 연애는 또한 우리의 가장 깊은 불안감을 건드린다. 파트너가 자신보다 다른 사람과의 섹스를 더 좋아하면 어떻게 할 것인가? 다른 사람을 자신보다 더 매력적이라고 생각하면? 파트너가 나보다 더 많은 섹스 상대를 찾았다면?

많은 사람이 다자 연애에 대한 생각을 접는 이유는 질투라는 감정을 이겨낼 수 없다고 생각하기 때문이다. 파트너가 다른 사람과 함께 있는다는 생각을 떠올리는 것만으로도 다자 연애에 관한 대화는 빠르게 막을 내린다. 질투는 고통스러운 감정이다. 그러나 알다시피 일부일처주의든 다자 연애 관계든 항상 질투를 경험할 가능성은 존재한다.

질투는 노력하면 극복할 수 있는 감정이기도 하다. 자기 이해와 자기 수용에 깊이 도달하면, 질투라는 감정이 어디에서 오는지 이해해서

이를 받아들이기 위한 내적 작업을 수행할 수 있게 된다. 질투는 훌륭한 선생님이 될 수 있으며, 이 감정을 탐구하는 일은 자신과 파트너를 더 잘 이해하는 데 진정으로 도움이 된다. 또한 파트너에게 질투하는 약한 모습을 솔직히 드러내면 더욱 친밀해질 수도 있다. 다자 연애를 추구하는 많은 사람이 시간이 지날수록 질투라는 감정을 파트너가 기뻐하는 모습을 보며 함께 행복해하는 감정으로 바꿀 수 있다는 사실을 알게 된다.

그러나 여전히 많은 사람이 자신의 주요 파트너가 다른 사람과 사랑에 빠져 자신을 떠날지도 모른다는 두려움에 다자 연애를 받아들이지 못한다. 가능성이 없는 일도 아니다. 그러나 사실, 그런 일은 다자 연애 관계뿐만 아니라 모든 유형의 관계에서 일어날 수 있는 일이다. 파트너가 다른 사람과 사랑에 빠져 관계가 끝나버릴 가능성은 늘 존재한다. 다만 유일한 차이점은 다자 연애 관계의 사람들은 항상 그럴 위험성을 잊지 않는다는 점이다.

매우 힘겨운 상황이긴 하기만, 자신의 진정한 성장과 수용을 가능하게 하는 상황이기도 하다. 첫째 파트너를 잃고 싶지 않은 마음이 얼마나 큰지 알게 되어, 그 관계의 소중함에 대해 감사하는 마음을 갖게 된다. 이런 일은 관계를 더욱 강화할 수 있다.

자녀가 있는 경우, 다자 연애가 자녀에게 어떤 영향을 미칠지를 생각해보아야 한다. 양육자가 탈규범적인 관계를 맺는다는 사실 자체가 아이에게 해롭다는 말이 아니다. 행복하고 만족스러워하는 양육자의 존재는 아이들에게 이롭다. 그러나 자신의 애정 관계를 자녀나 전 배우자와 공유하는 일에 대해서는 깊이 생각해야 한다. 그들에게 일차 관계 외의 파트너를 소개할 것인가? 자신의 집에서 그 사람들을 만날 것인가?

관련된 모든 사람과 아이를 돌보는 일을 어떻게 협의할 것인가?

결과적으로 말하자면, 아이들에게는 안정감과 경계, 그리고 자신들을 사랑하고 돌보아주는 양육자가 필요하다. 이런 조건이 충족되는 한 다자 연애 관계는 아이들에게 어떠한 부정적인 영향도 없이 건강하게 유지될 것이다.

현재 관계에서 참신함 추구하기

다자 연애 관계를 추구하는 일은 까다롭다. 그러니 이를 시도하기 전에 먼저 현재 관계에 참신함을 더할 수 있는 다른 방법을 찾아보길 바란다. 다자 연애를 추구하는 목적 중 하나가 새로운 성적 경험을 원해서라면, 현재의 관계에 새로운 요소를 추가해 활력을 불어넣어보자.

성생활에 새로운 사람을 끌어들이지 않으면서도 지루함에서 벗어나려면 어떤 변화를 주면 좋을지를 스스로에게 물어보자. 이 책에서 지금까지 배운 모든 것을 생각해보길 바란다. 아직 개발되지 않은 성감대가 있을까? 구강성교를 시도해보았는가? 항문 성교는? 아직 시도해보지 않은 체위가 있는가? 도전해보고 싶은 변태적 행위가 있는가? 마사지 양초를 사거나 새로운 섹스 토이를 사용해보길 바란다. 스리섬에 관한 에로틱 소설을 서로에게 읽어주거나 스리섬 포르노 시청도 추천한다.

성생활이 식상해졌다고 생각해 스리섬을 진지하게 고려하고 있는 커플과 상담을 한 적이 있다. 나는 그들에게 먼저 스리섬 포르노를 함께 보고 스리섬 역할 놀이를 하라고 권유했다. 그들에게는 그 경험이 충격적으로 만족스러웠다. 그래서 그 일을 자신들의 성생활에 고정적으로 포함하면서 성적 환상을 실제로 추구할 필요는 없다는 사실을 깨달았다.

그러나 새로운 성생활이 필요하다는 확신이 있으며 그것을 추구하기로 이미 마음먹었다면, 까다로운 다음 단계로 넘어가보자.

파트너와 대화하기

파트너에게 어떤 식으로든 열린 관계를 추구하자고 요구하는 일은 아마도 가장 입을 떼기 어려운 부탁일 것이다. 이는 관계가 끝날지도 모른다는 파트너의 가장 깊은 불안과 두려움을 불러오는 말일 것이다. 상대방은 여러분이 더 이상 자신과 함께하길 원하지 않는다거나, 자신에게 매력을 느끼지 못한다거나, 다른 사람 때문에 관계를 떠나기 위한 준비 단계라고 생각할지도 모른다. 어쩌면 파트너도 같은 생각이라고 흥분하며 답해 당신을 놀라게 할지도 모르지만 말이다. 어떤 경우든 극히 신중하게 이 문제에 다가가야 한다.

이때는 특히 앞에서 배운 의사소통 기술을 잘 활용해야 한다. 이야기를 꺼내기에 알맞은 때를 기다리자. 둘 다 편안하고 서로를 가깝게 느끼는 상황일 때, 소소한 주제부터 꺼낸다. 예를 들어 "우리 관계가 너무 안정적이고 만족스러워서 평소 나의 성적 환상에 대해서도 편안하게 이야기할 수 있을 듯해. 우리가 봤던 스리섬 포르노처럼 한번 해보면 정말 화끈할 것 같아. 같이 도전해보고 싶긴 한데, 당신이 싫으면 관둘게"라고 말한다.

아니면 커플의 일원으로서 그런 경험이 끌리는 이유를 설명하는 것도 괜찮다. "당신이 다른 여자를 보고 흥분한 적이 있다는 걸 알아. 다른 여성이 당신을 만족시키는 모습은 정말 끝내줄 것 같아."

이런 말은 파트너가 최우선 순위임을 분명히 나타내준다. 바람을 피우고 싶다는 의미도 지금이 불만족스럽다는 의미도 아니다. 단지 둘이 함께 새로운 경험을 하는 데 관심이 있다는 말로 들린다.

파트너의 반응을 살핀 후 반응이 미적지근하거나 싫다고 거절하면 이 이야기는 그만두는 편이 낫다. 파트너가 다시 이 주제를 꺼내기 전까지 잠시 기다리자. 약속건대, 상대방이 잊어버리지는 않았을 것이다. 상대방이 다시 이야기를 꺼내지 않는 이유는 그 이야기를 계속하고 싶지 않기 때문이다. 이런 경우는 침묵이 답이다. 파트너의 성적 경계를 침범하거나 억지 동의를 강요해서는 안 된다. 큰 싸움으로 이어지거나 파트너에게 깊은 마음의 상처를 남길 수 있다.

하지만 시간이 좀 흐른 후에 다시 이야기를 꺼내볼 수는 있다. 다만 절대 서둘러서는 안 되며, 기다리는 시간 동안 성생활을 참신하게 할 새로운 방법을 찾거나 다자 연애가 정말 자신에게 맞는지 탐구하며 보내도록 한다.

이런 모든 과정과 기다림의 시간을 보낸 후에도 여전히 다자 연애를 원한다면, 다시 한번 이야기를 꺼내본다. 이렇게 말해보자. "예전에 한 번 이야기한 것도 알고 강요하고 싶지도 않아. 그냥 스리섬에 대해 그동안 생각도 하고 조사도 좀 했어. 당신이 열린 마음을 갖고 받아들인다면, 우리가 같이 해볼 만한 것들이 많아(이때 '스리섬' 대신 '열린 관계'나 '폴리아모리' 등의 단어를 대신 넣어도 된다)."

파트너의 언어적·신체적 신호에 주의를 기울이며 여러분이 알아낸 정보를 잘 알려주자. 말을 막거나 들으려 하지 않는다면 그만둘 때라는 신호이다. 모든 사람에게 다자 연애가 알맞지는 않으며 파트너가 관심이 없다면 이를 존중해야 한다. 일이 제대로 되기 위해서는 두 사람 모두의 완전한 동의가 필요하다.

파트너가 관심을 보이며 찬성하거나 고려중인 듯한 경우에는 상대방의 감정에 공감을 보이며 대화를 솔직하고 느긋하게 이어나간다. 다자 연애를 추구하는 경우에는 특히 많은 대화가 필요하다고 했던 내 말을 기억하는가? 파트너가 동의한 후에도 훌륭한 의사소통 기술을 기반으로 다자 연애가 앞으로 어떻게 진행될지 의논을 계속해나가야 한다.

규칙 세우기

아이러니하지만 열린 관계를 맺는 경우에 일부일처주의 관계 속에 머무를 때보다 더 많은 규칙과 경계 설정이 필요하다. 다자 연애로 인해 생길 수 있는 모든 일을 살펴보고 규칙을 정해야 한다. 어떻게 진행할 것인가? '허락'되는 행동과 금지되는 행동은 각각 어떤 것이 있을까?

이때 가장 명심해야 할 점은 파트너가 이런 걸 원하겠지, 이런 건 괜찮아하겠지 하고 절대 추측하지 않는 것이다. 항상 물어보라. 자기 커플이 주변 사람과는 절대 자지 않을 거라고 여겨왔을지도 모르지만, 어쩌면 파트너는 마침내 섹시한 친구와 섹스할 수 있게 되어 흥분할 수도 있다. 파트너가 다른 사람과 섹스한 이야기가 흥분되어 서로의 모험에 대해 자세한 이야기를 나누는 경우도 있지만, '묻지도 않고 대답하지도 않는다'는 원칙을 더 좋아하는 경우도 있다.

추측만으로 상황을 잘못 판단하면 관계가 깨질 수도 있다. 그런 일은 없어야 한다. 그러니 명확한 규칙과 경계, 충분한 논의를 통해 비극을 피하도록 한다. 규칙을 정하는 일만큼이나 파트너가 규칙에 동의하거나 동의하지 않는 이유를 이해하는 일도 중요하다. 앞서 말했듯이, 대화를 자주 그리고 많이 나누자.

이런 과정에는 어느 정도의 협상이 필요할 수도 있다. 파트너는 다른 사람을 한 번만 만날 수 있다는 규칙을 원하지만, 여러분은 다섯 번까지는 만나고 싶을 수도 있다. 그러면 세 번 정도 만나면 끝내는 걸로 서로 타협하길 바란다. 파트너와 같은 편이라는 사실을 잊으면 안 된다. 적과의 협상이 아니다. 만약 그렇게 느껴진다면 상황에서 한발 물러나 다시 생각하길 바란다. 대화와 협상의 목적은 현재의 안정적 관계를 유지하며 둘 다 원하고 필요한 것을 얻을 수 있는 방법을 찾기 위함이다.

감정 없는 스리섬을 하거나 스와핑을 하려는 경우에도 규칙은 중요하다. 누구와 할 것인가? 아는 사람도 괜찮은가? 하룻밤 머무르게 할 것인가? 그 후에도 계속 연락할 것인가? 도중에 간식 시간을 가질 것인가?

다음은 사람들이 원하는 몇 가지 규칙의 예시이다. 이 목록을 참고해 혹시라도 나중에 발생할지도 모를 문제를 대비하는 자신만의 규칙을 추가로 만들어보자. 여러 상황을 충분히 고려해 추한 문제를 예방하는 규칙을 미리 만들어놓을수록 이후의 상황에 더욱 만족할 수 있을 것이다.

- ✧ 다른 사람과 키스해도 괜찮은가?
- ✧ 허용되는 성행위는 무엇이고 허용되지 않는 성행위는 무엇인가?
- ✧ 다른 사람과 데이트해도 되는가? 아니면 단지 섹스만 가능한가?
- ✧ 다른 사람과의 삽입 성교 시, 항상 콘돔이나 다른 피임 장치를 사용할 것인가?
- ✧ 감정이 발전한 사람을 계속 만나도 되는가?

◇ 둘 중 한 명이 이미 알고 있는 사람(친구나 지인, 혹은 직장 동료)을 만날 것인가?

◇ 사람들을 집으로 데려올 수 있는가? 그들과 침대를 써도 괜찮은가?

◇ 다른 사람과 데이트하는 동안 서로 연락할 것인가? 한다면 얼마나 자주 할 것인가?

◇ 다른 사람과 하룻밤을 온전히 같이 보낼 것인가?

◇ 다른 사람을 몇 번까지 만날 수 있는가?

◇ 성적 모험에 대한 세부사항을 공유할 것인가? 어느 정도까지 가능한가?

◇ 여행 중에도 평소와 같은 규칙을 적용할 것인가?

◇ 음경 소유자와 음부 소유자 중 어느 쪽을 만날 것인가? 혹은 양쪽 다 만날 것인가?

기존 규칙을 다시 검토하기

그렇다. 또다시 많은 대화를 나눌 시간이다. 가장 성공적인 커플은 모험을 떠나기 전 규칙을 정하고, 시간이 좀 지나면 원래 규칙을 다시 검토하고 조정한다. 시간이 흐르면 커플이 원하는 것과 편안하게 생각하는 것도 바뀌기 때문이다. 발밑의 상황은 항상 바뀌기 마련이며, 이런 변화에 대해 열린 마음을 가져야 한다. 변화는 어떤 관계에서나 일어나지만, 특히 다자 연애 관계에서는 그 변화의 속도가 더 빨라지기도 한다.

그러므로 규칙을 재검토하는 기간을 미리 정해놓는다. 짧게는 일주일이나 한 달에 한 번, 길게는 6개월이나 1년에 한 번으로 정한다. 정해진 시기가 되면 함께 앉아 괜찮은 규칙과 별로인 규칙에 대해 솔직하게 이야기한다. 바꾸거나 추가하고 싶은 규칙이 있는가? 잠깐 동안 아니면 앞으로 영영 열린 관계를 관두고 다시 일부일처주의로 돌아가고 싶은가?

열린 관계를 추구하려는 한 커플을 상담한 적이 있다. 그들은 충분히 대화한 다음 규칙을 세웠고, 정말 재미있고 화끈한 스리섬을 처음으로 경험했다. 나중에 다시 상담했을 때, 두 사람 모두 성생활에 다시 불을 붙이는 데는 한 번의 경험만으로 충분했다고 대답했다. 커플은 일부일처주의 관계로 돌아가 몇 년 동안이나 공동의 성적 환상을 나누고 즐겼다.

이 커플에게는 장벽을 단 한 번 허문 경험만으로 충분했다. 그 덕분에 두 사람의 유대감은 더욱 깊어졌고 멋진 시간을 즐겼다. 혹시라도 모를 질투와 압박을 피하고자 커플은 괜찮을 때에 열린 관계를 그만두기로 결정했다.

물론 내가 상담한 커플 가운데는 다른 선택을 한 커플도 많다. 처음에 일회성으로 끝내려던 경험이 너무 좋아서 다른 사람을 추가해 삼자 연애를 시작한 커플이 있는가 하면, 완전한 열린 관계를 지향해 둘 다 다른 사람을 만나기 시작한 커플도 있다. 어떤 커플은 그때그때의 기분에 따라 주기적으로 닫힌 관계나 열린 관계 중에서 선택한다. 관계 속의 변화는 필연적이기에, 언제나 만족하려면 자신만의 관계 규칙을 만들어야 한다!

열린 관계든 다자 연애든 어떤 유형의 관계에 관심이 있든 상관없다. 다만 전통적인 일부일처주의만을 유일한 길로 생각하지 말고 모든 선택지를 알아두길 바란다. '전통적인 섹스'만이 쾌락을 찾는 유일한 방법이라고 생각하지 않는다면 말이다!

바라건대 지금쯤이면 여러분은 쾌락, 섹스, 관계에 길고도 다양한 메뉴가 있다는 사실을 알아차렸을 것이다. 그리고 원하는 메뉴를 스스로 선택할 수 있게 되었을 것이다. 어쩌면 직접 자신만의 메뉴를 만들 수도 있을 것이다. 이제 메뉴를 선택해 주문하길 권한다. 애피타이저를 한 입 먹어보고, 마음에 들지 않으면 다른 것을 시도해보자.

새로운 것을 맛보고 도전할수록 섹스 IQ가 높아진다. 섹스 IQ가 높아질수록 무엇이 여러분에게 가장 큰 행복과 성취감, 쾌락을 가져오는지 더 잘 알게 될 것이다. 여러분은 이 모든 것을 누릴 자격이 있다.

스스로 쾌락을 누려라

팟캐스트 〈에밀리와 섹스를〉을 20년 가까이 진행하며, 흥미롭게도 사람들이 내게 가장 자주 묻는 질문이 항상 똑같다는 사실을 알게 되었다. 한 치도 다르지 않았다. 매일 매일, 오르가슴을 느낀 적 없는 음부 소유자, 색다른 것을 원하는 오래된 커플, 침실에서의 자기 능력에 깊은 의심을 지닌 음경 소유자의 질문을 받는다. 그 후 지식으로 무장한 사람들이 자기 삶에 더 많은 쾌락을 선사하는 모습을 보는 일도 매우 기쁘지만, 이 책을 읽은 여러분이 자신의 섹스 IQ를 이해하고 발달시켜 이런 질문과 더 많은 궁금증에 답할 수 있다면 더욱 기쁠 것이다.

섹스하고 싶은 기분이 들지 않을 때가 있다면(이런 일은 항상 일어난다!), 섹스 IQ의 여러 영역을 살펴보고 성적으로 흥분되지 않는 이유에 대한 답을 스스로 찾길 바란다. 성적으로 자유로워지는 방법도! 이렇게 노력하다 보면, 우리는 섹스에 관해 더 심오한 대화를 나눌 수 있을 것이다.

　나는 여러분이 섹스 IQ를 활용해 단지 더 나은 연인이 될 뿐 아니라 섹스와 친밀한 관계에 대한 견해와 애초에 좋은 연인이 된다는 것의 의미를 재고해보길 바란다. 서로 쾌감을 주고받는 일, '침대에서의 능숙함'은 그 사람의 나이나 체형, 음경 크기, 성 경험, 오르가슴의 횟수와는 아무 상관이 없다. 중요한 점은 섹스에 대해 똑똑해지는 것이다.

　섹스 IQ를 높이면 자신이 세상에 존재하는 새로운 방식을 찾게 될 것이다. 수용과 사랑을 바탕으로 섹스 IQ를 자신과 파트너, 혹은 미래의 파트너를 알아보고 이해하는 도구로 사용하길 바란다. 만약 내가 더 높은 섹스 IQ를 가진 채 과거로 돌아갈 수 있다면 여러 사항에 대해 그때와는 상당히 다른 결정을 내렸을 것이다. 더 깊이 있는 대화를 나누고, 내가 진정으로 침대에서 원하는 것을 요구하고, 훨씬 더 많은 쾌락을 위한 자리를 삶에 마련했을 것이다. 각자에게, 각자의 쾌락에 대한 책임과 자신을 기분 좋게 하는 것이 무엇인지를 알고 자신의 느낌에 따라 결정을 내려야 할 의무가 있다는 점을 기억해야 한다. 여러분이 앞으로 나아가는 데, 이 책이 가이드가 되길 바란다. 이 책은 여러분의 인생 전체를 변화시킬 잠재력이 있다.

　학계와 과학계에서 섹스가 종합적인 건강에서 필수적이거나 부분적인 요소라고 공식적으로 간주된 적은 없지만, 근래에 와서는 조금씩 그 효능을 인정받고 있다. 우리는 성 건강이 삶의 모든 영역에 영향을 미치며, 그 영향을 받은 삶의 영역들이 다시 친밀한 관계에서 드러나는 우리의 모습에 영향을 미친다는 사실을 안다. 그러므로 이 책에 담긴 지식은 여러분의 삶과 행복을 전체적으로 개선할 수 있는 무한한 잠재력을 지니고 있다.

여러분이 어디서부터 출발했는지는 알 수 없지만, 여러분의 여정에 함께하게 되어 기쁘다. 성적 지능을 개발하는 데는 시간과 노력, 꾸준함이 필요하다. 인내심을 가져라. 여러분의 애정 관계와 자신감, 신체와의 유대감, 쾌락을 키우기 위해 이 새로운 기술의 보고를 활용하는 것을 즐겨라.

섹스는 끊임없이 진화하고 새롭게 떠오르는 학문 분야이다. 아마 여러분의 개인적인 탐구도 계속 진행 중일 것이다. 이 책을 계속해서 참고하고 옆에 두기를 바란다. 내 웹사이트에서도 섹스 IQ를 발달시킬 수 있는 최신 정보를 확인할 수 있다.

무엇보다도 나는 여러분이 쾌락이란 뒤로 물러나 기다리거나 다른 사람에게 의지해 얻는 그 무엇이 아니라는 사실을 깨닫기를 바란다. 여러분은 자신의 성적 운명을 통제할 수 있다. 쾌락은 생산적이며, 현재에 집중할 때 얻을 수 있다. 그리고 무엇보다 여러분의 타고난 권리이다. 여러분이 이 모든 쾌락을 당당히 자신의 것으로 주장한다면, 나는 더할 나위 없이 신날 것이다.

참고자료

교육 자료

- AfroSexology: ttps://afrosexology.com
- EDSE Everyone Deserves Sex Ed.): https://everyonedeservessexed.com
- The Gottman Institute: https://www.gottman.com
- Scarleteen: https://www.scarleteen.com
- Sex Positive Families: https://sexpositivefamilies.com
- Sex With Emily: www.sexwithemily.com
- Somatica: https://www.somaticainstitute.com/somaticaphilosophy
- OMGYes: https://start.omgyes.com

참고 서적

다음은 내가 추천하는 성 건강과 행복에 관한 책이다.

- 《마음챙김을 통한 더 나은 섹스: 여성이 욕망을 키우는 방법》*Better Sex Through Mindfulness: How Women Can Cultivate Desire*, 로리 A. 브로토Lori A. Brotto
- 《쾌락 행동주의》*Pleasure Activism*, 에이드리언 마리 브라운Adrienne Maree Brown
- 《도시의 탄트라》*Urban Tantra*, 바버라 캐럴라스Barbara Carrellas
- 《육감적인 여자의 섹스》*Curvy Girl Sex*, 엘 체이스Elle Chase
- 《섹스, 하고 싶지 않을 때: 잘못된 욕구와 재발견된 욕망에 대한 진실》*Sex, When You*

Don't Feel Like It: The Truth About Mismatched Libido & Rediscovering Desire, 신디 다넬Cyndi Darnell

- 《네 방에 아마존을 키워라》*Sex for One*, 베티 닷슨Betty Dodson (현실문화연구, 2001)
- 《전립선 건강》*Prostate Health*, 찰리 글릭먼Charlie Glickman
- 《먼저 가는 그녀: 여성을 만족시키기 위한 생각하는 남자의 가이드》*She Comes First: The Thinking Man's Guide to Pleasuring a Woman*, 이언 커너Ian Kerner
- 《내 안의 어린아이가 울고 있다》*How To Do the Work, Recognize Your Patterns, Heal from Your Past and Create Yourself*, 니콜 르페라Nicole LePera (웅진지식하우스, 2021)
- 《거짓말: 여성, 욕망, 불륜에 관한 잘못된 믿음과 최신 과학이 밝혀낸 진실》*Untrue: Why Nearly Everything We Believe About Women, Lust, and Infidelity is Wrong and how the New Science Can Set Us Free*, 웬즈데이 마틴Wednesday Martin
- 《클리토리스 백과사전》*Cliterate*, 로리 민츠Laurie Mintz
- 《원래의 모습으로 가다: 당신의 성생활을 변화시킬 놀라운 최신 과학》*Come as You Are: The Surprising New Science that Will Transform Your Sex Life*, 에밀리 내고스키Emily Nagoski
- 《왜 다른 사람과의 섹스를 꿈꾸는가》*Mating in Captivity*, 에스더 페럴Esther Perel (네모난 정원, 2011)
- 《아기 만들기》*What Makes a Baby*, 코리 실버버그Cory Silverberg
- 《읽어주세요: '그 이야기'를 위한 부모 입문서》*Read Me: A Parental Primer for "The Talk"*, 러나이 세인트존Lanae St. John
- 《여성을 위한 항문 성교, 그 궁극의 가이드》*The Ultimate Guide to Anal Sex for Women*, 트리스탄 타오르미노Tristan Taormino
- 《속박을 벗어나: 여성을 위한 권력 가이드》*Unbound: A Woman's Guide to Power*, 카시아 어버니악Kasia Urbaniak
- 《몸은 기억한다》*The Body Keeps the Score*, 베셀 A. 반 데어 콜크Bessel A. Van der Kolk (을유문화사, 2020)
- 《여성의 성적 흥분 해부하기》*Women's Anatomy of Arousal*, 셰리 윈스턴Sheri Winston

다음은 내가 추천하는 호르몬 건강에 관한 책이다.

- 《건강 불균형 바로잡기》*Your Body in Balance*, 닐 버나드Neal Barnard (브론스테인, 2021)

- 《피임약 그 이상: 호르몬의 균형과 건강을 회복하고 피임약의 위험한 부작용을 없애기 위한 30일 프로그램》*Beyond the Pill: A 30-Day Program to Balance Your Hormones, Reclaim Your Body, and Reverse the Dangerous Side Effects of the Birth Control Pill*, 졸린 브라이튼Jolene Brighten
- 《완경 선언》*The Menopause Manifesto: Own Your Health with Facts and Feminism*, 제니퍼 건터Jen Gunter (생각의힘, 2022)
- 《완경 훈련소》*Menopause Bootcamp*, 수잰 길버그렌즈Suzanne Gilberg-Lenz
- 《남성 활력을 위한 호르몬 테스토스테론》*Testosterone for Life: Recharge Your Sex Drive, Muscle Mass, Energy and Overall Health*, 아브라함 모겐탈러Abraham Morgentaler (조윤케뮤니케이션, 2009)
- 《호르몬 지능: 엉망인 호르몬을 진정시키고 웰빙을 위한 신체의 자연스러운 청사진을 회복하기 위한 완벽 가이드》*Hormone Intelligence: The Complete Guide to Calming Hormone Chaos and Restoring Your Body's Natural Blueprint for Well-Being*, 에이비바 롬Aviva Romm

윤리적 포르노와 관능적 소설을 위한 웹사이트와 애플리케이션들이다.

- Bellesa: https://www.bellesa.co
- Dipsea: https://www.dipseastories.com
- Erika Lust: https://erikalust.com
- Lady Cheeky: https://ladycheeky.newtumbl.com
- MakeLoveNotPorn: https://makelovenotporn.tv
- Pink & White Productions: https://pinkwhite.biz
- Quinn: https://www.tryquinn.com

성 교육자와 상담사의 목록과 섹스 토이와 관련 소품 추천 등 다양한 추가 정보를 보고 싶으면, 내 웹사이트 sexwithemily.com을 방문하거나 팟캐스트 〈에밀리와 섹스를Sex with Emily〉을 듣길 바란다. 참고 자료 목록이 정기적으로 업데이트된다.

참고문헌

Adlercreutz H., Pulkkinen M.O., Hämäläinen E.K., and Korpela J.T. (1984), "Studies on the role of intestinal bacteria in metabolism of synthetic and natural steroid hormones," J. *Steroid Biochem*. 20, 217 – 229. doi: 10.1016/0022-4731(84)90208-5.

Bekhbat M., Neigh G.N., "Sex differences in the neuro-immune consequences of stress: Focus on depression and anxiety," *Brain Behav Immun*. 2018 Jan; 67:1-12. doi: 10.1016/j.bbi.2017.02.006. Epub 2017 Feb 16. PMID: 28216088; PMCID: PMC5559342.

Brody S., Krüger T.H., "The post-orgasmic prolactin increase following intercourse is greater than following masturbation and suggests greater satiety," *Biol Psychol*. 2006 Mar; 71(3): 312-5. doi: 10.1016/j.biopsycho.2005.06.008. Epub 2005 Aug 10. PMID: 16095799.

Flores R., Shi J., Fuhrman B., Xu X., Veenstra T.D., Gail, M.H., et al. (2012), "Fecal microbial determinants of fecal and systemic estrogens and estrogen metabolites: a cross-sectional study," *J. Transl. Med*. 10:253. doi: 10.1186/1479-5876-10-253.

Hoz, F.J. (2017), "PM-05 Prevalence and Characterization of Female Ejaculation. Cross-sectional Study." *The Journal of Sexual Medicine*. 14. e382. 10.1016/j.jsxm.2017.10.044.

Khalili H., "Risk of Inflammatory Bowel Disease with Oral Contraceptives and Menopausal Hormone Therapy: Current Evidence and Future Directions," *Drug Saf*.

2016 Mar; 39(3): 193-7. doi: 10.1007/s40264-015-0372-y. PMID: 26658991; PMCID: PMC4752384.

Liu H., Shen S., Hsieh N., "A National Dyadic Study of Oral Sex, Relationship Quality, and Well-Being among Older Couples," *J Gerontol B Psychol Sci Soc Sci*. 2019; 74(2): 298-308. doi:10.1093/geronb/gby089

Moran C., Lee C., "What's normal? Influencing women's perceptions of normal genitalia: an experiment involving exposure to modified and nonmodified images," *BJOG*. 2014 May;121(6):761-6. doi: 10.1111/1471-0528.12578. Epub 2013 Dec 19. PMID: 24354731.

Roberts S.C., Klapilová K., Little A.C., Burriss R.P., Jones B.C., DeBruine L.M, Petrie M., Havlícek J., "Relationship satisfaction and outcome in women who meet their partner while using oral contraception," *Proc Biol Sci*. 2012 Apr 7; 279(1732): 1430-6. doi: 10.1098/rspb.2011.1647. Epub 2011 Oct 12. PMID: 21993500; PMCID: PMC3282363.

Shackleton C.H., "Role of a disordered steroid metabolome in the elucidation of sterol and steroid biosynthesis," *Lipids*. 2012; 47(1): 1-12. doi:10.1007/s11745-011-3605-6.

Wimpissinger F., Springer C., Stackl W., "International online survey: female ejaculation has a positive impact on women's and their partners' sexual lives," *BJU Int*. 2013 Jul; 112(2): E177-85. doi: 10.1111/j.1464-410X.2012.11562.x. Epub 2013 Jan 25. PMID: 23350685.

아래의 QR코드를 스캔하면, 섹스 IQ를 높이는 데 도움이 되는 최신 문헌과 참고 자료를 만날 수 있다.

거의 20년 전 내가 이 일을 시작한 당시에는 루스 웨스트하이머 박사가 아니면 섹스에 대한 이야기는 멋지지도 사회적으로 용납되지도 않았다. 그렇기에, 이 직업의 가능성을 보여주고 길을 닦아준 선배들에게 감사를 전한다.

오랫동안 섹스에 대해 이야기 하는 일과 그것을 글로 쓰는 일은 완전히 달랐다. 나의 집필 파트너인 조디 리퍼에게 고마움을 전한다. 그녀가 없었다면 나는 이 책을 탄생시킬 수 없었을 것이다. 탁월한 전문 지식에 감사드린다.

꼼꼼하고 현명한 조언과 함께 나와 이 책을 믿어준 편집자 에리카 임라니와 파크로우북스 출판사, 하퍼콜린스 출판사에도 감사를 전한다.

이 책을 쓰는 동안 충고와 지도를 아끼지 않은 내 대리인 브랜디 볼스와 유나이티드 탤런트 에이전시의 모든 팀원, 자세하고 인상적인 일러스트를 그려준 멋진 일러스트레이터, 프리실라 위트에게도 고마움의 인사를 전한다.

원고를 세심히 검토하고 도움을 준 내 친구 앤 호드-십. 초기에 창의성과 열정, 애정 어린 기여를 보여준 톨리 모슬리. 역시 많은 도움을 준 밸 프랭클. 모두 고마워.

성 건강, 교육, 쾌감 분야의 동료와 멘토, 친구들에게도 너무 고맙다. 우리 모두는 새로운 영역의 용감한 개척자라고 할 수 있다.

친밀감이라는 주제를 더욱 지적이고 매력적으로 만들어준 에스터 페럴에게 감사드린다.

셀레스트 허슈먼, 대니얼 해럴, 패멀라 매드슨, 돌리 조셋, 존 와인랜드, 제이미 왁스먼, 에르난도 차베스 박사와 함께 많은 것을 배우고 경험했다. 지식을 아낌없이 나눠준 그들에게 감사드린다.

나의 메시지를 세상으로 내보낼 수 있도록 지원과 헌신, 노력을 아끼지 않은 〈에밀리와 섹스를〉 팟캐스트 팀에게도 감사의 인사를 보낸다. 정말로 마을 전체의 힘이 필요하다.

나의 라디오 가족과 친구들, 드루 핀스키 박사님, 메너스에 감사드린다. 내 경력 중 가장 빛나는 순간 중 일부는 여러분과 함께한 것이다.

그리고 지난 30년 동안 변함없는 지지와 사랑을 보내주며, 나의 모든 비밀(다음 책에 나올 것이다)을 지켜준 메리 P.와 리사 레브스, 리사 캠벨에게도 고마움을 보낸다. 수십 년을 거쳐온 우리의 우정은 나의 가장 큰 기쁨이자 업적 중 하나야. 샬럿 루빈, 한결같은 친구가 되어주어서 고마워. 덕분에 내 삶이 훨씬 더 즐거워졌어.

엘 체이스에게도 감사를 전한다. 데이비드 보위보다 당신을 더 사랑해. 옆에서 지혜와 깊은 가르침의 원천이 되어준 내 영혼의 여동생 제니퍼 프리드와 글을 쓰는 동안 내게 사려 깊게 대해주고 집을 떠나라는 조언을 건네준 친구 웬즈데이 마틴에게도 고마움을 전한다.

항상 안정과 재미라는 성공적인 조합의 원천인 새러 브로코에게도 감사한다. 이사회 '대담'장인 제니퍼 코언과 사랑과 지원을 보여주며 집처럼 느끼게 해준 에이드리언 애리프, 초고를 읽어주고 지지해준 첼시 구던에게도 감사를 전한다.

"연구는 나를 구하는 일"이기에, 이 책의 작업 과정과 내 삶에서 사랑스럽고 섹시한 모습으로 힘이 되어준 매튜에게 고마움을 전한다.

길게 산책하고 배를 문지르고 이불 속에 최대한 오래 머무는 매일의 즐거움을 찾는 것이 인생이라는 것을 일깨워준 털북숭이 강아지 조조.

마지막으로 항상 사랑과 지지와 좋은 시간을 선사해준 가족과 엄마, 그리고 보너스 아빠 에드에게 감사드린다. 조카 질리언, 엘라, 렉시에게. 내가 긍정적인 성 문화를 원하는 이유는 바로 너희들을 위해서야. 매일 내게 영감을 줘서 고마워. 사랑한다.